**Elogios para *SANACIÓN CONSCIENTE: LIBRO PRIMERO DEL MÉTODO REGENETICS***

«*SANACIÓN CONSCIENTE* es uno de los libros más importantes que alguna vez haya leído [...] Desde la enfermedad debilitante del propio señor Luckman, hasta el descubrimiento y la transformación, nos conduce hacia niveles de entendimiento extraordinarios.»

—Andrea Garvey, directora de *CREATIONS MAGAZINE*

«En este libro que replantea paradigmas, el autor Sol Luckman desarrolla el concepto de "energenética", una síntesis de la sabiduría de la era ancestral y la de la nueva era con una tecnología basada en el sonido y la luz, de enorme potencial para la evolución humana y la autoiluminación [...] Esta es una ciencia revolucionaria de sanación que está expandiendo los límites del ser.»

—*NEXUS NEW TIMES*

«Un bienvenido aporte para las colecciones de referencia sobre medicina alternativa en toda biblioteca personal, profesional o académica, *SANACIÓN CONSCIENTE* merece grandes elogios por su extraordinaria cobertura de las complejidades del Regenetics y su descubrimiento progresivo, y es altamente recomendable para todos aquellos que busquen una educación en procedimientos alternativos de autosanación.»

—Midwest Book Review

SANACIÓN CONSCIENTE podría «ser la llave que abra las puertas hacia una nueva forma de existir».

—*ODYSSEY MAGAZINE*, Editor's Choice Book

# POTENCIE SU ADN

*UNA GUÍA PRÁCTICA
PARA LA SANACIÓN
Y LA TRANSFORMACIÓN
CON EL
MÉTODO REGENETICS*

## Sol Luckman

**CROW RISING**
Transformational Media:
The New-Paradigm Writings of **Sol Luckman**

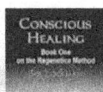

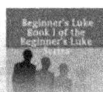

Título original: *Potentiate Your DNA: A Practical Guide to Healing & Transformation with the Regenetics Method*
Publicado en inglés (primera edición) en 2011, por Crow Rising Transformational Media a través de Lulu Enterprises, Inc., Raleigh, North Carolina USA

Traducción al español: Marcela Nitschke

Primera edición publicada en 2021 por Crow Rising Transformational Media a través de Lulu Enterprises, Inc., 3101 Hillsborough St., Raleigh, North Carolina USA 27607

**http://stores.lulu.com/solluckman**

ISBN: 978-0-9825983-8-2

Número de control de la Biblioteca del Congreso de Estados Unidos: 2020915547

# AVISO DE EXENCIÓN

Llevar a cabo la Potenciación propia o la de otros, en persona o a distancia, implica que usted tácitamente admite haber leído, comprendido y estar de acuerdo con los términos contenidos en el «Formulario de Consentimiento para la Potenciación» que se encuentra en el Apéndice B.

El lector entiende que el autor de *Potencie su ADN* y los fundadores del método Regenetics no pretenden hacer aquí aseveraciones médicas ni proporcionar consejos, recomendaciones, protocolos, técnicas o servicios dirigidos a diagnosticar, prevenir o tratar enfermedades de ningún tipo.

Donde se use el término «medicina» con relación a la Potenciación o al Regenetics, como en la expresión «medicina de la Era III», debe entenderse que la intención es meramente filosófica y no implica la práctica de la medicina por parte de los autores o fundadores.

El autor y los fundadores ofrecen la información contendida en *Potencie su ADN* y el lector la acepta, bien entendido que las personas la utilizarán bajo su propio riesgo y con total conocimiento de que deberán consultar con profesionales médicos para cualquier asistencia médica que necesiten.

El autor y los fundadores no tendrán obligación alguna ni responsabilidad para con ninguna persona o entidad en relación con pérdidas, daños o perjuicios ocasionados, directa o indirectamente, por la información proporcionada en este libro.

# CONTENIDO

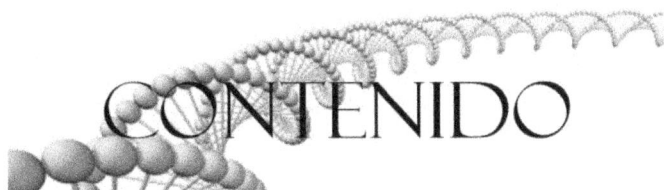

# LISTA DE ILUSTRACIONES

A mi madre: con amor, gratitud y, sobre todo, alegría

# NOTA IMPORTANTE

Todas las activaciones del ADN del método Regenetics emplean una o más notas de la antigua escala Solfeggio.

La Potenciación: reprogramación electromagnética, tema central de este libro, utiliza la nota mi, una frecuencia (528 Hz) que ha sido empleada por investigadores pioneros para reparar defectos genéticos.

Si bien algunos lectores serán cautivados solamente por el material teórico y científico de vanguardia aquí presentado, aquellos deseosos de «potenciarse» a sí mismos necesitarán el diapasón mi.

Usted puede adquirir ya sea únicamente el diapasón mi o los seis diapasones de la escala Solfeggio original, en los sitios web del Phoenix Center for Regenetics: **www.phoenixregenetics.org** y **www.potentiation.net**. Nuestros diapasones son de la más alta calidad.

Si usted piensa que en algún momento deseará obtener una acreditación como Facilitador en niveles posteriores del método Regenetics, el cual progresivamente introduce la Solfeggio completa, o si usted simplemente desea experimentar con esta extraordinaria escala, quizá le convenga considerar la adquisición del juego completo de seis diapasones.

Prácticamente cualquiera que se comprometa a aprender la técnica de la Potenciación puede llevar a cabo este trabajo con efectividad, tanto para sí mismo como para otros. Sin embargo, si por alguna razón no se siente dispuesto a llevar a cabo su propia Potenciación, pero de todos modos le gustaría experimentar esta transformadora activación del ADN, existen facilitadores acreditados en el método Regenetics por todo el mundo, quienes con gusto lo harán por usted, en persona o a distancia.

Puede encontrar una lista completa y actualizada de los facilitadores acreditados, agrupados por país, en nuestros sitios web: **www.phoenixregenetics.org** y **www.potentiation.net**.

Por último, si bien Potencie su ADN es un libro diseñado para personas sin ningún conocimiento sobre el método Regenetics, aquellos que tengan experiencia previa en Potenciación u otra activación del Regenetics están en condiciones de beneficiarse enormemente de la lectura de este libro.

"La esencia de la disciplina de la personalidad es triple. Uno, conozca su ser. Dos, acepte su ser. Tres, conviértase en el Creador."

—La Ley del Uno

# INTRODUCCIÓN

## La enfermedad como maestra

Muchos han dicho, de diversas formas, que la enfermedad —sea física, mental, emocional o espiritual— puede ser una valiosa maestra. En mi caso, esta observación demostró ser absolutamente verdadera.

Mi enfermedad crónica autoinmune de casi una década fue una mentora severa y aleccionadora, que me alistó en una auténtica iniciación chamánica de (casi) muerte y renacimiento, de la que al final resurgí como un hombre más sabio y más humilde. Más sabio, porque el «curso intensivo» que hice durante mi seminario de autosanación que comenzó en serio en el 2002 —y que incluyó abundantes dosis de nueva ciencia y de metafísica— me condujo a un entendimiento tan novedoso de la naturaleza humana, que durante este período, tan aterrador como estimulante, en el que creí que estaba muriendo, frecuentemente me sentía como una persona diferente cada mañana al despertar. Más humilde, ya que luego de haber sido atlético toda mi vida, al punto de la vanagloria, al igual que una especie de sabelotodo en mi campo de estudios (la literatura), constantemente se me hacía reparar en lo profundamente equivocado que había estado acerca de muchas cosas.

En particular, me vi obligado a admitir lo poco que sabía acerca de la realidad y la manera en que *el universo solamente es material en un sentido secundario, pues está fundamentalmente estructurado sobre la conciencia y opera a través de la misma*. Así pues, tal como lo detallo en el Libro primero del método Regenetics, la educación iniciadora que recibí por medio de la enfermedad y más allá de la misma, fue en todo sentido una *Sanación consciente*.

Hoy, casi cinco años después de la primera publicación de aquel *best seller* que ha sido traducido a varios idiomas, luego de haber facilitado personalmente el método Regenetics para miles de personas en todo el mundo y de haberlo enseñado a muchos estudiantes, ha llegado el momento de compartir con usted la primera fase de este trabajo que nos empodera de manera única: la Potenciación.

Espero que el aprender, el realizar y quizá el ofrecer la Potenciación a su familia, amigos e incluso mascotas abunden en milagros diarios, como ocurrió con mi propia experiencia sanadora y transformadora de esta poderosa activación «energenética».

## ¿Qué es la Potenciación?

La Potenciación: reprogramación electromagnética es la primera de cuatro activaciones del ADN, que están integradas y que juntas componen el método Regenetics. Estas se llevan a cabo siguiendo una secuencia cronológica específica que establece tiempos mínimos y que se explica en la Parte III. En esta misma parte se proporciona también información adicional acerca de la segunda, la tercera y la cuarta fase del método Regenetics.

Tal como se detalla más adelante, la Potenciación utiliza códigos específicos de sonido y luz —producidos con la voz y con la mente— para estimular el potencial autosanador y transformador latente en el ADN.

La sesión de Potenciación inicia una reprogramación progresiva diseñada para «restablecer» sus campos bioenergéticos, los cuales sirven como patrón para su cuerpo-mente-espíritu y, como tal, cuando se van distorsionando por los traumas o por las toxinas (o por ambos), pueden ocasionar disfunciones de diversos tipos. Al «restablecer» el patrón bioenergético, la Potenciación promueve una liberación integrada y manejable de traumas y toxinas profundamente arraigados al mismo tiempo que establece una resonancia armónica más elevada con la vitalizadora energía de «torsión».

Otro aspecto muy importante de la Potenciación es que además transforma la interrupción bioenergética conocida como el *cuerpo fragmentario* a través de un proceso llamado *el sellado*. Fundamental para una verdadera sanación o «*wholing*», el sellado del cuerpo fragmentario realza nuestro sentido de la conciencia de unidad y, por sí mismo, puede llevar a un mejoramiento tangible y duradero. El concepto del cuerpo fragmentario es sumamente importante y se discute en varios puntos a lo largo de este texto.

La Potenciación se inicia con una sola sesión de treinta minutos, la cual puede llevarse a cabo en persona pero, según se explicó, frecuentemente se hace a distancia. El proceso completo de la Potenciación toma algo más de nueve meses (cuarenta y dos semanas o un «ciclo de gestación») para desarrollarse. Hasta donde tengo conocimiento, tan extraordinario «renacer», puesto en acción mediante una corta sesión que no requiere ni repetición ni refuerzo, es único en el mundo de la sanación energética.

Además, este proceso de «recalibración» hace un recorrido bastante específico a través del patrón bioenergético. A medida que avancemos, exploraremos la naturaleza y la experiencia de esta profunda metamorfosis bioespiritual con mucho más detalle.

## Beneficios de la Potenciación

Desde que mi compañera Leigh y yo comenzamos a ofrecer la Potenciación a clientes en el año 2003, hemos recibido testimonios sobre una variedad de beneficios a lo largo del espectro cuerpo-mente-espíritu. Algunos de estos beneficios han sido sutiles, mientras que otros han sido bastante impresionantes. Los beneficios mencionados con más frecuencia incluyen:

Eliminación de alergias

Aumento de energía

Limpieza de parásitos

Alivio del dolor

Fortalecimiento físico

Respiración mejorada

Mejor digestión

Mayor agudeza mental

Sueño más profundo

Postura más derecha

Micción más saludable

Deposiciones regulares

Inmunidad más fuerte

Piel más limpia

Cabello más fuerte

Menos migrañas

Límites más claros

Relaciones más saludables

Aumento de la «serendipia»

Intensificación del arte de manifestar

Mayor abundancia

Hacia el final de la Parte II, relato algunos de los beneficios extraordinarios de mi propia Potenciación. Asimismo, la Parte II concluye con una selección de testimonios clasificados de clientes que han experimentado la Potenciación.

## Lo que este libro ES y lo que NO ES

Este libro se ha dividido en tres secciones y está diseñado para ayudarle, paso a paso, a comprender (Parte I), llevar a cabo (Parte II) e integrar (Parte III) una activación del ADN aparentemente simple pero potencialmente transformadora para sí mismo —y quizá para otros—. A lo largo de este libro, encontrará una exposición detallada del concepto, acaso extraño para algunos, de la activación del ADN. Confío en que usted considerará que este material, si bien no es esencial para experimentar y beneficiarse de la Potenciación, es rico en contenido e invita a pensar.

Quiero aclarar desde el principio que *este no es un libro que tenga que ver fundamentalmente con la ciencia.* Usted no tiene que ser científico ni estudiante de ciencias para captar e implementar las herramientas de poder personal que voy a compartir. Más bien, *Potencie su ADN* trata sobre un tipo de sanación energética singularmente potente, la cual considero que opera simultáneamente en los planos genético y energético. Es por ello que frecuentemente uso el término *energenético* para describir muchos aspectos del Regenetics.

En la Parte I presento un marco conceptual claro y conciso sobre cómo funciona la activación del ADN. Pero como dice el dicho, «al freír de los huevos lo verá». Podríamos hablar eternamente acerca de la Potenciación, pero la única forma de «demostrar» de manera significativa que realmente funciona es experimentarla en uno mismo. Insistir en asimilar cada detalle con nuestro «cerebro izquierdo», como cualquier tema que se sobreintelectualiza, al final resulta contraproducente.

Si usted es el tipo de persona que se siente intimidada por la sola mención de la palabra ADN, es bueno que sepa esto: a mí me ocurría lo mismo. Con el propósito de hacer la lectura más fluida y accesible, he limitado a lo mínimo indispensable el material científico contenido en este libro, a la vez asegurándome de incluir suficientes relatos de mi historia personal.

Le recomiendo que obtenga todo lo que pueda de la Parte I, luego déjelo a un lado mientras se enfoca en dominar la técnica de la Potenciación en la Parte II, para posteriormente enfocar su atención en integrar y maximizar las energías de la Potenciación con la ayuda de la Parte III.

*Este tampoco es un libro sobre música o musicología.* Usted no necesita ser músico o tener estudios de música para dominar la Potenciación. Si bien aprenderá una forma de sanación con sonido, no necesita ser capaz de leer música o tener la bendición de un oído privilegiado para realizar este trabajo y beneficiarse de él. Si usted practica o tiene alguna experiencia previa en sanación con sonido, lo invito a dejar a un lado todas sus preconcepciones acerca de cómo «debería» ser la Potenciación, y adoptar este trabajo aparentemente sencillo con una actitud abierta y de experimentación.

Asimismo, *este no es un libro que propugne algún cambio predeterminado en su estilo de vida.* Usted no necesita dedicar a este trabajo más tiempo del necesario para leer este libro de una manera minuciosa y atenta, y luego «potenciarse» a sí mismo. Tampoco necesita meditar habitualmente, repetir mantras, usar afirmaciones, hacer yoga o adoptar una dieta especial, para sanar y transformar su vida mediante la Potenciación. Ni siquiera necesita creer en «este tipo de cosas» para que este trabajo se manifieste de maneras extraordinarias.

Por otro lado, lo que usted sí necesita hacer es:

1. Estar abierto a su propia sanación.

2. Escuchar la sabiduría de su corazón.

3. Permitir que su vida se transforme de manera natural, a medida que su vida cotidiana se convierte más y más en una experiencia de meditación constante.

Este proceso normalmente ocurre a medida que los «potenciadores» se encuentran cada vez más presentes en el Ahora y se liberan de aquellas cosas que no contribuyen a la expresión física y la manifestación de su potencial.

Tal como lo han manifestado muchas personas que han recibido la Potenciación, para aquellos que estén abiertos a la sanación y la transformación sin drogas ni terapias, la activación del ADN es, verdaderamente, una «fuerte medicina». En tal sentido, los métodos energenéticos —sobre todo aquellos que se centran en el extraordinario potencial de la conciencia—, puesto que pueden resultar muy efectivos para tratar una variedad de problemas que los enfoques «materialistas» tradicionales ni siquiera empiezan a desentrañar, se están convirtiendo rápidamente en la medicina del futuro: aquí y ahora.

Finalmente, quiero dejar perfectamente claro que *usted no necesita leer el Libro primero del método Regenetics para llevar a cabo su propia Potenciación.* Sin embargo, puede resultarle útil hacerlo, ya sea antes, durante o después de su proceso de Potenciación.

## ¿Qué es la sanación consciente?

En este caso, me refiero al concepto, no al libro. Una de las ideas fundamentales en que se basa la Potenciación y el método Regenetics, puede resumirse así: *la conciencia no solamente precede a la materia, también origina y modifica la materia, incluidas la genética y la fisiología humanas, a través de un proceso que es de índole energenética.*

Esta energía generativa e hiperdimensional de la que hablo, llamada energía de *torsión* en un sinnúmero de estudios científicos realizados principalmente en Rusia, puede entenderse como la *conciencia creadora universal.*

Las dos principales manifestaciones de esta conciencia son *el sonido* y *la luz* (figs. 1 y 4); ambas capaces de operar de forma instantánea y a distancia; es decir, de manera «no local». Estos dos tipos de energía de torsión cercanamente relacionados se emplean de manera sinérgica en todas las activaciones del Regenetics.

Aunque se haya dado cuenta o no, usted ya antes ha oído hablar de la energía de torsión. Cuando el libro de Juan se inicia con la declaración: «En el principio fue la Palabra», la Palabra a la que alude es la energía de torsión. En esta instancia, el Creador emplea la Palabra, que es pura energía de torsión en forma de ondas de sonido, para crear (y posteriormente desarrollar) el mundo material a base de luz —que incluye la biología humana.

Según Juan, la historia bíblica del Génesis (entiéndase como el origen genético), que tiene paralelismos en casi todas las religiones y tradiciones sapienciales, especifica lo siguiente:

1. El universo fue, literalmente, *llamado* a la existencia.

2. El lenguaje, corporeizado en el sonido y la luz, no solamente *afecta*, sino también lleva a *efecto* la génesis de la vida.

Las nuevas ciencias de la lingüística genética y la genética de ondas han establecido, fuera de toda duda razonable, que la conciencia creadora universal, o energía de torsión, da origen y hace evolucionar al ADN a través de una «interfaz» cuya naturaleza es lingüística. Estas revolucionarias investigaciones, que demuestran que el argumento básico de la creación en la Biblia y en muchas otras cosmologías ancestrales es mucho más que un mito, también implican que *nosotros mismos podríamos emplear la conciencia de torsión lingüísticamente energizada para activar el ADN y promover la sanación y la transformación.*

En el caso de la Potenciación, según se explica en la Parte I y se enseña en la Parte II, esta activación energenética es inducida mediante combinaciones específicas de «palabras» formadas por vocales.

## ¡Por su Potencial!

Terminaré esta breve introducción regresando a usted, el lector, porque *Potencie su ADN* no tiene otro propósito que no sea enseñarle a usted a promover su propia sanación consciente y su evolución personal. Podemos hablar de teoría eternamente, pero este libro realmente se trata de la *práctica*: la práctica de activar su potencial para convertirse en su verdadero y auténtico ser, y vivir como tal.

Al respecto, permítame ofrecerle unos cuantos consejos amistosos de alguien que ha recorrido este sendero y ayudado a muchos otros a recorrerlo: lea este libro minuciosamente, disfrute la historia del desarrollo de la Potenciación en la Parte I, pero preste particular atención a la Parte II a fin de realizar su propia Potenciación correctamente, y a la Parte III para obtener el mayor provecho posible de este trabajo. Y luego, ¡vaya y viva su pasión (o pasiones) con toda la alegría, la gratitud, la risa y el amor que pueda sentir!

Este consejo no es algo meramente superficial y, a pesar de las apariencias, no tiene sus raíces en filosofía de la «nueva era», la ley de Atracción, el poder del Ahora, o cosas por el estilo. Este consejo está basado en los experimentos científicos de biología celular del Dr. Glen Rein, quien demostró que las emociones positivas benefician el ADN, haciéndolo más fuerte, saludable, y —lógicamente— más apto para ser activado a través de la conciencia expresada lingüísticamente. Por otro lado, sentimientos como el miedo y la ira pueden dañar considerablemente el ADN, haciéndolo menos capaz de ser activado a través de la conciencia.

Permítame remarcar que no pretendo en absoluto juzgar las emociones negativas, pues todos las experimentamos de vez en cuando. No le hace ningún bien a nadie, menos aún a nosotros mismos, echarnos la culpa en nuestros momentos de ineptitud; hasta podría causarnos un daño considerable. Lo mejor que podemos hacer cuando inevitablemente demos un traspié, es seguir la sabia sentencia de «perdonar y olvidar» y darnos la oportunidad de recobrar las actitudes positivas que, según las ciencias exactas, promueven nuestra sanación y la realización de nuestro potencial innato de manera energenética.

¡Por usted!

—Sol Luckman

Julio de 2010

# PARTE I

## CÓMO SE DESARROLLÓ LA POTENCIACIÓN

# CAPÍTULO 1
## Los fuegos
## de la iniciación

En el 2003, cuando Leigh y yo vivíamos en Brasil, realizamos la primera Potenciación memorable en nosotros mismos, y poco después empezamos a ofrecerla a clientes. Desde entonces, hemos atendido miles de preguntas sobre todo tipo de aspectos del método Regenetics. Muchas de estas preguntas han sido de naturaleza intelectual, inspiradas por un deseo de mayor entendimiento de los principios filosóficos y científicos detrás de esta singular técnica de activación del ADN. Otras preguntas han estado orientadas a entender más claramente cómo se llevan a cabo las sesiones del Regenetics, la secuencia cronológica de estas activaciones (fig. 19), o cómo interpretar los muchos efectos posibles ocasionados por la Potenciación o las otras fases del método Regenetics.

Como un servicio a nuestros lectores con preguntas similares, he intentado considerar en estas páginas la mayor cantidad de aspectos posibles acerca de este trabajo. Varias preguntas pendientes que no cupieron dentro del texto principal de este libro se han respondido en el Apéndice A: «Preguntas frecuentes».

Por otra parte, invitamos a todos los que hayan recibido la Potenciación, incluidos los «autopotenciadores» que hayan aprendido y realizado esta activación del ADN por sí mismos usando este libro, a unirse al foro de internet del método Regenetics. En lugar de la correspondencia individual con el Phoenix Center for Regenetics, dicho foro es el lugar adecuado para hacer todas las preguntas acerca de la Potenciación que aún puedan tener luego de leer *Potencie su ADN*. En este foro también se discuten muchos asuntos de amplio alcance relacionados con este trabajo. Las pautas para hacerse miembro del foro y las instrucciones para registrarse las pueden encontrar en **www.phoenixregenetics.org** o en **www.potentiation.net**.

A través de los años, quizá la pregunta más común con la que Leigh y yo hemos tratado —una que tiene poco que ver con la comprensión intelectual— mayormente proviene de la pura curiosidad y dice más o menos así: *¿en primer lugar, cómo así se les ocurrió esto de la Potenciación?* Esta pregunta, la cual nunca he respondido completamente por escrito, requiere más que un breve resumen. En la Parte I de este libro, tengo el honor y el placer de compartir con usted la extraordinaria historia del desarrollo de la Potenciación.

En este primer capítulo, explico en detalle mi experiencia personal de iniciación, la cual tuvo que ver con una misteriosa y potencialmente mortal enfermedad autoinmune que, en última instancia, fue resuelta por la Potenciación.

En el curso de los siguientes capítulos, cuento en detalle mi historia personal, al tiempo que doy cuenta de los sucesos que condujeron al desarrollo de la Potenciación y de cómo esta activación del ADN me ayudó a recuperar mi fortaleza y resistencia físicas, a librarme de alergias alimentarias y medioambientales debilitantes, y de cómo empecé una nueva vida como un innovador en el campo de la sanación.

## El síndrome del «chico de oro»

Para comprender el grado de desesperación que fue necesario para que nazca la Potenciación, cómo recién al verme hundido en lo más profundo fui capaz de rendirme y hacerme a un lado para permitir que este trabajo radical comenzara a fluir, es necesario dibujar la estatura olímpica desde la cual tan súbita e inesperadamente había caído.

Yo solía ser perfecto. Lo digo en sentido irónico. Para un observador externo, yo parecía ser una persona totalmente realizada. Incluso desde la secundaria, cuando jugué como mariscal de campo titular de la selección, me gradué primero de mi clase y fui el primero en mi condado rural del sur en recibir la beca de pregrado que se podría considerar la de mayor prestigio en la nación: yo parecía estar predestinado para el éxito mundano.

Durante mi carrera universitaria, en la que me especialicé en literatura y me gradué entre los mejores alumnos becados, nada parecía contradecir este guión hollywoodense de mi glorioso destino. Ni tampoco después, cuando gané un premio Fulbright, recibí una beca de la Ivy League para realizar mi doctorado, y fui seleccionado para dos estipendios nacionales para la investigación en el campo de las humanidades muy codiciados.

En aquel entonces, yo era un modelo de buena salud. Había rechazado una oportunidad para jugar fútbol americano en primera división para seguir con mi trayectoria académica, y me había dedicado al baloncesto para mantenerme en forma y solía jugar tres horas diarias —hasta el punto de ubicarme a la altura de los jugadores del equipo de la universidad donde hacía mi doctorado—. Y mientras vivía una existencia aparentemente perfecta, impulsado por un ego nada desdeñable, bastante ajeno al mundo del espíritu y a menudo ignorando la sabiduría de mi corazón en favor de un enfoque de la vida predominantemente mental, poco podía sospechar que *la verdadera salud es más que un estado de existencia material.*

Pero, parafraseando a Jim Morrison, nuestra pálida razón a menudo nos oculta nuestro potencial infinito. Ciertamente, yo no tenía ninguna conciencia del hecho de que mi síndrome de «chico de oro» era precisamente eso: la fachada malsana que debía ser atravesada para poder alguna vez llegar a descubrir mi verdadero ser y satisfacer mi verdadera vocación.

## El colapso y el avance

Al afirmar que mi falsa apariencia de bienestar debía ser atravesada para que pueda ocurrir una sanación genuina, lo digo en el sentido más literal que se pueda imaginar. En un principio, sin embargo, mi experiencia dantesca de trauma emocional y colapso genético que se inició en 1995 —y que me inició, en el sentido espiritual del término— parecía ser cualquier cosa antes que una herramienta de enseñanza guiada por mi Ser Superior y diseñada para despertarme de lo que Ken Carey llama «el hechizo de la materia», hacia un conocimiento de mi auténtica naturaleza como un ser bioespiritual con un propósito divino.

A partir de entonces, a través del trabajo con tantos clientes que han llegado al Regenetics en situaciones de desesperación similares, y al ver a tantos utilizar la Potenciación y los niveles subsecuentes de este Método para mejorar sus vidas más allá de lo que se podría esperar bajo la perspectiva de donde comenzaron, he tenido la bendición de presenciar en repetidas ocasiones una profunda verdad en acción: *El colapso es a menudo una condición previa para el avance.*

En efecto, el término chino que significa «crisis», *wei-chi*, también puede interpretarse como «oportunidad peligrosa». Pero que el avance a menudo requiera de un colapso no significa necesariamente que algo de naturaleza física (como una enfermedad) tenga que ocurrir para darnos cuenta de que, parafraseando una famosa cita de Pierre Teilhard de Chardin, *no somos seres humanos en una experiencia espiritual, sino seres espirituales en una experiencia humana.*

Así como hay muchos tipos de personas, también hay muchas clases de «llamadas despertadoras» hacia nuestra gran vida en el espíritu. La creciente literatura sobre este tema, ejemplificada en los escritos de Carl Jung y a menudo relatada desde una perspectiva en primera persona, revela una metodología asombrosamente creativa usada por el Ser Superior, que trata de recordarnos nuestra naturaleza y propósito auténticos —el aspecto de nuestra existencia que constituye «la razón primordial por la que estamos aquí».

Para algunos, los fuegos de la iniciación se presentan en la forma de dificultades financieras. Para otros, la iniciación implica el divorcio o la pérdida de un ser querido. Y hay quienes experimentan una enfermedad mental, una herida emocional o una crisis espiritual como impulsos hacia la evolución consciente. Pero para que el lector no piense que solo la tragedia puede fomentar el desarrollo espiritual, permítame dejar en claro que, para muchos, «el colapso» se manifiesta bajo la forma mucho más benigna (y quizá por eso más ambigua) de un conocimiento interior de que «algo falta», de que la vida ha de ser más... de que tiene que haber una *razón* por la cual estamos aquí.

A riesgo de sonar como un aguafiestas para quienes puedan estar influenciados por ciertos proponentes de la Ley de Atracción, quienes a veces parecen ofrecer soluciones rápidas con motivaciones no muy transparentes, hay que señalar que *la manifestación de una realidad espiritual y material superior usualmente ni es algo fácil, ni ocurre de manera inmediata cuando nos embarcamos en nuestro sendero de iniciación.*

Existen también numerosas técnicas energéticas que hacen promesas similares de sanación instantánea. Si bien esto es teóricamente posible, y hasta conveniente para algunos, muchos clientes del Regenetics «ya han pasado por eso», con resultados menos que satisfactorios.

El verdadero «secreto» de por qué son tantas las personas que no llegan a su destino siguiendo estas rutas supuestamente sencillas y directas es que la intención de su Ser Superior no es experimentar una «sanación milagrosa» en un abrir y cerrar de ojos, sin ofrecer explicación ni propiciar mayor entendimiento. En lugar de eso, la intención del Ser Superior es utilizar la iniciación como un catalizador para un viaje interior cuya finalidad es enseñar el amor —hacia uno mismo y hacia los demás— e impartir la compasión y la sabiduría como requisitos previos para la sanación y la iluminación.

Lo que acabo de decir contiene la esencia de lo que yo llamo *maestría personal consciente*, y el método Regenetics fue creado para impulsarla, según se explica en la Parte III.

Si la verdadera sanación fuese de otra manera: si la sanación fuese simplemente un sinónimo de curación, de aliviar síntomas, y no tuviese nada que ver con acrecentar la conciencia, usted no estaría leyendo este libro porque nunca hubiese sido escrito. Pero la sanación, según yo la defino basándome en la experiencia y la observación, es mucho más que una curación. Cuando participamos de manera consciente, *la sanación a menudo nos empuja a través de los fuegos de la iniciación para que podamos ser transformados y nos convirtamos en vehículos más puros para que el espíritu pueda fluir y servir.*

Al hablar de este tema, cabe decir que no existe absolutamente ninguna garantía de que la sanación y la transformación deseadas vayan a ocurrir, al menos en esta vida, ya que pese a abrazar la experiencia de iniciación de buena fe, algunas personas simplemente no la sobreviven. También hay casos de personas que alcanzan la transformación sin una visible sanación, como le ocurrió a mi madre durante su propia experiencia inspiradora de muerte consciente. Durante su último mes de vida, muchos de quienes mejor la conocían sintieron que todo en ella se había transformado, con la excepción de su cuerpo. Frente a estas desagradables —y sin duda inconvenientes— verdades, haríamos bien en hacernos la siguiente pregunta: si hay algo de verdad en la idea de que la vida es un salón de clases en donde nuestro currículo principal se centra en aprender lecciones de amor (hacia nosotros mismos y hacia los demás), ¿cómo podría fomentarse tal maestría personal consciente si nunca tuviéramos que estudiar puesto que nuestro profesor siempre nos asegura una nota aprobatoria en todos los exámenes?

Esta analogía resume la relación de estudiante-maestro que tenemos con nuestro Ser Superior, incluyendo el «amor duro» y las «patadas en el trasero» que a menudo recibimos para espolear nuestra evolución espiritual. Afortunadamente, mucha gente, incluido yo mismo, «ha vivido para contarlo», luego de sobrevivir sus pruebas de iniciación y graduarse —a pesar de todos los desafíos— para crear una realidad personal mucho más alineada con el propósito de su alma.

Al criticar el atractivo de la gratificación instantánea en muchas filosofías contemporáneas de espiritualidad y sanación, estoy lejos de sugerir que los milagros no sucedan. Por supuesto que suceden, todo el tiempo. Muchos niños, gracias a vivir muy metidos en su imaginación, entienden que los milagros diarios son lo normal. El problema es que *a medida que envejecemos, llegamos a estar tan inmersos en nuestros dramas personales —y a veces colectivos— que no llegamos a reconocer los milagros cuando estos ocurren.*

Hay un fenómeno que Leigh y yo observamos con cierta frecuencia en nuestros clientes y que puede resultar bastante gracioso. Mientras que, por un lado, la mayoría de nuestros clientes ha logrado muchos avances gracias a este trabajo y a menudo se ha tomado el tiempo para expresarnos su gratitud; y, por otro, una pequeña minoría solo ha percibido pequeños beneficios del Regenetics, existe un tercer grupo con el solemos dialogar en estos términos:

Cliente: *Yo tuve mi Potenciación hace seis meses, y simplemente no sé si está funcionando.*

Nosotros: *Eso es comprensible. A veces los efectos pueden ser poco perceptibles. ¿Cómo le va con el insomnio que mencionó en un correo anterior?*

Cliente: *Bueno, ahora que lo pienso, está mucho mejor.*

Nosotros: *Genial. ¿Cómo va la relación con su esposo estos días? Recordamos que las cosas no iban muy bien cuando usted comenzó con este proceso.*

Cliente: *Usted sabe, pasamos por un período difícil justo después de mi sesión. Pero las cosas están mucho mejor ahora. Gracias por preguntar.*

Nosotros: *Fantástico. De nada. ¿Y cómo le va en estos días con esas terribles alergias al trigo y a los lácteos?*

Cliente: *Fueron bastante severas por un tiempo, pero ya desaparecieron. Ahora como lo que quiero. ¿Cree que tal vez esto tenga algo que ver con la Potenciación?*

El colapso y el avance constituyen la dinámica central de la iniciación en términos generales y, con frecuencia, una característica relevante antes y durante la secuencia de activaciones del Regenetics. Cuanto mejor entendamos esta dinámica, y cuanto más nos involucremos en nuestra evolución personal de manera consciente, tanto más rápido podrá ocurrir la manifestación de nuestro potencial.

A medida que activamos poderosamente nuestro ADN y nos embarcarnos en nuestro viaje evolutivo, el cual sin duda tendrá sus altas y sus bajas, es vital que comprendamos el aspecto cíclico de la verdadera sanación. A la sanación, me gusta llamarla *wholing*. Yo suelo recordarles a las personas que, por lo general, este proceso de alguna manera nos hace atravesar la oscuridad al dirigirnos hacia la luz. Desde un punto de vista espiritual, *este viaje puede ser concebido como un viaje desde el estancamiento hacia la transformación*. Y siempre ayuda mantener nuestros ojos bien abiertos para detectar las señales de que estamos en el camino correcto, ya sea que estas se manifiesten como una casualidad insignificante o como un indudable milagro.

## La noche oscura del alma: primera parte

La frase «da noche oscura del alma» proviene de los escritos de San Juan de la Cruz, un sacerdote católico español del siglo XVI. Es el nombre de uno de sus poemas y uno de sus comentarios acerca del desarrollo místico y de las etapas por las que se atraviesa en el camino hacia la reunión con el Creador. En el lenguaje popular, *la noche oscura del alma* ha llegado a entenderse como el período subsiguiente a cualquier colapso grave, sea de índole física, mental, emocional o espiritual.

Mi propia noche oscura del alma tomó la forma de una iniciación de cuerpo-mente-espíritu del tipo más grave que, en retrospectiva, debí haber visto venir ya desde el verano de 1995 —cuando tomé una licencia para ausentarme de la escuela de posgrado y viajé por primera vez a Río de Janeiro para el trabajo de investigación de mi tesis.

Yo estaba sumamente entusiasmado con la idea de pasar cinco meses en Brasil, practicando el portugués y estudiando ficción brasileña, pero por otro lado, tenía sentimientos encontrados porque mi novia de cuatro años había decidido no venir conmigo. Habíamos decidido mantener una relación a distancia y, como yo en el fondo era un romántico, fui lo suficientemente ingenuo para pensar que esa era una buena idea.

Me enamoré inmediatamente, no de otra mujer, sino de Río de Janeiro, una ciudad diferente a cualquier otra, ciudad acerca de la que más tarde escribí con nostalgia en mi colección de novelas seriocómicas *Beginner's Luke*, al recordar su fondo de sol y samba desde la desolación inefable de mi enfermedad. Mientras tanto, allá en los Estados Unidos, mi novia también se estaba enamorando: no de una ciudad, sino de otro hombre. Me enteré de este hecho emocionalmente devastador apenas al mes de mi primera visita a la *Cidade Maravilhosa*.

Justo en esos días ocurrió otra cosa extraña que ayudó a preparar el terreno para mi noche oscura del alma. Durante una visita a una isla remota del Atlántico, al parecer contraje el parásito que causa un tipo teóricamente incurable de enfermedad del sueño conocida como mal de Chagas, que según algunos fue lo que produjo la muerte de Charles Darwin. La probabilidad de que esto le ocurra a un turista del siglo XX como yo, que se aloja en lugares bien mantenidos, era prácticamente nula. En retrospectiva, yo interpreto este extraño giro inesperado como otro leño lanzado al fuego de mi iniciación por mi Ser Superior.

En el último libro de *Beginner's Luke*, *Morphametosis*, ofrezco un relato novelesco de las intensas y recurrentes fiebres que experimenté después de contraer el mal de Chagas, el cual se estima que mata a más de cien mil personas al año solamente en Sudamérica.

Afortunadamente, luego de la Potenciación y el método Regenetics, tres formas distintas de diagnóstico energético no llegaron a encontrar ni siquiera un pequeño rastro de este parásito en mi organismo. Si bien no puedo hacer ningún tipo de aseveración médica que indique una relación causal, el «sellado» del cuerpo fragmentario, que se produce alrededor de los cinco meses después de la sesión de Potenciación, a menudo parece «desalojar» todo tipo de parásitos —sin recurrir a productos farmacéuticos, suplementos alimenticios, dietas especiales o dispositivos energéticos.

Los comentarios que Leigh y yo hemos recibido de algunos clientes de la Potenciación han sido similares al siguiente:

Cliente: *Acabo de visitar a mi médico naturista para un chequeo de rutina ¡y me dijo que estaba lleno de parásitos!*

Nosotros: *Interesante. ¿Cuánto tiempo ha transcurrido desde su Potenciación?*

Cliente: *Alrededor de siete meses. ¿Cómo puedo estar lleno de parásitos? ¡Yo creí que la Potenciación iba a elevar mi vibración de modo que este tipo de cosas no sucederían!*

Nosotros: *Creemos que sí lo hace. Si no le importa que le haga esta pregunta, ¿cómo son sus excrementos últimamente?*

Cliente: *Ah, son abundantes. Voy al baño dos o tres veces al día.*

Nosotros: *¿Diría que se ven algo… extraños?*

Cliente: *Sí, ahora que lo menciona. Son bien… hilachosos.*

Nosotros: *¿Cómo huelen?*

Cliente: *Horrible. Simplemente terrible. Como algo que nunca antes había olido. ¿Cree que tal vez estoy empezando a expulsar viejos parásitos?*

Nuestra teoría es que el cuerpo fragmentario, el cual está asociado con el segundo campo bioenergético (de abajo hacia arriba) y con el correspondiente *chakra* del sexo (figs. 3, 5 y 10a), constituye una interrupción energenética que en principio hace posible que contraigamos parásitos — sean estos físicos, «entidades» etéreas o incluso personas «parasitarias».

Al sellarse el cuerpo fragmentario, lo cual ocurre como a los cinco meses de iniciada la Potenciación, reprogramamos nuestro patrón bioenergético de manera que a los parásitos (de todo tipo) que toman contacto con nosotros se les hace difícil asentarse en nuestro organismo. De esta forma, los parásitos externos pueden ser repelidos, mientras que los internos pueden ser debilitados y gradualmente expulsados.

El fenómeno observable de la desintoxicación, que normalmente ocurre durante las semanas y meses siguientes a la Potenciación, se aplica no solo a los parásitos, sino también a otros agentes patógenos problemáticos, tales como los que se introducen sin ser detectados por el sistema inmunitario, a través de las «inmunizaciones». Además, la desintoxicación puede —y a menudo lo hace— incluir metales pesados, pesticidas, solventes e incluso residuos de viejas hormonas, histaminas y neurotransmisores, los cuales se unen a los agentes patógenos para comprometer nuestra salud y bienestar.

La mala noticia es que, aunque no todo el mundo experimenta la desintoxicación luego de la Potenciación, un porcentaje significativo de personas que buscan este trabajo están más afectadas por la intoxicación de lo que jamás se hubieran imaginado. En mi propio caso, que podría considerarse extremo, y siendo indulgente por un momento con una falta de delicadeza vergonzosamente honesta, pasé los primeros meses que siguieron a mi Potenciación, excretando heces horrorosamente verdes neón a las que llamé «el cieno de pantano».

La buena noticia es que a través de la activación del ADN *podemos* eliminar estas sustancias altamente tóxicas que, tarde o temprano, por lo general terminan matando a otras personas. Al respecto, lo que sugieren algunos escritores de la nueva era: que las toxinas simplemente «se vuelven inactivas» o se «transmutan» completamente durante nuestra evolución consciente, tiene poco sentido, ya sea sobre base experimental o sobre base filosófica.

Bajo la perspectiva de la maestría personal consciente, *las toxinas son nuestras maestras y se supone que, hasta cierto punto, debemos sentirlas cuando salen de nuestro organismo de modo que podamos aprender de nuestras creaciones disfuncionales del pasado.* El proceso de desintoxicación no siempre es fácil, y rara vez agradable, pero por lo general resulta manejable. Y una vez que pasa, las personas suelen notar menos alergias, la desaparición de alguna erupción crónica, un cabello más saludable, mayor energía o algún otro signo innegable de que algo positivo ha ocurrido.

Y aun cuando no haya ningún indicio externo inmediatamente notorio, la liberación de agentes patógenos y toxinas deja a la mayoría de las personas sintiéndose más limpias, más claras y más felices.

## La noche oscura del alma: segunda parte

Ciertamente, la ruptura inevitable con mi novia, lo cual involucraba acortar mi estancia en Río y regresar a mi patria para recuperarme, junto con la infestación por un parásito grave que ataca —nada menos que— el corazón, fueron ingredientes importantes en mi receta personal para el desastre. Pero no eran el ingrediente clave.

La gota que colmó el vaso ya había comenzado a operar en mi organismo desde antes de viajar a Brasil, aunque entonces yo no lo sabía.

En mi mente, a menudo veo mis pies con mis zapatillas de baloncesto puestas mientras camino por la acera con dirección al centro de salud de la universidad. Fue allí donde en la primavera de 1995 recibí las vacunas contra la hepatitis y la fiebre amarilla que desde 1996 comenzaron a arruinar mi salud y me lanzaron hacia el abismo sin luz de mi noche oscura del alma.

Casi de la noche a la mañana, durante mi segundo año de permiso de ausencia, mientras seguía intentando reponerme, mi vida estalló en mil pedazos como una copa de vino que cae al suelo. Inexplicablemente, al menos en aquel entonces, desarrollé fatales alergias alimentarias y medioambientales, fatiga crónica extrema, raros tics musculares, neuralgia facial, una horrenda distensión abdominal, insomnio terrible, migrañas atroces y una veintena de otros síntomas misteriosos que desconcertaron a todos los médicos y terapeutas que visité —y visité a muchos.

El único diagnóstico médico claro y conciso que recibí fue tan inútil como carente de sentido: «depresión». Naturalmente, yo estaba deprimido. Pero yo sabía perfectamente bien que no era la depresión lo que había iniciado mi innegable deterioro físico.

La razón principal por la cual el Regenetics se opone al uso negativo de los diagnósticos, pieza central de la medicina alopática, es que el diagnóstico nunca desempeñó ningún papel en mi propia sanación, ni en la de muchos de los receptores de la Potenciación y el método Regenetics que han compartido sus inspiradoras historias. Por el contrario, la mayoría de las veces, el diagnóstico es como un «beso de muerte» que otorga alguna de las llamadas autoridades médicas y que niega nuestra justa creencia en nuestra capacidad natural de sanarnos a nosotros mismos.

Según algunas estadísticas, *el diagnóstico médico se equivoca más del noventa por ciento de las veces* —y en varios miles de casos resulta en fatalidades innecesarias provocadas por los médicos—. Ahora bien, desde luego hay casos en los que la medicina alopática es totalmente conveniente: no quisiéramos tener carpinteros a cargo de huesos rotos o electricistas que practiquen cirugía cerebral de emergencia. Pero en muchos casos, hasta diría que en la mayoría, *el diagnóstico es una carga mental inútil, de tendencia negativa y, si nuestro interés realmente está en la sanación, haríamos bien en echarlo por la borda en favor de un modelo médico que se enfoque positivamente en la posibilidad siempre presente de un bienestar continuo.*

En *Sanación consciente* cuento la historia de mi rápido deterioro y mis intentos desesperados de salvarme a mí mismo a través de cientos de terapias (en su mayoría ineficaces), «curas milagrosas» y cosas por el estilo. Asimismo, también cito abundante investigación que demuestra que *las vacunas potencialmente causan un daño genético que resulta en una variedad de enfermedades autoinmunes que incluyen desde el lupus hasta el sida.*

No me cabe la menor duda de que a pesar de nunca haber tenido un resultado positivo de VIH, mi enfermedad —que incluía inquietantes fluctuaciones en el recuento de glóbulos blancos y una serie de problemas inmunitarios tales como la candidiasis sistémica que a menudo se observa en los casos de sida— tenía muchas similitudes con este, empezando por el hecho de haber sido inducida por vacunas.

A menudo me he preguntado por qué decidí vacunarme antes de mi viaje a Brasil, fuera del hecho de que mi guía de viajes lo recomendaba, cuando ya existía tanta literatura que alertaba sobre los riesgos de las vacunas; riesgos que superan con creces los beneficios potenciales. Pero como mucha gente, habiéndome tragado de cabo a rabo la dudosa lógica del dogma médico contemporáneo, simplemente cometí la negligencia de no informarme bien.

Animo a los escépticos a hacer su propia investigación con respecto al asunto de las vacunas antes de someterse o someter a sus seres queridos a este tipo obsoleto de barbarie.

Durante años, el autismo ha sido vinculado, desvinculado y vinculado nuevamente a las vacunas (dependiendo de cuáles autores se lea y de si tienen lazos con las compañías farmacéuticas). Entre otros ejemplos, en el 2009 hubo una tremenda oposición mundial —tanto de parte de individuos, como de sindicatos enteros de trabajadores médicos— a la vacuna contra la gripe porcina. Esta vacuna, que la Organización Mundial de la Salud presionó para que se incluya en la lista de vacunas regulares contra la gripe estacional, ha sido asociada con el síndrome de Guillain-Barré (GBS, por sus siglas en inglés), una enfermedad nerviosa mortal.

Y a pesar de que esto es indudablemente cierto, y de que antes de su esperada disminución la gripe porcina demostró no ser más peligrosa que la gripe normal —un hecho que incluso los Centros para el Control y Prevención de Enfermedades admitieron públicamente— el sistema médico-farmacéutico intentó azuzar el miedo durante un año, en un intento de amedrentar a la población para que se vacune.

¿Qué estaba realmente pasando aquí? David Wilcock ingeniosamente resumió al menos parte del razonamiento subyacente, en el título de un artículo que escribió en su blog: «gripe porcina + medios de comunicación convencionales = $$$».

En efecto, el *Washington Post* más tarde acusó a la OMS de 1) exagerar demasiado la amenaza de la gripe H1N1 y, algo todavía más alarmante, de 2) tener vínculos financieros con dos fabricantes de medicamentos antivirales usados contra este virus. En palabras de los creadores de una de las docenas de páginas de internet dedicadas a contar la cruda verdad sobre las vacunas: «La estrategia de marketing más eficaz en el planeta es convencer al consumidor de que ¡si no compra el producto, morirá!».

Este mismo sitio web, que desafortunadamente desapareció poco antes de la publicación de este libro, contenía un gráfico maravilloso que mostraba cómo las estadísticas de epidemias tradicionalmente han sido usadas para mentir. Si solo se lee la parte inferior del gráfico, da la impresión de que las vacunas han sido las responsables de detener determinadas enfermedades mortales. Esta interpretación es la que se enseña en nuestras escuelas de medicina. Pero el panorama completo sugiere que las enfermedades entraron en declive por sí solas, ¡antes de la introducción de las vacunas!

Por otra parte, muchos estudios fidedignos han ofrecido evidencia convincente basada en datos históricos de que, con suma probabilidad, *las vacunas en realidad provocan un aumento de las infecciones y muertes*. Por ejemplo, después de que la vacuna contra la polio se hiciese obligatoria en los Estados Unidos en 1959, los cuatro estados (Connecticut, Carolina del Norte, Ohio y Tennessee) y la única ciudad (Los Ángeles) que mantuvieron registros mostraron un aumento notorio en la incidencia de la poliomielitis en el año *siguiente* a la vacunación obligatoria.

En 1977, según varias fuentes, el Dr. Jonas Salk, creador de la primera vacuna contra la polio, declaró junto con un panel de otros científicos que la inoculación masiva contra la polio fue realmente la causa de la mayoría de los casos de polio en los Estados Unidos desde la fecha en que fue introducida.

Pero no vaya a equivocarse: no estamos hablando únicamente de la vacuna contra la polio. En las palabras del ex secretario de guerra de los Estados Unidos, Henry Stimson, en un período de medio año en un campo de entrenamiento militar estadounidense ocurrieron sesenta y tres muertes y más de 25 000 casos de hepatitis como «un resultado directo de la vacuna contra la fiebre amarilla». Incluso cuando este libro se estaba finalizando, según el conocido «defensor de la salud» Mike Adams, un brote de paperas se propagó en Nueva York y en Nueva Jersey, entre personas que recientemente habían sido vacunadas contra esta enfermedad.

*Pese a que no existe evidencia científica contundente que demuestre que las vacunas protegen a las personas contra algo, sí hay una abrumadora cantidad de información que indica que las vacunas causan muchas enfermedades.*

Muchos en la comunidad de medicina alopática estarían en desacuerdo con la afirmación anterior. Y sin embargo, un número creciente de médicos, investigadores y epidemiólogos —entre ellos, el médico Joseph Mercola, conocido por su hablar franco y directo— han llegado a conclusiones similares. El hecho simple e irrefutable es que solo porque las vacunas producen un aumento de anticuerpos específicos *bajo la lupa de un microscopio*, no se puede probar de manera *científica* que esto se vaya a traducir en una inmunidad eficiente *en un ser humano vivo*.

Mucha gente se pone realmente furiosa y reclama que ellos y sus hijos están siendo puestos en riesgo al no ser vacunados. Poco importa que esta sea una posición insostenible, ya que estas mismas personas también ¡creen que están siendo protegidas por las vacunas! Por otra parte, entiendo que para los padres y demás puede ser difícil (aunque de ninguna manera imposible) moverse en el mundo de hoy en día sin vacunas. Pero independientemente de si estas dañan nuestra genética al insertar material genético patógeno (o «patogenético») en nuestro ADN, como lo sugiere una gran cantidad de investigación, estas siguen siendo un cóctel altamente tóxico —lleno de mercurio (Timerosal), formaldehído, escualeno y otras potentes toxinas que dañan los nervios y disminuyen nuestra inmunidad natural.

Ahora, si bien es cierto —y quizá un poco alarmante para algunos lectores— que las vacunas casi me matan, también es cierto que con el tiempo, la Potenciación y el método Regenetics deshicieron con éxito la gran mayoría de los daños que me causaron las vacunas.

También vale la pena señalar que, según se explica en el capítulo 13, *no todas las personas sufren los mismos daños a causa de las vacunas*. Si usted no necesita sufrir los efectos negativos de las vacunas como posible catalizador para su crecimiento espiritual, es muy poco probable que así suceda.

## Ser o no ser

La famosa duda existencial de Hamlet prácticamente resume la pregunta que me hice en repetidas ocasiones a partir de 1996, después de que mis vacunas para viajar a Brasil habían tenido el tiempo suficiente para destrozar mi inmunidad y, según parecía, destruir todas las razones que tenía para vivir.

Afortunadamente, en 1997, después de investigar el papel perjudicial que el mercurio dental juega en muchas enfermedades autoinmunes, experimenté un breve respiro luego de decidir que me reemplacen los empastes de amalgama («plata») que contenían mercurio, por materiales inocuos.

Con base en mi extensa investigación, mi considerable experiencia personal y mi observación profesional de muchos años, parece ser que *en aquellas personas afectadas genéticamente por las vacunas, el cuerpo tiene una tendencia mayor de la normal a retener poderosas toxinas medioambientales como el mercurio, con la finalidad de desacelerar el crecimiento, a escala celular, de agentes patógenos inducidos por las vacunas.*

Esto ayuda a explicar por qué algunas personas tienden a desarrollar marcadas sensibilidades inmunitarias a sus tóxicas piezas dentales, mientras que otras parecen tolerar cualquier tipo de material experimental que el gremio dental considere apropiado insertar en la cabeza humana.

La tendencia en el ser humano genéticamente modificado a acumular toxinas introducidas externamente también arroja luz acerca de por qué tales personas casi siempre desarrollan problemas por el sobrecrecimiento sistémico de levadura, bajo la forma de candidiasis. En el caso de estas personas, el *Candida albicans*, organismo recolector de toxinas esencial para un funcionamiento biológico saludable, intenta limpiar el caos patogenético que resulta de la respuesta de autopreservación del cuerpo hacia el daño genético. El Dr. Dietrich Klinghardt ha hecho una observación similar con relación a la afinidad de la Candida por los metales pesados; sin embargo, un concepto erróneo, incluso en la comunidad de medicina alternativa, es que la Candida es algo «malo». Este es un gran malentendido. *Cuando la Candida prolifera, está en realidad tratando de limpiar el cuerpo, no de dañarlo.*

La anterior es la razón por la cual las dietas restrictivas (que pueden ser necesarias por un período) e incluso los medicamentos antimicóticos rara vez eliminan la candidiasis sistémica, la cual siempre regresa *porque es necesaria*. Afortunadamente, para aquellos afectados genéticamente hasta el punto de tener que soportar los problemas de la excesiva proliferación de la Candida, a menudo nos informan que estos disminuyen y hasta llegan a desaparecer a medida que el cuerpo se desintoxica durante la Potenciación y el método Regenetics.

Pero esto no fue ningún consuelo para mí en los momentos más críticos de mi enfermedad antes del desarrollo de la Potenciación, después del breve respiro que siguió a mi nuevo trabajo dental, cuando todas las mejoras que llegué a sentir en términos de energía y alergias de repente se esfumaron y caí rodando cuesta abajo desde lo alto de mi realidad de «chico de oro» hasta la parte más baja de una montaña de desesperación.

En poco tiempo, a causa de las devastadoras reacciones alérgicas relacionadas con mi candidiasis severa, perdí la capacidad de comer otra cosa que no sea carne y verduras. Beber vino o cerveza resultaba algo impensable. También me vi obligado a dejar de jugar al baloncesto, una actividad que me encantaba, debido a la falta de energía acompañada por rigidez y dolor osteomusculares. También tuve que dejar la natación (otra forma de ejercicio que disfrutaba), debido a la fatiga y a la sensibilidad al cloro.

Mientras mis extraños síntomas se multiplicaban a lo largo de 1998, y me convertía en quien jamás pensé llegar a ser, una persona enferma, veía que iba además perdiendo otras cosas que eran importantes para mí: socialmente, la mayoría de mis amigos desaparecieron cuando se hizo evidente que yo ya no era el alma de la fiesta; en el aspecto amoroso, no era capaz de mantener una novia estable bajo ninguna circunstancia. Mentalmente, empecé a tener dificultad para pensar claramente durante períodos prolongados debido a una intensa «niebla cerebral». De alguna manera logré concluir mi maestría, pero después me vi obligado a abandonar la escuela de posgrado antes de terminar mi tesis.

En ese entonces, esta última pérdida, la de mi carrera soñada como profesor titular de literatura, la sentí como aquello que podría inclinar la balanza de mi pregunta existencial a favor de la opción de *no* ser; pero afortunadamente, tuvo exactamente el efecto opuesto: me indujo, en medio de mi noche oscura del alma, a poner en tela de juicio muchas de las suposiciones que había mantenido por largo tiempo acerca de la realidad, y a admitir nuevas y extraordinarias posibilidades para pensar y existir.

Experimenté la verdad de que, citando a Charles Dubois, «lo más importante es ser capaz, en cualquier momento, de sacrificar lo que somos por lo que podríamos llegar a ser».

En retrospectiva, cuando abandoné el restrictivo mundo académico convencional fue el momento preciso durante mi iniciación en que me puse a mí mismo en libertad para buscar mi propio sendero de pensamiento y de acción, el cual me llevaría, paso a paso, de vuelta cuesta arriba por la ladera de la montaña hacia un estado de bienestar genuino.

Finalmente llegué a hacer realidad este estado, no solo físicamente, sino también, por primera vez en la vida, en los planos mental, emocional y espiritual.

# CAPÍTULO 2

## Desde las cenizas

En muchas culturas del mundo, la iniciación de los jóvenes implica elaborados ritos de pasaje que suelen ser aterradores, a veces dolorosos y en ocasiones peligrosos. Algunos caminos iniciáticos obligan a los iniciados a someterse a privaciones, abusos o incluso a la mutilación corporal. En ciertas tradiciones chamánicas, los iniciados son literalmente enterrados vivos antes de que se les permita «renacer» en sus nuevas identidades.

Cualquiera que sea la forma que el ritual de iniciación tome, el concepto básico es que usted ya no es la misma persona después, sino que se ha transformado en alguien que es más fuerte, más sabio y está capacitado para desempeñar un nuevo papel —a menudo el de un sanador— en su comunidad.

Desde que enfermé, a mediados de la década de los noventa, he leído mucho sobre el tema de la iniciación, desde estudios antropológicos hasta los escritos algo fantásticos (aunque siempre perspicaces) de Carlos Castañeda. La abrumadora impresión que he tenido durante casi una década es que la experiencia de mi grave crisis de salud, seguida de mi noche oscura del alma, las cuales dieron paso a la inspiración, la sanación y la transformación, cumple con todos los criterios de una auténtica iniciación espiritual —una cuyo mejor símbolo quizá sea la mítica criatura conocida como el fénix.

Alrededor del año 170 d. C., Flavio Filóstrato hizo mención del fénix como un ave de la India que ocasionalmente migró a Egipto. Desde entonces, la leyenda del fénix ha crecido y ha cambiado, pero por lo general el fénix es descrito como un ave mítica de gran tamaño. Al acercarse el final de sus días, cuenta la leyenda, el fénix construye para sí un nido que espontáneamente se abrasa. Tanto el ave como el nido se reducen a cenizas, de las cuales surge un ave fresca y joven, renacida y lista para emprender un nuevo ciclo de vida.

Después de que Leigh y yo llevamos a cabo la primera Potenciación en nosotros mismos y mi salud mejoró notablemente, empezamos a ofrecer esta potente activación del ADN a otros, mientras desarrollábamos nuestra metodología hasta lo que finalmente se convirtió en el método Regenetics de cuatro partes.

Cuando llegó el momento de crear una presencia en internet a fin de compartir este trabajo con un público más amplio, fuimos instintivamente atraídos hacia el fénix: un símbolo que representaba perfectamente mi propia «ascensión» iniciática desde las cenizas de mi vida previa. Así nació el Phoenix Center for Regenetics.

En este capítulo, describo cuatro etapas importantes, a veces superpuestas, de mi renacer bioespiritual, que prepararon el camino para el desarrollo de la Potenciación. Todas y cada una de estas cuatro experiencias preparatorias tuvieron dos roles clave. En primer lugar, cada una me llevó a un mayor reconocimiento de que la naturaleza de la llamada realidad física es fundamentalmente energética y tiene su base en la conciencia. En segundo lugar, y aún más importante desde mi perspectiva, cada una de estas experiencias me sustentó energéticamente durante las fases críticas de mi enfermedad; sin ellas, creo que habría carecido de la fuerza vital para seguir vivo.

## Búsqueda de visión

Cuando dejé la escuela de posgrado a fines de mayo de 1998, me encaminé enseguida hacia una forma completamente nueva de educación que amplió enormemente mis horizontes —y que a la vez impartía mucha energía vital, o *chi* (algunas veces escrito *qi*), a los agotados y tambaleantes sistemas de mi cuerpo.

El *qigong* (o *chi kung*) es una técnica antigua de sanación energética relacionada con el taichi. Por medio de uno de los amigos que me quedaban, me había puesto en contacto con un prodigioso maestro de *qigong*: un estadounidense, también de treinta y pocos años, que varios años atrás había viajado a China para estudiar este venerable arte y curarse de su severo síndrome de fatiga crónica (SFC o SFCI).

Yo no viajé a China. Pero después de una increíble venta de garaje, arrumé mis escasas pertenencias en mi auto y me pasé dos días manejando casi veinticuatro horas desde la costa este hasta Nuevo México, donde mi maestro de *qigong* dictaba una clase bastante popular, tres veces por semana al amanecer, a la que asistían no menos de un centenar de estudiantes.

Este período de transición difícil y mágico en mi vida, lo considero como mi propia «búsqueda de visión» personal que, por primera vez, me abrió los ojos a los frecuentemente mal entendidos y subestimados mundos del espíritu y la energía.

En muchas culturas indígenas, la «búsqueda de visión» es la forma que toma la iniciación y constituye la transición de la adolescencia a la adultez. Cuando el iniciado tiene la edad suficiente para buscar su visión, él (o ella) por lo general pasa varios días o semanas a solas en la naturaleza, a menudo haciendo ayuno. Finalmente, un animal en particular, a veces llamado el «animal totémico» o la «medicina animal», visita al iniciado en un sueño, visión o (más raramente) en estado de vigilia. La aparición del animal totémico que encarna un poder espiritual específico indica el llamado innato de cada uno, que el joven recién iniciado seguirá luego de regresar a la tribu y después de un tiempo de aprendizaje.

Curiosamente, no me di cuenta (al menos no conscientemente) de que yo estaba en una especie de búsqueda de visión. A decir verdad, ni siquiera sabía lo que era una búsqueda de visión. Yo simplemente vivía como un ermitaño en el alto y ventoso desierto cubierto de salvia, comía los pocos alimentos que mis devastados sistemas inmunitario y digestivo podían tolerar, y por lo general practicaba *qigong* durante la mitad del día, pues intuitivamente sentía que tenía que hacerlo para poder sobrevivir. Definitivamente, ¡yo no tenía la menor conciencia de ser un chamán en entrenamiento!

Ahora, cualquiera que alguna vez se haya habituado a pasar media hora «abrazando el árbol», práctica principal del *qigong* médico, sabe dos cosas: en primer lugar, se concentra una cantidad enorme de bioenergía (*chi*) al mantener esta rara y difícil posición de estar entre de pie y en cuclillas, con los brazos holgadamente sostenidos alrededor de un tronco invisible, y manteniendo los ojos tranquilos, sin enfocarse en nada en particular. La primera vez que experimenté esta poderosa energía, literalmente me hizo caer sentado. Yacía afuera en el suelo, jadeando durante treinta minutos, mientras olas de calor eléctrico, como destellos cósmicos calientes, sacudían mi cuerpo una y otra vez. Esta fue la energía que en última instancia utilicé para fortalecerme lo suficiente como para seguir adelante con mi vida. Pero yo necesité un verano entero de práctica solo para ser capaz de incorporarla suavemente.

La segunda observación hecha por los verdaderos «abrazadores de árboles» es que en aquel estado meditativo en el que uno no debe pensar en nada, a veces se tiene éxito en poner la mente en blanco, pero por lo general uno termina pensando en todo y de todo. Tal fue mi caso al principio, pero luego algo extraño comenzó a suceder: cada vez que abrazaba el árbol y me alineaba con el flujo de la energía espiritual, pensaba en cuervos.

Extrañamente, desde que era niño yo había sentido una fuerte afinidad por los cuervos; aprendí a imitar sus graznidos y siempre aprecié su presencia. Pero ahora, cada vez que practicaba el *qigong*, los cuervos eran lo único en lo que podía pensar. No solo eso, sino que los cuervos comenzaron a aparecer *por todas partes* en mi vida. Daban vueltas ruidosamente alrededor de mí mientras yo abrazaba el árbol bajo el cielo otoñal y se posaban a mi lado en mi porche mientras bebía mi té de hierbas y escribía en mi diario. Estatuas de cuervos parecían aparecer como mala hierba, de manera repentina y fuera de control, por todas partes en mi pequeño y pintoresco pueblo de Nuevo México. Casi todas las noches soñaba con cuervos; descubrí que me encantaba la música de los Counting Crows, y cuando empecé a experimentar con las acuarelas, durante un largo tiempo lo único que quería pintar eran cuervos.

Un compañero de mi clase de *qigong*, al oír por casualidad sobre mi rara fascinación por los cuervos, tuvo la amabilidad de prestarme una copia de *Medicine Cards: The Discovery of Power through the Ways of Animals*. Al abrir la sección de Medicina del Cuervo, me enteré de que en muchas tradiciones de la sabiduría aborigen, el cuervo es el animal totémico o la «medicina», que «conoce los misterios inescrutables de la creación», resguarda los textos sagrados y mantiene las leyes sagradas del ser. Como guardián del conocimiento de base lingüística que posee el Creador sobre la creación, tal como consta en los textos sagrados, el cuervo está dotado de la singular capacidad de modificar las reglas universales y «cambiar de forma», tanto a nivel personal como colectivo. En otras palabras, el talento innato del cuervo incluye saber cómo manifestar nuevas formas de vivir y de ser.

Poco después, cuando me sentí inclinado a leer un artículo de una revista (donde se mostraba la imagen de un cuervo) que trataba sobre la búsqueda de visión, en un momento de gran revelación me di cuenta de que ¡durante meses había estado recibiendo la visita de mi animal totémico! Al parecer, el cuervo estaba tratando de decirme, a través de sus repetidos graznidos, que mi llamado implicaba recordar que yo sabía algo importante acerca de la creación, los textos sagrados y la ley sagrada.

De manera humorística, cuando me paraba a concentrar *chi* en medio de mis cenizas, yo me visualizaba como un híbrido cuervo-fénix: un gran pájaro de color negro azabache envuelto en llamas de color índigo, abrazando el árbol con mis alas encendidas. De hecho, llegué a pintar una acuarela parecida a esto que describo.

El único problema fue que, si bien las imágenes del fénix eran muy claras, pasaron años antes de que yo fuera capaz de comprender el significado de la parte del cuervo en la figura. Pero finalmente, al llegar a desentrañar la verdadera naturaleza del ADN —que no encontrará en los textos de biología, pero en breve aprenderá más al respecto— mientras desarrollaba la Potenciación, llegué a comprender por qué el cuervo había venido a mí con tanta insistencia.

El ADN es el texto sagrado basado en el lenguaje, la ley sagrada de la creación que el cuervo resguarda y que hace cambiar de forma al invocar su potencial inherente a través de medios lingüísticos. En efecto, como lo he explicado en detalle en *Sanación consciente*, el método Regenetics puede muy bien ser un ejemplo, aplicado a la genética, de un tipo de habla sanadora ancestral referida en el Corán como el «Lenguaje de las Aves».

## El arte de permitir

Mientras tanto, en el solitario y terriblemente hermoso alto desierto del norte de Nuevo México, mi aprendizaje de los caminos del espíritu continuó en serio al acercarse el invierno. A mi parecer, la aparición de la Medicina del Cuervo durante mi búsqueda de visión no intencionada, por sí sola me proporcionó un aumento de energía de sanación que realmente necesitaba.

Sea como fuere, por primera vez vislumbré —aunque de manera breve e incipiente— una verdad fundamental que daría forma sustancial a todos los aspectos del método Regenetics: *el espíritu no es solo energía, como actualmente creen la mayoría de los occidentales, sino una forma de conciencia que subyace en todo ser.*

La verdadera sanación, a la que yo he llamado *wholing* pero que también podría describirse como *transformación*, por ser fundamentalmente de naturaleza espiritual, no puede alcanzarse sin la activación de una conciencia superior a través de medios energéticos de uno u otro tipo. Puesto que todo es una forma de energía consciente, incluyendo nuestros cuerpos, activarnos energenéticamente para elevar nuestra conciencia a menudo, si no siempre, resulta en mejoras en el plano físico.

La integración de esta conciencia superior, el tema de la Parte III, requiere del conocimiento y la aceptación del hecho de que *desde la perspectiva limitada de nuestros egos, en realidad no tenemos control sobre casi nada en nuestras vidas.*

Para llegar a esta importante verdad, a menudo digo que «da vida nos vive», con lo que me refiero a algo bastante diferente del viejo adagio *hippy* de simplemente «ir con la corriente». Ir con la corriente implica la ausencia de un propósito que guíe nuestra existencia, una disposición a dejar que las cosas simplemente sucedan y a aceptar lo que sea que ocurra con una expresión indiferente y una encogida de hombros.

De otro lado, cuando admitimos que *la vida nos vive*, seguimos siendo los que cabalgamos las corrientes de nuestro destino individual. Pero si se me permite valerme de un oxímoron: al abrazar nuestro verdadero propósito y nuestro potencial como seres que encarnan aspectos particulares del Gran Espíritu que se expresa a través de nosotros, asumimos un papel decididamente más activo en nuestra entrega y servicio personal a la voluntad divina.

En este punto, es importante remarcar que, a diferencia de gran parte de la espiritualidad oriental, de ninguna manera propongo que suprimamos, reprimamos o intentemos destruir nuestros egos. Alcanzar la sanación y la transformación no significa que instantáneamente nos disolvamos de vuelta en la sopa primordial de la Fuente, donde perdemos por completo todo sentido de individualidad. Por el contrario, un *wholing* genuino implica una voluntad de evolucionar la percepción de nuestra identidad, desde un ser atascado en la separación y la fragmentación, hacia una identidad arraigada en el Ser, a partir del cual fluyen todas las cosas de índole aparentemente individual.

Ken Carey describe elocuentemente la relación entre el espíritu y el ego: «Pues si tu ego es un reflejo del espíritu, entonces, incluso en su esencia: tu ego es espíritu». En un estado saludable, «tanto el espíritu como el ego desempeñan sus respectivas funciones igualmente centrados en Dios».

Durante el proceso de sanación, a medida que aumenta la conciencia, Carey explica:

> [T]u sentido de identidad florece hacia una percepción acertada de quién eres. Esta percepción transformada incluye tu viejo sentido de ser uno entre muchos, pero también incluye una percepción [...] fundamentada en la singularidad del Ser Eterno desde el cual se manifiesta toda individualidad.

Al no tener dicha percepción, usted permanece como «una posibilidad latente, un producto programado por la cultura humana. No es verdaderamente usted mismo».

El proceso del despertar, el «cambio» en la conciencia, que es fundamental para una sanación y transformación genuinas, puede visualizarse como un movimiento evolutivo desde la «conciencia de víctima», en la que nos vemos como separados del mundo, hacia la «Conciencia de Unidad» en la que nos damos cuenta de que no solo somos parte del mundo, sino que *somos* el mundo.

La rendición desde nuestro ego a esta completa metamorfosis personal, la cual en todos los casos está guiada por nuestro Ser Superior, no es algo opcional. Más bien, *la rendición es el primer e importantísimo paso en nuestro continuo viaje hacia la realización de nuestro potencial intrínseco.*

Para ser absolutamente claro, al usar el término *rendición*, no quiero decir que tengamos que mantener una actitud indiferente con respecto al a veces frustrante y en ocasiones desconcertante acontecer de nuestras vidas, sino que a medida que hacemos evolucionar nuestra perspectiva y se eleva nuestra conciencia, empezamos a apreciar el rendirnos a la guía espiritual de nuestro Ser Superior como un medio viable para alcanzar un fin, la única estrategia factible para obtener la sanación, alcanzar la plenitud y convertirnos en los seres completos que fuimos destinados a ser.

La razón por la que Leigh y yo aconsejamos a los clientes del método Regenetics escuchar a su intuición y usar su imaginación a la hora de tomar decisiones es que *el espíritu siempre nos habla a través del corazón. Todo lo que venga de la cabeza es probablemente el ego incontrolado que por lo general solo sirve para desviarnos de nuestro propósito.*

No es que lleguemos a entregar completamente el ego. A medida que avanzamos en nuestro camino hacia una maestría personal consciente, el ego sigue desempeñando un papel valioso, especialmente en ayudarnos a proteger y cuidar de nuestro cuerpo físico, de modo que podamos alcanzar nuestro propósito espiritual. Pero habiendo despertado a nuestra verdadera naturaleza divina al asumir la conciencia de unidad, el ego ya no es quien va delante mostrando el camino; en vez de ser nuestro guía, el ego es ahora un seguidor —y es así como debe ser.

El *qigong*, que está relacionado con el taoísmo, fue un gran maestro en lo que me gusta llamar «el arte de permitir», cuyo término taoísta en chino, *wu wei*, se puede traducir como «hacer sin hacer nada». En lugar de la acción mentalmente dirigida, considerada artificial, la filosofía del *wu wei*, que se encuentra en el corazón del taoísmo y del *qigong*, incita a la acción intuitiva o natural.

Como ejemplo práctico, el *hacer nada* al permanecer inmóvil abrazando el árbol resulta en *hacer algo* definitivamente vitalizador, al concentrar enormes cantidades de bioenergía que puede ser usada para la sanación, la creatividad, el sexo y muchas otras actividades.

Desde una perspectiva más filosófica, el *wu wei* puede entenderse como una práctica en que su ego (usted) aprende a quitarse del «camino» de su espíritu de modo que el «hágase tu voluntad» y los milagros de la sanación y la transformación personales puedan ocurrir.

Como americano con una formación académica convencional, la idea de que el acto de permitir implicara algo de arte me resultó al principio tan extraña como las palabras «*wu wei*». A pesar de que me consideraba un «librepensador», no tardé en descubrir que estaba mucho más condicionado culturalmente según los estilos del ego, el individualismo, el materialismo y el tener que «hacer que las cosas sucedan», de lo que estaba dispuesto a admitir.

Increíblemente, a pesar de ser algo cuyo principal requisito era no hacer nada, el *wu wei* fue la cosa más difícil que jamás había (no) hecho. Estuve muy cerca de tirar la toalla y cortar el árbol en vez de abrazarlo cada día.

Tras haber facilitado el método Regenetics durante años y haber trabajado con muchos clientes occidentalizados, sé que de ningún modo soy el único con una tendencia culturalmente arraigada a dudar del poder de la energía espiritual y a resistirse a permitir que las cosas se manifiesten de manera natural.

No es raro que algunos clientes, tras recibir la Potenciación, nos envíen correos electrónicos como el siguiente:

Cliente: *Simplemente no sé si estoy teniendo algún progreso. Me estoy esforzando tanto.*

Nosotros: *Lamentamos oír eso. ¿Por qué razón en particular siente que no está progresando?*

Cliente: *Pues, es que me siento desmadejado todo el tiempo. Sé que me estoy desintoxicando. Nuestra última conversación realmente me ayudó a entender esa parte del proceso. Pero es que es algo tan incómodo.*

Nosotros: *Sin duda puede ser difícil. Si no le importa que le preguntemos, ¿está haciendo otras cosas además del Regenetics para recuperarse?*

Cliente: *Ah, sí. Un montón de cosas.*

Nosotros: *¿Como cuáles?*

Cliente: *Bueno, tomo baños iónicos de pies para expulsar las toxinas tres veces por semana. También recibo drenajes linfáticos periódicos y uso un* zapper *varias horas al día para los parásitos. Tomo muchos suplementos nutricionales y productos homeopáticos. Y acabo de empezar una serie de hidroterapias de colon y una dieta para limpieza de colon…*

Nosotros: *Espere, ¿está usted haciendo todo eso, además de recién haber recibido su Potenciación hace unos meses?*

Cliente: *Sí, ¿cuál es el problema?*

Nosotros: *¿No leyó en nuestros materiales acerca de proceder con cuidado con otros métodos, ya que la Potenciación puede ser una poderosa activación?*

Cliente: *Claro. Solo que yo pensé que… usted sabe… como el Regenetics solamente involucra energía, yo tenía que hacer que las cosas pasen. ¿Cree que me estoy forzando demasiado?*

Afortunadamente, yo tuve un excelente maestro de *qigong* que me ayudó a integrar en mi vida «el arte de permitir», puesto que él era un ejemplo viviente de su poder para fortalecer el cuerpo.

De ser un hombre joven en su lecho de muerte, crónicamente fatigado y demacrado, se había transformado, a través de su práctica individual del *qigong* y el *wu wei*, en un artista marcial robusto y físicamente imponente que se veía como el patrón de una salud física radiante.

Estoy eternamente agradecido a mi maestro, una persona generosa y prodigiosa a quien atribuyo el haberme ayudado a recuperarme desde uno de los puntos más bajos de mi noche oscura del alma. Pero como yo era alguien que sufría agudamente de fatiga crónica, observé dos comportamientos poco notorios de su parte que me hicieron cuestionar si realmente había curado su enfermedad o simplemente la había hecho perder intensidad al reunir vastas reservas de *chi* a través de la práctica continua del *qigong*. La dependencia que mi maestro tenía del *qigong* era en sí una posible señal de que no todo estaba totalmente bien en él. Según él mismo reconoció, si dejaba de abrazar el árbol por más de un día o dos, empezaba a sentirse «fatal».

Pero algo aún más revelador de que su salud probablemente seguía profundamente afectada era que él se sentía obligado a mantener una dieta muy estricta, casi tan severa como la mía que excluía casi por completo los azúcares y almidones, los cuales él admitió que aún no toleraba bien.

En retrospectiva, las implacables intolerancias alimentarias de mi maestro, a pesar de años de práctica del *qigong* y un estilo de vida ascético, eran como una «señal de alarma» que sugería que él seguía dañado genéticamente —muy probablemente por vacunas.

Más adelante, cuando llegué a saber que las vacunas, al programar negativamente el ADN, intervienen en la generación de autoinmunidad, y por lo tanto de muchas alergias, empecé a preguntarme si no sería posible «reprogramar» el ADN dañado para que vuelva a su estado de funcionamiento saludable. Me pregunté si este tipo de restauración podría ser capaz de deshacer sensibilidades y otros síntomas experimentados por las personas que sufren de enfermedades autoinmunes como el síndrome de fatiga crónica, la fibromialgia, la sensibilidad química múltiple (SQM) y otros diagnósticos esencialmente vacíos.

Aunque disfrutaba del *qigong* y nunca me había resistido al trabajo duro, me pregunté si existiría una forma aún más pura de *wu wei*, un método aún más eficaz de practicar «el arte de permitir», que pusiera en mis manos —y quizá en las de otros— el poder de sanar a un nivel más profundo y dejar atrás la meditación y la práctica diaria en favor de estar totalmente presente en el mundo de lo cotidiano.

Esta línea de cuestionamiento «pasivamente con propósito», que surgió gracias al *wu wei*, fue la que me guió infaliblemente durante el desarrollo de la Potenciación.

## El permitir mi arte

Pero todavía tenía años por delante y mucho que aprender antes de que la Potenciación apareciera, y yo me sintiese lo suficientemente sano como para dejar el *qigong* y dedicar mi renovada energía a las actividades que estuviesen más directamente alineadas con mi llamado.

Mientras tanto, en aquel invierno en el alto desierto, cuando la nieve cubría las montañas Sangre de Cristo y yo pasaba cada vez más tiempo en casa, enfocado en mi interior, una tercera etapa de preparación en mi renacimiento bioespiritual comenzaba.

Habiendo experimentado mi propia «búsqueda de visión» acompañado de un solitario curso intensivo en «el arte de permitir», un día, por primera vez en mi carrera como escritor de ficción, un personaje que parecía tan real como yo, se me presentó. Si bien esto ha de tener perfecto sentido para mis colegas escritores y artistas, el fenómeno de encontrarse con un personaje completamente real en la imaginación, como quien se encuentra con alguien interesante en un bar, puede sonar algo extraño para algunos lectores.

Tal vez recordando algunas de las figuras inolvidables que han aparecido en sus sueños, usted pueda entender cómo esto podría ocurrir estando despierto. Se llamaba Luke Soloman. Medía como un metro ochenta y era bien parecido, al estilo de Hollywood, excepto por una nariz ligeramente grande; tenía el cabello rubio arenoso y ojos traviesos con tonos que parecían alternar entre verdes y azules. Llevaba una camiseta roja, vaqueros descoloridos y traía un bolso de cuero de búfalo colgado despreocupadamente sobre un hombro. Luego de ingresar a la habitación donde yo estaba sentado frente a mi computadora contemplando la nieve, lo primero que hizo, incluso antes de presentarse, fue preguntar: «¿Tienes un cigarrillo?».

Yo no tenía un cigarrillo porque no fumaba —ni podía fumar—. La pregunta, que parecía insensible, me disgustó. De hecho, *él* me disgustó. Yo me encontraba tratando de superar una enfermedad mortal, por el amor de Dios, y este personaje sarcástico y desparpajado entra en mi santuario libre de alérgenos queriendo encender su cigarrillo. Pero no solo eso, ¡el tipo quería que yo escriba, palabra por palabra, la historia de *su* vida imaginaria!

«¿Qué estás esperando?» preguntó, dejándose caer sobre el puf en la esquina. «Comienza a escribir. Esto es importante».

Tal vez fue porque desde que me mudé al sudoeste mi vida ya rayaba en el surrealismo, o tal vez porque estaba aburrido, pero empecé a tomar dictado de este personaje que acababa de conocer. Y así empezó *Beginner's Luke*, de la única manera que podría ser, de manera ilógica e improbable, con estos dos párrafos cargados de filosofía:

> Todo comenzó con un fuego misterioso en mi vientre, un deseo ardiente de ir a todas partes, conocer a todo el mundo, ver y hacer de todo. Se inició con una decisión de vida o muerte de retirar «la aguja de la falsa seguridad» de mi brazo, virar lejos de la «medusa de la rutina», abrir el «velo de las garantías falsas» y llegar a ese lugar vital donde, sin importar la pregunta, lo único que había que decir era *sí*.
>
> Se inició con «la sabiduría de la insensatez», un compromiso de permanecer flexible, receptivo y en proceso; parte de «la membrana de las cosas» mientras emprendía el camino por aquella «Ruta 66» espiritual, el «sendero de la experiencia», decidido a seguirlo hasta el final. Se inició cuando este, su servidor, dejó espontáneamente de ser él mismo y se convirtió en alguien más, asumiendo en un abrir y cerrar de ojos el papel de un vagabundo, de una piedra rodante, de un impredecible marinero solitario y visionario en la «alta mar de la probabilidad y la posibilidad».

Después de relatar esta anécdota literaria, permítame aclarar que yo no estaba «canalizando» nada que no sea un aspecto previamente sumergido de mi propia conciencia. Esto debe resultar obvio debido a la jocosa semejanza entre los nombres Sol Luckman y Luke Soloman, que en realidad son imágenes reflejas, hélices giratorios de mi propia psique complicada: seria y a la vez ridícula, respetuosa y a la vez irreverente, profunda y a la vez absurda.

Canalizar es un término y un concepto demasiado usado, especialmente entre los de la Nueva Era, para muchos de los cuales si un mensaje no ha sido «canalizado» desde el Arcángel Tal o el Galáctico Cual, no es válido. Pero se debe hacer la pregunta, sobre todo para aquellos que propugnan una cosmología (como lo hago yo) donde en definitiva todo se reduce a un solo Ser, un Creador que busca experimentarse a sí mismo a través de la ilusión de la multiplicidad: *¿Cómo podría ser posible canalizar algo que no sea un aspecto de nosotros mismos?*

Pensar y actuar de otra manera es, en el mejor de los casos, no hallarse en la conciencia de unidad o, en el peor de los casos, adoptar una actitud irresponsable que nos permite decir cualquier cosa que queramos y atribuirla a la «autoridad superior» de alguna fuente exterior.

Pero lo exterior no existe. Como le gusta decir a Larry Seyer, galardonado músico y estudiante perseverante de *Un curso de milagros*: «Solo hay uno de nosotros aquí».

De lejos, la postura más saludable con respecto a las llamadas «transmisiones canalizadas» admite el hecho de que, básicamente, siempre nos estamos hablando a nosotros mismos. Incluso nuestro Ser Superior puede concebirse como parte de lo que llamamos nuestra identidad individual —y una parte integral además—. Para nada estoy insinuando que no pueda llegarnos información útil o interesante a través de la canalización. Por el contrario, gran parte del material inspirado e inspirador de la Biblia y otros textos sagrados se podrían considerar canalizados.

Tal como lo planteo en el capítulo 7, a pesar de mi extensa investigación preliminar, en última instancia, los códigos de sonido y de luz utilizados en la Potenciación fueron derivados intuitivamente a través de procesos no racionales que más bien podrían describirse como místicos. En el caso de Luke Soloman, sus «transmisiones», que al final llegaron a sumar mil cien páginas y seis volúmenes, constituyen una porción importante del trabajo de toda la vida de Sol Luckman. Esto puede no ser de inmediato evidente para los lectores que interpretan la aventura imaginaria de Luke meramente como un absurdo divertimento.

Si bien es divertido, lo cierto es que Luke también es un maestro profundo del rol que desempeña la conciencia (en particular, la imaginación) en crear y recrear nuestra realidad. Bromas aparte, el mensaje de Luke es que resulta fundamental que aprendamos a vivir de manera consciente en nuestra imaginación —pues solo de esta manera podemos reinventarnos a nosotros mismos y reinventar nuestro mundo.

Luke me enseñó, en términos nada inciertos, que para poder cobrar vida en nuestra imaginación y así despertar hacia nuestra identidad y propósito espiritual más elevados, *debemos estar dispuestos a dejar atrás la vieja realidad y sus tradicionales limitaciones.*

En sus propias palabras (antes citadas) nuestro despertar hacia la posibilidad de una sanación y transformación radical comienza «con una decisión de vida o muerte de retirar "la aguja de falsa seguridad" de [nuestros brazos], virar lejos de la "medusa de la rutina", abril el "velo de las garantías falsas" y llegar a ese lugar vital donde, sin importar la pregunta, lo único que hay que decir es *sí*».

A menudo de buena gana, aunque a veces a regañadientes, durante los siguientes cinco años fui escuchando cada vez más lo que Luke me venía a decir y tomando nota de sus narraciones que hacían reír y llorar en voz alta, de una manera que, por extraño que parezca, por lo general no se sentía mucho como una composición, sino como una transcripción.

Y fue así que mucho antes de la Potenciación, aunque de una manera novelesca que me sirvió como preparación, me introduje en la filosofía de que yo podría empezar una nueva vida en y a través de la conciencia: una vida donde la enfermedad fuese meramente un recuerdo y donde estuviese lo suficientemente sano como para imaginar y vivir mi propia aventura inspiradora. Y, oh sorpresa, lo hice.

El permitir que mi arte fluya a través de mí en la forma más pura posible fue propiciado en gran medida por «el arte de permitir». Sin un poco de maestría en este último, habría sido incapaz de mantenerme al margen de mi propio camino para permitir que Luke exprese su sabiduría y su típico ingenio mordaz.

Y al igual que el arte de permitir, el permitir mi arte, que a pesar de mi debilitada condición física a menudo me producía ataques de risa por las frases escandalosas que me veía escribiendo, me proporcionó su propio suministro palpable de energía sanadora.

## Despejando el camino

Al llegar el siguiente mes de mayo, tras aceptar un puesto docente en un internado, le dije adiós al alto desierto, ya poblado de innumerables ásteres de color amarillo y azul lavanda, y partí de regreso al este para prepararme para el primer semestre.

Asombrosamente, después de pasar un año haciendo mi búsqueda de visión, abrazando el árbol y escribiendo casi a diario, mi cuerpo estaba lo suficientemente fuerte como para asumir un puesto difícil, en el que haría mucho más que solamente enseñar inglés. También iba a emplear bastante tiempo y energía guiando grupos de estudiantes de secundaria a través de los bosques y montes Apalaches con una pesada mochila a la espalda.

En el fondo, sin embargo, yo sabía que mi salud seguía siendo problemática. Además de la fatiga residual y de molestos síntomas como dolores de cabeza y espasmos musculares, todavía sufría de perturbadoras alergias alimentarias y sensibilidad a sustancias químicas. Mientras continuaba con mi práctica de *qigong*, empecé a visitar a un terapeuta que usaba un dispositivo de detección electrodérmica para diagnosticar y tratar las alergias —pero con pocos resultados—. Además, empecé a recibir quelación intravenosa periódicamente para expulsar los metales pesados de mi organismo —también fue dinero gastado inútilmente.

Al año siguiente, con mi salud relativamente igual, acepté otro puesto docente en una escuela internacional. De la nada, a la mitad del año escolar, tuve abscesos dentales que aparecieron uno tras otro y que requirieron antibióticos y luego endodoncias. El impacto sobre mi frágil organismo fue rápido y severo. En cuestión de semanas, mis viejos problemas con la Candida regresaron con fuerza, al igual que mi debilitante fatiga. Al mismo tiempo, mis alergias, que habían sido manejables, se volvieron tan intensas que ya no podía sazonar mi carne ni mis verduras puesto que simples especias me producían reacciones atroces.

La agonía existencial de haber rodado cuesta abajo, cual roca de Sísifo, hasta la parte más baja de la montaña era casi imposible de soportar. Luego de haber estado tan cerca de llegar a la cumbre y tomar vuelo, revolcarme en mis propias cenizas otra vez estuvo a punto de llevarme a la desesperación. Ni siquiera la práctica diaria del *qigong* podía inclinar la balanza a estas alturas, cuando, más claro que nunca antes, me encontré cara a cara con mi propia mortalidad.

Afortunadamente, la pesadilla de mi recaída fue de corta duración y, como sucedió anteriormente, el colapso no tardó en dar paso al avance. Logré sobrevivir —literalmente— los dos meses restantes del año escolar, al final del cual renuncié por razones médicas y regresé a casa, casi sin rumbo y con menos esperanza, cual soldado herido en combate.

Y, sin embargo, fue precisamente en esta coyuntura que descubrí el extraordinario mundo de la supresión de alergias a través de la técnica de eliminación de alergias de Devi Nambudripad (técnica conocida como NAET, por sus siglas en inglés). La NAET emplea una forma de prueba muscular denominada *quinesiología aplicada*, para determinar y (juntamente con una especie de *acupresión*) tratar varios tipos de alergias que con frecuencia están asociadas con enfermedades crónicas.

Para todo lo que prometía, la NAET dejó algo que desear. Aun así, noté una leve mejoría en mis respuestas alérgicas, lo que me llevó a probar una terapia similar llamada BioSET, desarrollada por una de las alumnas de la Dra. Nambudripad. La BioSET es una ampliación de la NAET, pues el tratamiento no solamente es contra los alérgenos, sino a la vez incluye los factores tóxicos subyacentes, tales como los metales pesados. Si bien en un principio me proporcionó algo de alivio adicional con respecto a los síntomas, la BioSET tampoco logró desatar el nudo gordiano de mi misteriosa enfermedad crónica.

Sin embargo, la técnica de eliminación de alergias —un método basado en la energía, que se describe en el capítulo siguiente— propició las mejoras de salud más sustanciales que había tenido desde que aprendí el *qigong*. En efecto, en lo que respecta a reducir (y quizá eliminar) mis sensibilidades, la técnica de eliminación de alergias fue hasta más eficaz que el *qigong*. Me entusiasmé tanto con las posibilidades de la eliminación de alergias, que acosé a mi especialista en BioSET para entrenarme en su propia versión de la técnica de eliminación de alergias que ella estaba desarrollando —después de lo cual pasé un año trabajando con ella.

Es así como se inició para mí un nuevo y poderoso periodo de aprendizaje para entender y utilizar la energía espiritual, lo cual allanó el camino para la Potenciación y el método Regenetics, tanto energéticamente como a través de una serie de descubrimientos trascendentales acerca de la verdadera naturaleza de la sanación y la transformación.

# CAPÍTULO 3

## Espíritus en el mundo material

La tendencia a ver el cuerpo humano como una máquina, compuesto de materia y regulado bioquímicamente, se ha extendido cada vez más desde la aparición del pensamiento cartesiano en el siglo XVII. Pero esta visión materialista va en contra de las llamadas formas primitivas de comprender nuestros cuerpos físicos y los reinos de la materia en general, como meros epifenómenos bioespirituales creados y sostenidos por energía espiritual.

Afortunadamente, en las últimas décadas más y más pensadores se han desilusionado frente a las limitaciones y peligros del pensamiento materialista. Guiados por el conocimiento interior de que una mentalidad tan restrictiva, carente de sentido y de propósito, solo sirve para oscurecer la verdad esencial de que los humanos somos, como dice Sting, «Espíritus en el mundo material», muchos individuos y grupos han contribuido a un verdadero renacimiento de la visión que tenemos de nosotros mismos y de nuestro entorno. Este renacimiento ha impactado (y en muchos casos revolucionado) numerosos campos de estudio —a menudo poniendo de relieve, a través de las obras de pioneros de la sabiduría ancestral, que *detrás de todo lo que percibimos existe un patrón de energía consciente.*

Tal revelación es la base para que la psicología se enfoque en la conciencia de unidad, para que la física mantenga su persistente obsesión por una teoría unificada, y para que la biología comprenda que el ADN constituye un campo «morfogenético» de información que enlaza a la especie humana de una manera muy parecida a internet.

La nueva y fascinante ciencia de la bioholografía cuántica acepta como premisa central que los seres humanos somos, en esencia, hologramas compuestos por frecuencias de energía que se intersecan, dirigidas por el ADN, el cual a la vez hace de transductor.

Esta línea de pensamiento, respaldada por teoría y evidencia contundentes, ha llevado al médico Richard Gerber, autor de *Vibrational Medicine* (*La curación vibracional*) a declarar sin rodeos que los seres humanos somos «luz cristalizada o precipitada».

La bioholografía cuántica está relacionada con la disciplina emergente de la genética de ondas, una ciencia de vanguardia —de la cual el método Regenetics es una aplicación basada en el potencial del ser humano— que emplea lo que se ha denominado «energía de torsión». Esta energía es generada por el sonido y la luz para estimular el potencial autosanador en el ADN.

Esta ciencia, al igual que el modelo del Regenetics, reconoce que en nuestro patrón bioenergético —al cual podemos acceder al estimular el ADN a través de mecanismos lingüísticos, según describo en el siguiente capítulo— radica la clave para una sanación permanente y una transformación radical.

Pero antes de examinar este patrón bioenergético, debemos primero adquirir cierta comprensión de la naturaleza de la bioenergía.

## Penetrando más a fondo

La técnica de eliminación de alergias —cuya primera versión: la NAET (de Nambudripad) sigue siendo la más conocida— proviene del descubrimiento homeopático de que las marcas bioenergéticas pueden ser grabadas en diminutas ampollas de vidrio usando un dispositivo de electroacupuntura. Por ejemplo, la frecuencia correspondiente a un alérgeno como el azúcar puede guardarse de manera permanente en una ampolla que contenga agua pura y una gota de alcohol. La respuesta del sistema inmunitario ante el frasquito es prácticamente idéntica a la reacción ante el alérgeno real.

Aunque sus causas permanecen inexplicadas, la NAET define las alergias como sensibilidades ante sustancias químicas, medioambientales o nutricionales que causan estragos en el sistema inmunitario, y contribuyen a una variedad de padecimientos crónicos. Sin embargo, dado el papel que tienen factores como las vacunas en la aparición de muchas sensibilidades, una definición más precisa de las alergias las considera como el posible *producto de* problemas autoinmunes inducidos genéticamente —y no a la inversa.

Otra área difusa en la teoría en la que se basan la mayoría de las técnicas de eliminación de alergias tiene que ver con la naturaleza de la bioenergía, la cual aparece como un concepto nebuloso. Espero esclarecer más el concepto de la bioenergía un poco más adelante.

El hecho de que miles de doctores alternativos utilicen la NAET da testimonio de su capacidad de producir resultados tangibles. Esta consiste en hacer que el paciente sostenga una ampolla que contiene la marca energética del alérgeno mientras el especialista realiza acupresión a lo largo de su columna vertebral con el fin de iniciar una «limpieza» por medio del sistema nervioso y el sistema de meridianos de la medicina oriental.

La idea básica, similar a la de la acupuntura, es eliminar los «bloqueos» que impiden que la bioenergía (como quiera que se la defina) fluya libremente a través del cuerpo. En teoría, las limpiezas reprograman el sistema inmunitario para que este acepte sustancias que anteriormente eran rechazadas como alérgenos.

La BioSET mejoró la metodología algo simplista de la NAET al reconocer que, si es posible «limpiar» a una persona usando una ampolla por vez, debería ser posible hacerlo usando varias ampollas al mismo tiempo.

Se pueden eliminar las alergias al azúcar juntamente con el *Candida albicans* —el cual puede alimentarse de azúcar— y además añadir ampollas que representen el sistema pancreático, ya que la insulina y el azúcar se relacionan entre sí. Hipotéticamente, se pueden hacer limpiezas incluso de metales pesados, virus y otros patógenos que podrían estar entorpeciendo el funcionamiento pancreático.

A fin de evitar tener que trabajar con docenas de molestos frasquitos difíciles de sostener por el paciente y que pueden llegar a perderse, se han desarrollado programas y equipos computarizados para automatizar varios de los procesos de la técnica de eliminación de alergias.

Me sentí bastante alentado por este enfoque, especialmente después de que algunas de mis alergias comenzaron a disminuir. Me sometí con mucho entusiasmo a los tratamientos para eliminación de alergias que recibí de mi mentora durante aproximadamente un año. En total, me hizo alrededor de setenta tratamientos. Sacando la cuenta: 70 veces la tarifa vigente de 75 dólares, recibí más de 5000 dólares en tratamientos. En términos económicos actuales, gasté cerca de diez mil dólares en la técnica de eliminación de alergias.

Desafortunadamente, después de un breve periodo de estabilidad, me encontré deslizándome cuesta abajo otra vez. Mi fatiga crónica poco a poco regresó; yo iba perdiendo muchos de los alimentos que había parcialmente recuperado y, lo más frustrante de todo, estaba experimentando una variedad de nuevos síntomas. Mi observación profesional como expracticante de la técnica de eliminación de alergias me llevó a pensar que mi experiencia de mejoría seguida de empeoramiento no era del todo infrecuente.

Si bien la NAET y sus derivados a veces pueden hacer maravillas, en aquellas personas con problemas inmunológicos serios, la exposición prolongada a la eliminación de alergias a veces parece debilitar el sistema inmunitario, irritar el sistema nervioso y sobrestimular el sistema suprarrenal. Sin lugar a dudas, este fue mi caso.

La razón de tales limitaciones es sencilla. Como se mencionó anteriormente, las técnicas tradicionales de eliminación de alergias trabajan a través del sistema nervioso y el sistema de meridianos. Pero para poder restablecer nuestro patrón bioenergético, que es donde se encuentran grabadas las distorsiones que producen las alergias, y hacer «borrón y cuenta nueva» para una sanación y transformación permanentes, tenemos que penetrar más a fondo. De hecho, tenemos que llegar hasta el regulador de todos los patrones energenéticos —tanto los disfuncionales como los saludables— que se manifiestan en nuestro patrón bioenergético: el ADN.

*Me di cuenta de que solo mediante una adecuada activación del ADN era posible restablecer la armonía y la coherencia sistémicas necesarias para un bienestar sostenido.* Llegué a la conclusión de que para estimular el mecanismo de autorreparación en la parte supuestamente inactiva del ADN, es necesario emplear ondas de energía de torsión de sonido y luz, las cuales pueden ser generadas lingüísticamente.

En los capítulos 6 y 7 me enfoco en este tema central para luego, en la Parte II, enseñarle cómo hacerlo usted mismo.

## Pruebas de campo

Poco después de que empecé a trabajar con una versión de la técnica de eliminación de alergias, cuatro acontecimientos críticos coincidieron para sentar los fundamentos teóricos de una comprensión más clara de la bioenergía —así como para el desarrollo de la Potenciación.

Para comenzar, el más importante es que conocí a quien sería mi compañera en la vida: Leigh. Ella me proporcionó un gran apoyo, tanto en el peregrinaje de sanación que venía haciendo, como en la intensiva investigación energenética que comenzó por aquella época. Por una casualidad maravillosa, la conocí en la sección «Cuidado de la salud y el cuerpo» de la tienda de alimentos naturales de nuestra localidad.

Más tarde, mientras nuestra relación crecía, Leigh vino a trabajar como asistente en la oficina de mi mentora. Su amplia experiencia en herbología, nutrición, homeopatía, esencias florales y medicina energética entraron rápida y frecuentemente en juego cuando empezamos a hacer «pruebas de campo» de nuestras ideas acerca del patrón bioenergético y el ADN.

Un segundo factor vinculado a mi participación en la técnica de eliminación de alergias, que ayudó a dar forma al Regenetics, fue una simple observación: El hecho mismo de que Leigh y yo estuviéramos usando la bioenergía para llevar a cabo limpiezas que por sí mismas eran capaces de reducir alergias y proporcionar otros beneficios palpables era la mejor prueba de que la bioenergía podía tener un impacto medible en el complejo cuerpo-mente-espíritu y su funcionamiento.

A los «expertos» médicos que descartan categóricamente los cientos de miles de historias exitosas asociadas con las terapias energéticas por considerarlos simples ejemplos del «efecto placebo», se les ha refutado argumentando que lo mismo se puede decir de los efectos curativos de muchos productos farmacéuticos y hasta de procedimientos quirúrgicos. Esto lo han dicho elocuente y enfáticamente varios médicos e investigadores, entre ellos el respetado cardiólogo y autor Larry Dossey.

De hecho, en vez de ser una aberración menospreciada o ignorada, el efecto placebo continúa siendo una invitación abierta a explorar la capacidad extraordinaria de la conciencia para producir cambios en la realidad física —y en muchos casos reemplaza una «sentencia de muerte» médica por un estado de salud radiante.

Nunca era más evidente que la bioenergía afecta profundamente el cuerpo que cuando una sesión de eliminación de alergias provocaba instantáneamente una profunda desintoxicación o «crisis de sanación» en los receptores. Este fenómeno a veces sorprendente, que Leigh y yo con frecuencia observamos y experimentamos personalmente, avivó nuestro deseo de encontrar una manera más integrada para tratar las distorsiones en el patrón bioenergético y promover la purificación y la sanación.

En tercer lugar, es importante destacar que nosotros estábamos empleando un tipo de prueba muscular conocida como quinesiología (o quinesiología aplicada) para determinar alergias, sensibilidades, factores tóxicos subyacentes, elementos patógenos y traumas emocionales. Estos «bloqueos» eran luego limpiados energéticamente —algunas veces con bastante éxito, y otras veces con menos— mediante la técnica de eliminación de alergias.

En 1964, el quiropráctico estadounidense George Goodheart observó por primera vez que un músculo débil podía tratarse mediante métodos no físicos y mejorar su fuerza considerablemente. Desde entonces, la quinesiología se ha vuelto la forma predominante de evaluación energética utilizada por quiroprácticos y otros profesionales del cuidado de la salud en todo el mundo.

Existen cientos de ramas de la quinesiología; Leigh y yo experimentamos con muchas de ellas durante más de un año en que realizamos exhaustivas «pruebas de campo», tanto entre nosotros como con nuestros clientes, a fin de «mapear» el patrón bioenergético humano.

Nuestra metodología consistió en un gran número de chequeos y cotejos de información, así como formas intuitivas y experimentales de reunir conocimiento. Exponerla adecuadamente excedería los parámetros de este libro.

Si bien la prueba muscular resultó fundamental para establecer el marco conceptual a partir del cual surgió el método Regenetics, *para aprender y llevar a cabo este trabajo hoy no se requiere de ningún conocimiento previo o experiencia en quinesiología*. En el contexto de la Potenciación, el único uso de la quinesiología tiene lugar *después* de la sesión misma, cuando la prueba muscular se utiliza para:

1) verificar que la sesión haya sido exitosa, y

2) determinar el Grupo Electromagnético del receptor, o familia bioenergética, y su correspondiente Cuadro Esquemático (figs. 15, 16 y 17).

Estas dos aplicaciones se exponen en la Parte III, en la cual incluyo una técnica simple pero efectiva de prueba muscular que se puede aprender y dominar en menos de cinco minutos (fig. 14).

En cuarto lugar, y por último, muchas de las ideas que Leigh y yo pusimos a prueba surgieron de mi extensa lectura. La selección de mis materiales de lectura a menudo era guiada por mis facultades intuitivas que se habían afinado durante mi iniciación en el alto desierto, mientras que mi capacidad para sintetizar gran cantidad de información se había desarrollado en la escuela de posgrado.

Me sentí nuevamente como un estudiante al verme devorando un libro casi cada dos días. Pero en vez de literatura y teoría literaria, lo que ahora tenía al frente eran textos de biología molecular, bioquímica, genética, física cuántica, sanación energética y metafísica. De todo este cerro de materiales, muchos de los cuales llegué a incluir en *Sanación consciente*, surgieron numerosas preguntas que en aquel entonces, al igual que ahora, consideré esenciales para entender lo que son la salud y el bienestar verdaderos.

Las siguientes fueron las seis preguntas principales a las que Leigh y yo buscamos respuesta a través de la quinesiología y otras formas de conocimiento:

1. *¿Cuál es la naturaleza de la bioenergía?*

2. *¿Cómo sería un mapa de nuestro patrón bioenergético?*

3. *¿Qué es el ADN?*

4. *¿Existe relación entre el patrón bioenergético y el ADN?*

5. *¿Qué papel, si alguno, juega el ADN como intermediario entre nuestro patrón bioenergético y nuestra estructura biológica?*

6. *¿Cómo podría ser posible activar el ADN a fin de corregir las distorsiones en el patrón bioenergético y así promover la sanación y la transformación?*

En lo que queda de este capítulo y en el resto de la Parte I, intento proporcionar enfoques que resulten útiles con respecto a estas preguntas de gran alcance, de manera que los lectores con escasa o nula formación científica puedan captarlos fácilmente.

## Bioenergía = Energía de torsión = Conciencia

En 1913, el Dr. Eli Cartan, al observar una forma de energía aparentemente novedosa que se desplazaba en forma de espiral a través del tejido del tiempo y el espacio, acuñó el término «torsión» para caracterizarla.

La primera vez que encontré este término fue en el 2002 y, después de haberlo rechazado en un principio, al poco tiempo empecé a encontrármelo con frecuencia en temas relacionados con la conciencia y el ADN. Sobra decir que, dada la naturaleza de las pruebas de campo que Leigh y yo hacíamos, fue algo que despertó mi interés.

Aprendí que la energía de torsión era distinta tanto de la gravedad como de la energía electromagnética, así como también de las fuerzas atómicas fuertes y débiles. En otras palabras, según la física newtoniana tradicional, la energía de torsión no debería existir. Pero evidentemente existía, y muchas personas con títulos elegantes habían creado muchos nombres elegantes para ella —tales como «energía del punto cero» y «energía subespacial»—. A estos términos, fui capaz de añadir otros tantos menos científicos: bioenergía, fuerza vital, *chi*, *prana* y *kundalini*.

Podría decirse que el mejor nombre para la energía de torsión era uno de los más antiguos: éter o *aether* (de la raíz que significa quemar o brillar), el término que los antiguos griegos usaban para describir este campo omnipresente de la energía de fondo. La razón por la cual *aether* podría ser el término más apropiado para la energía de torsión es que, etimológicamente, este expresa la idea importante de que nos referimos a la energía hiperdimensional cuya manifestación más evidente es la luz.

Desafortunadamente, a pesar de que Albert Einstein admitió que era esencial para explicar el campo unificado, el éter ha sido injustamente criticado en la comunidad científica por largo tiempo. Al menos en parte, esto se debe a que su existencia es difícil de demostrar utilizando la instrumentación científica diseñada para medir formas de energía más toscas que encajan perfectamente en la física newtoniana.

Sin embargo, científicos rusos, que en muchos aspectos están muy por delante de sus homólogos occidentales, han medido el éter y han desarrollado numerosas aplicaciones prácticas —especialmente en el campo de la sanación— para aquello que ellos llaman energía de torsión.

Para hablar claramente sobre la negativa de la ciencia occidental a aceptar el éter: *es difícil encontrar algo que categóricamente nos rehusamos a buscar.* Durante el último siglo, la ciencia tradicional ha mantenido una creencia miope y tenaz en la primacía de lo material sobre lo espiritual. Sencillamente ha hecho desaparecer de su léxico el concepto de éter, pese a las numerosas y recurrentes pruebas que desacreditan teorías y respaldan la existencia de esta importante forma de energía; pruebas que datan por lo menos del siglo XIX.

Cuando pienso en la tendencia de la ciencia occidental a ignorar la realidad en favor de la teoría, me acuerdo de un cartel que tenía mi consejera académica de la escuela secundaria en la pared de su oficina: la imagen de una persona retorciéndose para cubrirse los ojos y taparse los oídos, y una inscripción que decía: «¡No me confundas con los hechos!».

Joachim-Ernst Berendt compara a la ciencia convencional con un «fetiche» que constriñe a muchos que podrían llegar a ser científicos de mente abierta a venerar a los gnomos absurdos del concepto y la creencia, y en *The World Is Sound* explica:

> [Debido a que] en las ciencias predominantes el análisis es más importante que la síntesis, los científicos tienden a […] pensar estrecha y rígidamente en vez de amplia y flexiblemente. Por consiguiente, [...] la mayoría de los científicos todavía se aferran obstinadamente a la lógica aristotélica y sus cadenas de causalidades lineales. Como resultado de esta rigidez, los científicos aceptan los descubrimientos que hayan sido producto de su propia metodología a los pocos años o incluso meses de su publicación, pero no toman en cuenta todos aquellos descubrimientos que representen algún peligro para sus métodos tradicionales, aunque haya pasado medio siglo desde que fueron hechos.

Con relación al tema en cuestión, la sanación, Berendt señala que «el fracaso de la metodología convencional de la ciencia es especialmente evidente en el campo de la medicina». La medicina de hoy «todavía ve a su "objeto": el hombre, como si este fuese una "máquina" o una planta química», y «no parece ser capaz de entender que sigue orientada hacia una visión física del mundo cuya concepción fundamental está obsoleta».

Berendt está lejos de ser el único que piensa así. Según Sir James Jeans, pionero de la física: «La corriente del conocimiento se está orientando hacia una realidad no mecánica; el universo comienza a parecer más un gran pensamiento que una gran máquina. La mente ya no parece ser una intrusa accidental en el reino de la materia [sino] creadora y gobernadora de [...] la materia».

El biólogo y autor Bruce Lipton describe la situación de esta manera: «A pesar de que la mecánica cuántica fue reconocida hace ochenta años como la mejor descripción científica de los mecanismos creadores de nuestro universo, la mayoría de los científicos se aferran rígidamente a la visión preponderante del mundo, orientada a la materia, simplemente porque esta "parece" encontrarle mayor sentido a nuestra existencia».

«Sin embargo —continúa el Dr. Lipton— las leyes cuánticas deben ser válidas para todos los niveles de la realidad. Ya no podemos seguir dándonos el lujo de ignorar este hecho. Debemos aprender que nuestras creencias, percepciones y actitudes acerca del mundo crean el mundo.»

Lipton señala que, recientemente, el físico R. C. Henry de la Universidad Johns Hopkins «sugirió que debemos "superar esto" y aceptar la indiscutible conclusión: "El universo es inmaterial —mental y espiritual"».

De manera similar, en palabras del mundialmente reconocido físico John Hagelin: «Si rascas debajo de la superficie hasta llegar a los niveles molecular, atómico y subatómico, descubrirás que estos mundos no son mundos materiales. Son mundos de inteligencia y, básicamente, mundos de conciencia».

Hay mucho más que podría escribirse sobre este tema. Pero lo que me gustaría destacar es la simple observación de que *la ciencia materialista tradicional, al igual que la medicina basada en lo físico, que tiene sus raíces en aquella, presentan solo una descripción hipotética de la realidad que, en esencia, está fundamentalmente equivocada.*

Soy consciente de que esto puede ser una píldora difícil de tragar para muchos científicos. Pero el hecho es que la ciencia y la medicina convencionales ignoran por completo la energía espiritual consciente que da origen al universo que habitamos. Así, la lógica detrás de nuestros modelos médicos y científicos actuales está gravemente equivocada, pues está basada en la falsa premisa de que la materia es lo único que importa. Si hemos de evolucionar más allá de esta visión distorsionada del mundo, hacia una percepción más holística, debemos ponernos en contra de tal erróneo razonamiento.

Sería beneficioso para todos nosotros el darnos cuenta de que en lugar de habitar un universo esencialmente material que puede ser medido, pesado, diseccionado y encasillado, vivimos en una realidad maleable que constantemente trasciende nuestras casillas de conceptos y creencias, pues son nuestros mismos conceptos y creencias los que determinan las condiciones de la realidad.

Hace varias décadas, el principio de incertidumbre de Heisenberg estableció que nuestras percepciones acerca de un evento automáticamente afectan su resultado. Esta afirmación teórica ha sido verificada a través de numerosos experimentos, y se ha demostrado que *la conciencia humana puede alterar la realidad física, y lo hace.*

Para que quede claro, no estoy en absoluto diciendo que el mundo material no exista. Más bien, lo que quiero decir es que aquello que pensamos que es el mundo real, es una creación holográfica de la conciencia que —siempre y en todo sentido— está sujeta a ser modificada por nuestra conciencia (o inconsciencia) de esta verdad.

La original película *The Matrix* representa ingeniosamente esta idea transformadora a través del personaje de Keanu Reeves. Frente a una serie de retos de iniciación, Neo expande continuamente sus percepciones, dejando atrás las de una desatenta víctima de la *Matrix* y adoptando las de su decidido amo. La *Matrix* simboliza nuestra experiencia inicial de la realidad en condición de víctimas, y la transformación de Neo puede interpretarse como una evolución psicológica que abraza nuestra realidad superior y nuestro poder como seres espirituales. Más aún, a todas luces resulta evidente que la capacidad de Neo para cambiar la realidad evoluciona en proporción directa a su conciencia.

Si bien esta manera de ver la realidad como una creación de la conciencia puede hacer que parezca que ya no existe ningún terreno firme donde pisar, precisamente es esta misma visión verdadera la que nos da alas para volar, tan pronto como aceptamos el principio de funcionamiento básico de la realidad: *la conciencia crea*. De hecho, volviendo al tema inicial de esta sección, *otro nombre para el éter, la bioenergía o la energía de torsión es simplemente la conciencia.*

La forma más pura de energía de torsión es aquella del Creador y puede ser entendida como la Conciencia del Amor (figs. 1 y 4). Después de todo, la Biblia dice claramente que *Dios es amor*. Así, desde esta conciencia creadora universal, la cual constituye la energía espiritual de fondo, donde lo que entendemos como realidad se manifiesta en toda su impresionante diversidad, surge la Palabra (el sonido primordial) que da voz para que aparezcan las galaxias, por medio del llamado: «que se haga la luz» (figs. 1 y 4).

Según explica Berendt, «En el principio era el sonido, el sonido como logos. Si recuerda, el mandato de Dios al comienzo de la historia bíblica de la creación: "Que se haga..." fue primero tono y sonido. Para los sufistas, los místicos del islam, esta es la esencia de las cosas: Dios creó el mundo a partir del sonido».

La figura 1 ilustra cómo el Creador pronuncia —consciente, energética y literalmente— el inicio de la creación holográfica del mundo. Esta figura también muestra cómo nosotros mismos podemos rehacer la creación de nuestra realidad, comenzando desde el plano energenético.

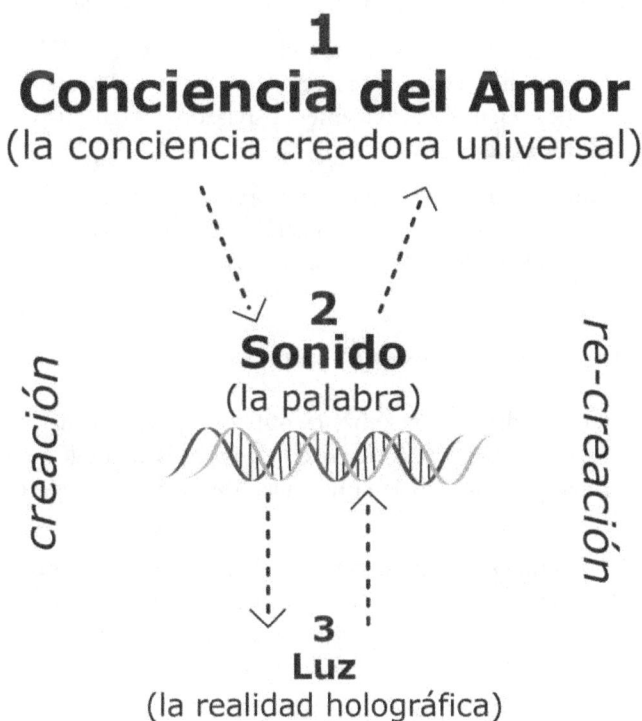

# 1
# Conciencia del Amor
## (la conciencia creadora universal)

*creación*

# 2
# Sonido
## (la palabra)

*re-creación*

# 3
# Luz
## (la realidad holográfica)

**Figura 1. Tres formas de energía de torsión**

**La imagen de arriba muestra los patrones relacionales entre las tres formas primarias de la energía de torsión, a la vez que esclarece la forma en que somos creados y cómo podemos recrearnos a nosotros mismos energenéticamente.**

El método Regenetics no intenta sanar o transformar el patrón bioenergético a través de la manipulación física o bioquímica. Esto sería como poner la carreta delante del caballo. En su lugar, el Regenetics respeta el orden y la naturaleza inherentes a la creación y emplea la energía de torsión primaria producida por el sonido, respaldada por ondas de torsión de luz emitidas por el pensamiento —ambas transmitidas por medio de «palabras» especiales— para activar el ADN.

Usted puede aprender más acerca de la energía de torsión si explora el trabajo del científico ruso Nicolai Kozyrev, quien en la década de los cincuenta demostró la existencia de esta vivificadora energía subespacial. El Dr. Kozyrev demostró que, al igual que el tiempo, la energía de torsión fluye como un espiral fractal que se ha conocido como *phi* (fi), el número áureo y la sucesión de Fibonacci. Esta energía que fluye en espiral refleja la estructura helicoidal del ADN puesto que, simple y sencillamente, como se detalla en el capítulo 6, es la que da lugar a la molécula de ADN.

Por otra parte, en mi publicación electrónica gratuita, *DNA Monthly*, con frecuencia publico artículos acerca de la energía de torsión y temas relacionados. Los ejemplares vigentes y pasados están disponibles en **www.potentiation.net**.

Por último, si bien no menos importante, en *Sanación consciente* se ofrece una valiosa cantidad de información y enfoques adicionales acerca del ADN, la energía de torsión y la conciencia.

## El espacio-tiempo y el tiempo-espacio

Felizmente hoy en día cada vez más científicos y profesionales de la salud están aceptando el nuevo paradigma que respeta la naturaleza profundamente espiritual y basada en la conciencia, de un mundo aparentemente material.

A medida que este cambio decisivo de perspectiva se acelera, más y más métodos para promover la sanación permanente y la transformación radical se hacen disponibles. Leigh y yo nos sentimos honrados de desempeñar aunque sea un pequeño papel en este movimiento global verdaderamente inspirador.

Hasta el momento hemos determinado que la bioenergía es una forma de conciencia. A nivel macrocósmico, esta energía de torsión consciente, a la que David Wilcock se refiere como el «campo de la conciencia», constituye el fondo de energía espiritual desde el cual el universo físico se «materializa», de manera muy similar a la forma en que la luz proyectada a través de una placa holográfica produce una imagen tridimensional que parece muy real.

A nivel microcósmico, *nosotros mismos, comenzando por nuestro ADN, surgimos de este campo de la conciencia y básicamente somos inseparables de él.* Esta comprensión, sin importar cómo nos llegue ni la forma que adopte, es un peldaño fundamental hacia la conciencia de unidad.

Según se explica en el capítulo siguiente, nuestro propio patrón bioenergético está compuesto por campos torsionales de conciencia que están dentro del campo de la conciencia superior (fig. 3).

De lejos, el modelo conceptual más convincente para entender cómo la energía torsional de la conciencia crea, sostiene y modifica los reinos de la materia proviene del ingeniero y autor estadounidense Dewey Larson. La elaboración de la revolucionaria teoría física de Larson, conocida como el *sistema recíproco*, se inició en 1959 por medio de obras de gran influencia como *The Structure of the Physical Universe* y *Basic Properties of Matter*.

Para cerrar el presente capítulo, voy a describir, en lenguaje sencillo, los puntos básicos del pensamiento de Larson desde la perspectiva de la física de torsión contemporánea.

Yendo más allá del modelo teórico de Einstein, que solo asumía cinco dimensiones, la teoría del sistema recíproco de Larson postuló la existencia de seis dimensiones: tres de espacio y tres de tiempo. Brillantemente ingenioso, Larson propuso que para que un campo unificado pueda existir, además de un sistema de coordenadas tridimensionales de espacio (espacio-tiempo), también tiene que haber un sistema de coordenadas tridimensionales de tiempo (tiempo-espacio).

En términos prácticos, nuestra existencia en estado de vigilia ocurre en el espacio-tiempo, pero en nuestros sueños y durante la llamada vida después de la vida, nos encontramos en el tiempo-espacio (fig. 2). Larson llegó a concebir que estas dos realidades son imágenes reflejas entre sí y, más importante aún, que están *conectadas*.

En esencia, la teoría del sistema recíproco presupone un flujo continuo de energía de torsión que parte del tiempo-espacio, donde están almacenados los patrones de nuestra realidad, y llega hasta el espacio-tiempo, donde estos patrones se manifiestan.

El campo unificado se explica tomando en cuenta que la realidad es un sistema básicamente cerrado dentro del cual la energía de la conciencia, que se origina en el tiempo-espacio, viaja hacia el espacio-tiempo y regresa, de manera incesante (fig. 2). Existen numerosos puntos de conexión, tanto grandes como pequeños, entre el espacio-tiempo y el tiempo-espacio. Estos incluyen exactamente doce áreas triangulares sobre la superficie de la tierra, en donde aviones y barcos constantemente desaparecen y vuelven a aparecer desde el tiempo-espacio. Estos se conocen como el Triángulo de las Bermudas y el Mar del Diablo.

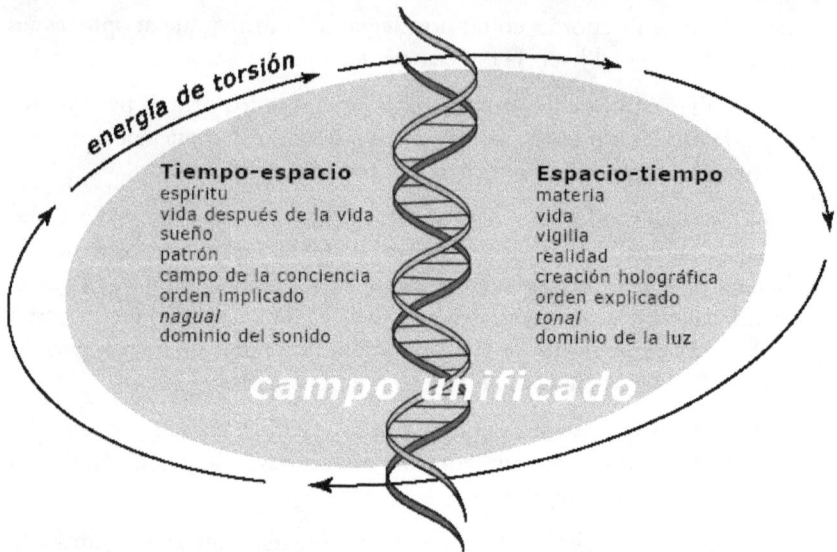

**Figura 2. El espacio-tiempo y el tiempo-espacio**

**Este cuadro lista varias características que distinguen el tiempo-espacio del espacio-tiempo, a la vez que muestra el campo unificado como un circuito continuo de energía de torsión entre los dominios del sonido y de la luz.**

Para encontrar información detallada acerca de la fascinante estructura geofísica de nuestro planeta, que muestra los doce puntos de conexión más importantes entre el espacio-tiempo y el tiempo-espacio, los invito a explorar la investigación del biólogo Ivan Sanderson acerca de los doce «cementerios del diablo».

Además de las desapariciones misteriosas de aviones y barcos, la existencia del tiempo-espacio como una realidad paralela donde operan los patrones energéticos para el funcionamiento del mundo observable, esta explica una gran cantidad de los llamados fenómenos paranormales que han desconcertado a la ciencia tradicional —desde las tecnologías de energía libre hasta las experiencias cercanas a la muerte (ECM).

De una manera un poco más convencional, el espacio-tiempo y el tiempo-espacio encuentran corolarios precisos en los famosos conceptos del orden implicado y el orden explicado del físico David Bohm (fig. 2).

Desde el punto de vista chamánico, para quienes estén familiarizados con esta área del conocimiento, el espacio-tiempo puede entenderse como el *tonal*, y el tiempo-espacio como el *nagual* (fig. 2).

En términos de biología humana, como también se muestra en la figura 2, *el ADN sirve como el punto de conexión entre el tiempo-espacio y el espacio--tiempo*. Pero antes de explorar las profundas implicaciones de esta observación, primero debemos entender nuestro patrón bioenergético en el contexto del tiempo-espacio y el espacio-tiempo.

# CAPÍTULO 4

## *Nuestro patrón bioenergético*

**P**ara alguien como yo, que durante años había deambulado sediento en busca de las aguas de la verdad en el «desierto de lo real» —como dijo Morfeo en *Matrix*—, fue sumamente gratificante encontrar una teoría científica sólida que explicara exactamente de qué manera, en efecto, somos seres espirituales en un viaje humano.

El sistema recíproco de la teoría física de Dewey Larson establece que somos seres de naturaleza recíproca, con un pie en el mundo del espíritu, el tiempo-espacio, y el otro pie en el mundo de la materia, el espacio-tiempo (fig. 3). Asimismo, este modelo considera el reino espiritual del tiempo-espacio como el reino primario, por ser el almacén de los patrones de conciencia a partir de los cuales se construye nuestra realidad de espacio-tiempo.

En la teoría revolucionaria de Larson, el llamado mundo físico es visto como un epifenómeno secundario que emerge directamente desde el campo de la conciencia (fig. 3). Dicho de otra manera, la teoría del sistema recíproco proporciona una base intelectual para aceptar la primacía de la conciencia sobre lo material (fig. 7).

*Asimismo, este modelo revolucionario establece una base lógica científica para abordar muchos asuntos relacionados con la realidad física —incluidos la mayoría de los problemas de salud— utilizando energía espiritual.*

Si es cierto que el patrón de nuestra existencia, incluyendo el de nuestros cuerpos y sus disfunciones, está contenido en el campo de torsión del tiempo-espacio, un método viable para producir una sanación permanente y una transformación fundamental es restablecer este patrón a su estado original cuando esté dañado. Para realizar esto, podemos emplear medios lingüísticos para generar ondas de torsión que estimulen la capacidad intrínseca de autoreparación que posee el ADN. La activación de este potencial autosanador requiere que empecemos en el nivel genético, puesto que en la biología humana, el ADN es el punto de conexión principal entre nuestra existencia en el espacio-tiempo y nuestro patrón en el tiempo-espacio (figs. 1, 2, 3 y 4).

En este capítulo, se examinan la naturaleza y la estructura del patrón bioenergético humano. Se presta especial atención a los campos bioenergéticos, a los chakras y a la interrupción energética conocida como el cuerpo fragmentario.

## Los dominios del sonido y de la luz

Una temprana revelación que Leigh y yo experimentamos al emplear la quinesiología para las pruebas de campo con nosotros mismos y con nuestros clientes fue que el patrón bioenergético humano está dividido en una serie de campos interconectados, cada uno con funciones reguladoras específicas a través del espectro cuerpo-mente-espíritu.

La ciencia esotérica llama «aura» al conjunto de estos niveles interconectados, la cual se subdivide en una serie de «campos áuricos» (figs. 3 y 10). A lo largo de las últimas décadas, numerosos investigadores han confirmado la existencia de esta sumamente importante estructura bioenergética que rodea el cuerpo.

En *Infinite Mind: Science of the Human Vibrations of Consciousness*, Valerie Hunt, catedrática de la UCLA, describe cómo ella usó exitosamente un electroencefalógrafo (EEG) para detectar y comprender mejor el aura de campos múltiples. La Dra. Hunt llega a teorizar que *la mente, en lugar de estar localizada en la red neuronal del cerebro, en realidad existe de manera no localizada en los campos áuricos*. Vista desde la perspectiva de la teoría del sistema recíproco y la física de torsión, la teoría de Hunt es sumamente acertada. Fuera de toda duda razonable, los campos de bioenergía han de ser la mente (fig. 3).

Es en estos patrones de torsión de la conciencia, que funcionan de manera hiperdimensional en el tiempo-espacio, donde experimentamos la esencia de la actividad creativa de la inspiración, la intuición y la imaginación. Solo después, al pasar a la realidad de nuestro espacio-tiempo, es que estos fenómenos energéticos sutiles son procesados y actualizados por el cerebro y el sistema nervioso central.

En palabras de Bruce Lipton, «el cambio de la física newtoniana por la mecánica cuántica hace cambiar el centro de atención de la psicología, de los mecanismos fisicoquímicos hacia el rol de los campos de energía».

Por su parte, el físico y psicoterapeuta Arnold Mindell genialmente llamó a nuestra manifestación primaria en el tiempo-espacio «el cuerpo que sueña», cuya contraparte secundaria en el espacio-tiempo es el cuerpo físico.

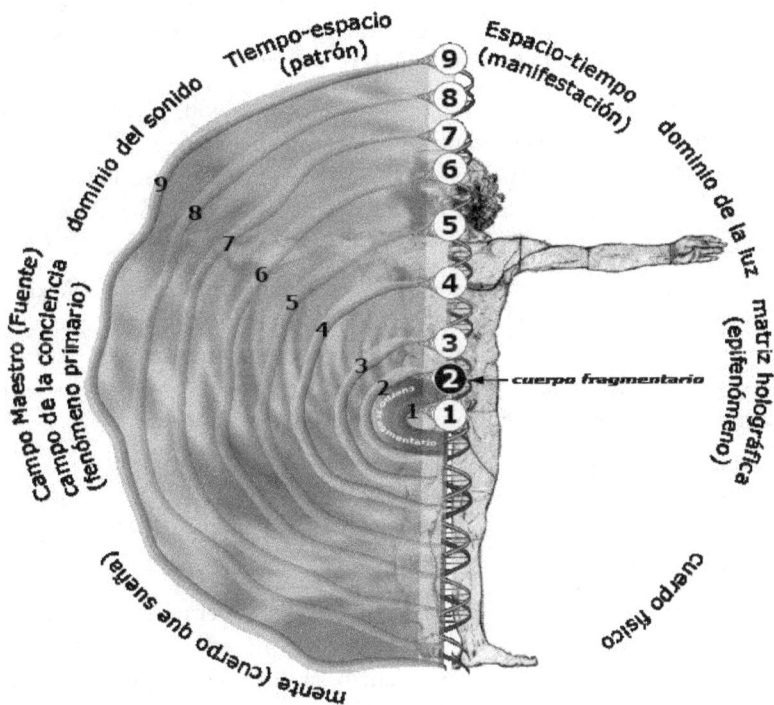

**Figura 3. Un pie en dos mundos**

**La figura de arriba ilustra la interrelación entre el dominio del sonido del tiempo-espacio y el dominio de la luz del espacio-tiempo. Observe la existencia paralela de los campos bioenergéticos en el tiempo-espacio y la de los chakras en el espacio-tiempo, y la ubicación del cuerpo fragmentario.**

La prodigiosa psíquica Bryce Sheradon resume la situación de manera clara y concisa: «Tu mente es tu campo electromagnético, tus bandas áuricas, o como quieras llamarlas. La cosa en tu cabeza es tu cerebro». Esta afirmación hace resaltar un punto importante que debe ser aclarado: el término «electromagnético» con frecuencia ha sido usado erróneamente para describir los campos de bioenergía.

Yo mismo lo he usado de esta manera durante años, como en el caso de la Potenciación: reprogramación electromagnética. En un principio, elegí este término para destacar la cualidad energética de los campos de bioenergía, para un público lector más amplio. En aquel entonces, sentía que *áurico* sonaba demasiado esotérico; que *torsión* era demasiado críptico; y que el término *bioenergía* —al no tener una explicación más completa como la que estoy proporcionando ahora— parecía demasiado vago. El problema de decir *electromagnética* para describir a la bioenergía es que ¡esta energía no es en realidad electromagnética!

Por el contrario, la bioenergía es energía de torsión, o conciencia. Si bien produce efectos tales como el electromagnetismo, no es medible como este. Como es de esperarse, muchos investigadores no han encontrado nada al utilizar técnicas tradicionales para observar los campos de la bioenergía.

No obstante, el término «electromagnético» se ha perpetuado en el método Regenetics, donde se emplea más con fines descriptivos que científicos. Cada vez que lo encuentre utilizándose de manera que parezca inapropiada, le sugiero sustituirlo por «bioenergético» o «torsional», si esto le facilita la comprensión del modelo del Regenetics.

Ahora bien, en el capítulo anterior mencioné que la energía de torsión se presenta en tres formas principales. Toda energía de torsión en última instancia se deriva de una Fuente, a la cual he llamado la Conciencia del Amor (figs. 1 y 4).

En *Sanación consciente*, al explicar detalladamente el modelo cosmológico de tres fases que aquí bosquejo, llegué a conceptualizar esta Fuente, nuestro Creador, como la «quietud silenciosa»: el potencial puro o la conciencia creadora universal, asociada con el centro de nuestra galaxia.

En el proceso de tres etapas de la creación, la Conciencia del Amor se manifiesta primero como ondas de torsión de sonido y luego como ondas de torsión de luz. En términos bíblicos, la Conciencia del Amor es Dios, quien pronuncia la palabra (el sonido) con la finalidad de hacer que el mundo (la luz) se manifieste (figs. 1 y 4).

Este marco teórico sobre la creación de la realidad, en el que una conciencia suprema literalmente pronuncia o canta que el mundo a base de luz (holográfico) cobre existencia, se encuentra presente en todas las religiones y mitologías. En los textos ancestrales *Vedas* de la India, leemos: «En el principio era Brahman con quien estaba la Palabra». El *Tao Te Ching* presenta una cosmología en la que las «diez mil cosas» que conforman nuestra realidad holográfica fueron creadas por medio del aliento (el sonido). En la tradición maya, el *Popol Vuh* explica que a los primeros humanos se les dio vida por medio de la palabra hablada. De manera similar, los antiguos egipcios creían que la vida fue creada por medio del lenguaje.

Desde la perspectiva de la física de torsión y la teoría del sistema recíproco, la creación de la realidad puede ser vista como un proceso de tres etapas (fig. 4). El orden específico que sigue es el siguiente: la Conciencia del Amor emplea patrones de energía de torsión generados lingüísticamente en el tiempo-espacio en forma de sonido hiperdimensional. Estos luego se transforman en las creaciones de la realidad en el espacio-tiempo, las cuales son generadas por medio de la luz, o sea holográficas.

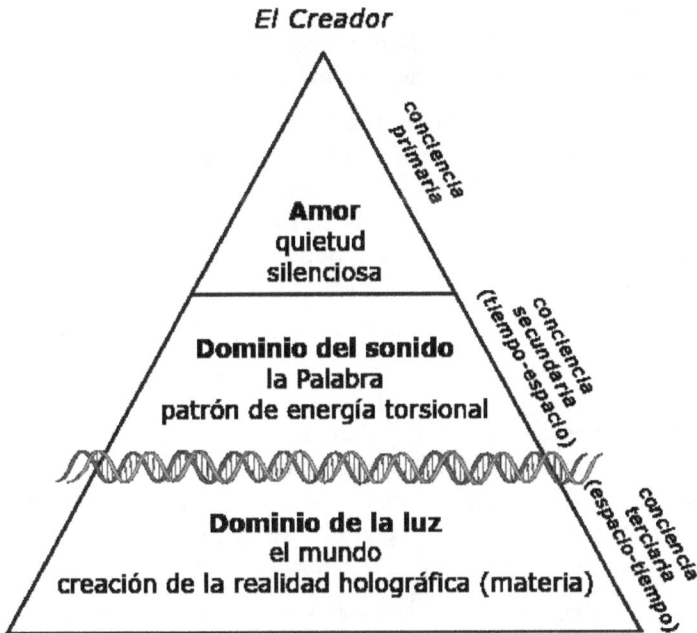

**El Creador**

**Amor**
quietud
silenciosa

*conciencia primaria*

**Dominio del sonido**
la Palabra
patrón de energía torsional

*conciencia secundaria (tiempo-espacio)*

**Dominio de la luz**
el mundo
creación de la realidad holográfica (materia)

*conciencia terciaria (espacio-tiempo)*

Figura 4. Proceso de tres etapas de creación de la realidad

**Este diagrama muestra cómo la creación de la realidad es un proceso de tres fases que se inicia en la conciencia primordial del Creador, quien emplea el sonido para generar la realidad de luz en la que habitamos, incluyendo la vida biológica por medio del ADN.**

Este modelo tripartito de la creación de la realidad resalta dos puntos que son particularmente relevantes en la activación del ADN. En primer lugar, si bien es cierto que habitamos en una realidad a base de luz en el espacio-tiempo, *la energía primaria que directamente da origen a nuestra existencia en el espacio-tiempo es el sonido* —tal como lo han afirmado tantas tradiciones de la sabiduría ancestral.

Por esta razón, a menudo considero útil referirme al tiempo-espacio como el «dominio del sonido» y al espacio-tiempo como el «dominio de la luz» (figs. 2, 3 y 4). Desde luego, tanto el espacio-tiempo como el tiempo-espacio contienen energías de sonido, así como energías de luz, pero mientras que la luz es el principio operativo aquí en el espacio-tiempo, el dominio del tiempo-espacio parece estar gobernado por el sonido.

La razón por la cual los clarividentes insisten en que el aura es visible se deriva de que, haciendo uso de su capacidad de percepción extrasensorial (PES), tienen la posibilidad de «ver» esta energía sónica filtrarse en el espacio-tiempo a través del ADN por medio de algún mecanismo genético que traduce sonido en luz (véase el capítulo 6).

En segundo lugar, dado que la mejor manera de concebir el tiempo-espacio es como una manifestación de la energía del sonido, debe resultar obvio que *nuestros campos bioenergéticos son sónicos por naturaleza.* Sin embargo, hay que tener en cuenta que estamos hablando de ondas de torsión de sonido que son hiperdimensionales, lo que significa que ¡no es tan sencillo como simplemente oprimir un botón y registrar el aura!

Debido a que el patrón de nuestra conciencia en el tiempo-espacio está hecho de sonido, y el sonido es la energía de torsión principal para crear, mantener y evolucionar la vida, *usar solamente luz para la sanación, como lo hacen la gran mayoría de los métodos de sanación energética, a menudo resulta ineficaz.* La luz hiperdimensional es la forma de energía de torsión normalmente empleada en la medicina energética —sea que hablemos de técnicas para eliminación de alergias, acupuntura, reiki, radiónica, meditación o maquinas—, pero hay que recordar que *el sonido precede a la luz y crea la luz.*

Comparada con el sonido, la luz es superficial. La luz es pensamiento, forma; el sonido es ser, esencia. La luz diagnostica, el sonido restaura. La luz aplica tratamientos; el sonido sana. La luz tiene que ver con la *información*, mientras que el sonido tiene que ver con la *transformación.*

Por ello, una forma probada y certera de buscar obtener un auténtico *wholing* es trabajar con el sonido porque *el sonido es capaz de acceder y producir cambios en el dominio del sonido,* que es donde están grabadas las distorsiones bioenergéticas causadas por traumas o por toxinas (o ambos), y donde los estados de enfermedad se conservan.

Energenéticamente, *la desarmonía es enfermedad.* Las distorsiones en nuestro patrón bioenergético inducidas por el trauma y las toxinas se manifiestan como desarmonías que pueden volverse a armonizar usando los sonidos apropiados.

Una efectiva sanación con sonido es una forma de afinar (o de «re-afinar) las tonadas desafinadas en el dominio del sonido, de modo que las melodías vuelvan a ser armónicas y saludables. Este enfoque promueve la sanación y la transformación de una manera que excede las capacidades de la luz por sí sola.

Una vez más, tal como se ilustra en varias figuras a lo largo de este texto, debe destacarse que el punto de conexión entre nuestros dominios del sonido y de la luz es el ADN. En la práctica, esto significa que *el ADN debe ser activado desde nuestra ubicación en el espacio-tiempo para poder sanar y transformar el patrón de nuestra realidad en el tiempo-espacio.*

Este tema central se explora a lo largo del resto de la Parte I, a medida que sentamos las bases conceptuales para aprender a potenciar el ADN en la Parte II.

## Los campos bioenergéticos como ecosistemas

El segundo descubrimiento decisivo que Leigh y yo hicimos mientras realizábamos pruebas de campo fue que el patrón bioenergético en la gran mayoría de los seres humanos está compuesto de exactamente nueve campos (figs. 3 y 10A). Esto nos sorprendió un poco puesto que la tradición de los Vedas solo reconoce siete centros importantes de bioenergía: los chakras. Por otra parte, según ciertas enseñanzas de la nueva era, supuestamente existen doce chakras.

Por su parte, muchas de dichas enseñanzas también postulan, sin evidencia, la existencia de múltiples «hebras» en el ADN humano, en cantidades que van desde tan solo doce hasta —cosa algo cómica— cientos o incluso miles. En pocas palabras, incluso un examen superficial de la literatura esotérica revela una gama muy amplia de puntos de vista con respecto al número de centros bioenergéticos que los seres humanos poseen.

Para aquellos no familiarizados con el término, según se muestra en la figura 3, los chakras son focos de bioenergía en forma de ruedas alineadas con la columna vertebral, que se inician con el primer chakra (o chakra raíz) en la base de la columna y continúan hacia arriba. En los años ochenta, el científico japonés Hiroshi Motoyama desarrolló instrumentos capaces de medir la bioluminiscencia emitida por los chakras de maestros de yoga.

La diferencia entre los chakras y los campos bioenergéticos es que los primeros están compuestos de *luz* hiperdimensional que opera en el espacio-tiempo, mientras que los últimos están formados por ondas de energía de torsión de *sonido* que operan en el tiempo-espacio (fig. 3).

Los chakras lumínicos actúan como la contraparte de nuestros campos bioenergéticos sónicos, coinciden con estos campos tanto en orden como en número y son los responsables de distribuir la energía vital que se origina en el tiempo-espacio hacia nuestra anatomía física en el espacio-tiempo.

La mayoría de los elementos regulados por un campo bioenergético en particular se aplican también al chakra correspondiente. *Juntos, chakras y campos del mismo orden numérico forman un «centro bioenergético»*. Observe que en cada uno de estos pares, *los campos bioenergéticos gobiernan a los chakras*, y no al revés; de la misma manera en que en el ámbito de la energía de torsión, el sonido dirige la acción de la luz.

Probablemente nunca me hubiese involucrado en el debate acerca del número exacto de nuestros centros bioenergéticos primarios, de no ser por la extensa información quinesiológica que revelaba de manera clara y consistente la existencia de nueve chakras y nueve campos bioenergéticos en el ser humano «no potenciado». De hecho, no tenía ideas preconcebidas sobre este tema cuando Leigh y yo comenzamos nuestra investigación. En aquel entonces, al igual que muchas personas, yo apenas sabía lo que era un chakra.

En este caso, creo sinceramente que mi ignorancia resultó útil al permitirme observar, de manera desapasionada, simplemente lo que era, en lugar de ver lo que me habían dicho que debía ser. Esto me recuerda una antigua tradición chamánica en la que una tarea considerada imposible por los viejos chamanes es asignada a un principiante. La idea es que como el principiante no sabe que la tarea es imposible de realizar, ¡de alguna manera se las ingenia para realizarla!

Poco después de nuestro descubrimiento de los nueve niveles bioenergéticos, Leigh y yo tuvimos el agrado de enterarnos que la conocida especialista en medicina intuitiva, Caroline Myss, se había percatado de la presencia de un octavo y un noveno chakra. Desde entonces, varias otras fuentes que usan el sistema de bioretroalimentación electrofisiológica llamado SCIO y otros sistemas de detección de energías sutiles han confirmado la existencia de nueve centros bioenergéticos —así como la transformación en ocho centros de este patrón inicial, la cual se produce durante la Potenciación, según se explica más adelante.

Tal vez la razón por la cual los centros bioenergéticos octavo y noveno fueron ignorados en la tradición de los Vedas sea que estos chakras están asociados con el aspecto más sutil de nuestra existencia —el ADN—, a diferencia de los otros siete chakras que parecen más directamente situados dentro de nuestra anatomía física (figs. 15, 16 y 17). Sea como fuere, hay una manera de trascender la teoría y alcanzar una gnosis interna de nuestro patrón bioenergético. Más allá de la canalización, la intuición, la tradición, la quinesiología e incluso de la tecnología, la Potenciación le permite *experimentar* estos nueve centros bioenergéticos en acción a medida que son reprogramados por las ondas de torsión de la conciencia.

Como examinaremos más detalladamente en el capítulo 7, a través de la Potenciación nuestra estructura inherentemente inestable y fragmentada basada en el número 9 es transformada de manera permanente en un «circuito infinito» estable y equilibrado con base en el número 8 (fig. 10). Esto ocurre después de que la interrupción energenética constituida por el cuerpo fragmentario se sella, aproximadamente a los cinco meses de haberse llevado a cabo la sesión de Potenciación.

También en el capítulo 7, al describir mi experiencia personal con la Potenciación, ofrezco varias nociones para comprender lo que el cuerpo fragmentario representa y por qué el sellarlo es tan importante para una auténtica sanación y transformación. Para obtener aún más información sobre este tema, les sugiero leer *Sanación consciente*, donde el cuerpo fragmentario es visto desde muchísimos ángulos que van más allá del alcance y propósito de este libro.

Para comprender el rol que cumplen nuestros centros bioenergéticos en la salud y en la enfermedad, es esencial verlos como «ecosistemas», en donde varios factores relacionados funcionan, ya sea en armonía para mantener el bienestar, o sin armonía para engendrar la enfermedad. Un ecosistema se define como una comunidad biológica de organismos interdependientes y su hábitat.

En el caso de nuestro patrón bioenergético, cada campo se combina con un chakra para formar un centro bioenergético, el cual regula la actividad de microorganismos específicos con relación a «entornos» específicos en forma de sistemas de órganos y glándulas.

A modo de ejemplo, echemos un vistazo al segundo centro bioenergético (de abajo hacia arriba), al que nos referimos como el cuerpo fragmentario, antes de que sea sellado durante la Potenciación.

En la figura 5, sin tomar en cuenta las categorías que están en blanco (—), observamos que los microorganismos regulados por el cuerpo fragmentario son las bacterias dentales y los parásitos (con las toxinas asociadas), mientras que los sistemas de órganos son el oral y el reproductor, y la glándula es la tiroides. Vinculadas a estos elementos materiales están las emociones de la vergüenza, la envidia, los celos y el deshonor, además de una serie de otras perturbaciones.

Sobre la base de este ecosistema bioenergético, considere el siguiente escenario. En un sentido físico, las bacterias dentales obviamente están vinculadas al sistema oral.

---

### Estructura bioenergética del cuerpo fragmentario

**GENÉTICA: -**

**GLÁNDULA:** tiroides

**ÓRGANOS:** oral, reproductor

**TOXINAS:** toxinas bacterianas, toxinas parasitarias

**MICROORGANISMOS:** bacterias dentales, parásitos

**EMOCIONES:** vergüenza, envidia, celos, deshonor

**MIASMAS: -**

**DOLENCIAS:** caries dentaria, halitosis, parasitosis, impotencia, infertilidad, problemas del sistema reproductor, enfermedad periodontal, trastornos del habla

---

**Figura 5. Estructura bioenergética del cuerpo fragmentario**

**Este cuadro muestra la estructura básica del problemático ecosistema bioenergético conocido como el cuerpo fragmentario.**

Una distorsión en el cuerpo fragmentario —ocasionada por, digamos, un trauma sexual que haya producido deshonra, conjuntamente con la toxicosis resultante de una infección parasitaria de la glándula tiroides— aumenta la posibilidad de colapso en alguna otra parte del ecosistema: en este caso, el sistema oral. Una situación semejante puede conducir a la proliferación de bacterias que, si se dejan sin tratar, con el tiempo pueden acarrear una serie de dolencias como la caries, la halitosis y la enfermedad periodontal.

Este ejemplo puede fácilmente extrapolarse a cada uno de los nueve niveles de nuestro patrón bioenergético —y así dar origen a una nueva manera de concebirnos como seres bioespirituales, una manera que nos empodera, la cual estudiaremos más detenidamente en la Parte III.

## Cavar hacia la raíz

Antes de ocuparnos del ADN y de la forma de activarlo con el lenguaje para promover la sanación y la transformación, quiero señalar que el ejemplo anterior de toxicosis y trauma en el cuerpo fragmentario nos permite comprender mejor cómo múltiples desarmonías espirituales y materiales normalmente se combinan para producir un estado de enfermedad.

Este ejemplo deja claro que, en lugar de ser creada en nuestra realidad física del espacio-tiempo, la enfermedad se origina a partir de distorsiones sónicas que quedan grabadas en nuestro patrón bioenergético en el tiempo-espacio. Podemos entonces apreciar otra dimensión de la teoría del sistema recíproco en cuanto a su aplicación a la ciencia médica: *la existencia del tiempo-espacio como un dominio causal menoscaba la teoría y práctica del diagnóstico exclusivamente material, que únicamente observa los efectos.*

La declaración anterior sin duda es de gran alcance. Según muchas tradiciones de la sabiduría aborigen, *existe una causa espiritual para todo*, incluso para las disfunciones ostensiblemente físicas.

Por ejemplo, un curandero o curandera prácticamente nunca mira una pierna fracturada como un mero y desafortunado accidente. Una lesión en la pierna tiene un significado arquetípico y a la vez personal, y puede indicar que la persona lesionada no ha sido capaz de «pararse por sí misma» en algún aspecto importante.

Esta línea de pensamiento, en la que incluso los efectos más patentemente materiales de las enfermedades tienen una base espiritual, es la que da forma sustancial a la teoría y práctica de sanación de la reconocida autora Louise Hay.

En efecto, al ser ocasionadas por múltiples factores que distorsionan el patrón bioenergético, muchas enfermedades son tan complejas, que intentar curarlas tratando cada síntoma por separado —el enfoque adoptado por la medicina alopática— por lo general fracasa en su objetivo. Esto me hace recordar la famosa frase de Henry David Thoreau: «Hay diez mil dando hachazos a las ramas del mal por cada uno que cava hacia la raíz».

Como alguien que padeció muchos años de costosas terapias que simplemente daban hachazos a las ramas, reconozco profundamente que a fin de sanarnos y transformarnos a nosotros mismos de manera verdadera y perdurable, debemos dejar a un lado nuestras hachas, coger una pala y cavar hacia la raíz.

En la analogía anterior, las ramas representan los síntomas y las hachas simbolizan las terapias en el espacio-tiempo (a base de luz) para tratar o controlar los síntomas. La raíz es nuestro patrón bioenergético en el dominio del sonido, que es el único lugar donde las distorsiones que causan enfermedades pueden ser restauradas permanentemente a su estado de armonía, y la pala es cualquier método capaz de restablecer el patrón bioenergético por medio del único punto de conexión a través del cual dicha activación puede ocurrir: el ADN.

# CAPÍTULO 5
## El ADN desde tres perspectivas

Hasta el momento, hemos presentado enfoques con respecto a las dos primeras preguntas de las seis planteadas en el capítulo 3, que son esenciales para entender cómo alcanzar y mantener una salud y bienestar verdaderos.

Primero, con relación a nuestra pregunta sobre la naturaleza de la bioenergía, hemos establecido que la bioenergía es una forma de conciencia. Esto significa que, en mayor o menor medida, cualquier actividad que eleva nuestra conciencia aumenta nuestra bioenergía, y viceversa, y promueve tanto la sanación como la transformación por todo el contínuum cuerpo-mente-espíritu.

Segundo, cuando examinamos la estructura del cuerpo fragmentario en el capítulo anterior, empezamos a hacer un dibujo de lo que podría ser el mapa de nuestro patrón bioenergético. Este tema se explora más a fondo en el capítulo 13.

Las preguntas tercera, cuarta, quinta y sexta aún no han sido abordadas. Este capítulo y los dos siguientes las exploran desde diversos ángulos:

*3. ¿Qué es el ADN?*

*4. ¿Existe relación entre el patrón bioenergético y el ADN?*

*5. ¿Qué papel, si alguno, juega el ADN como intermediario entre nuestro patrón bioenergético y nuestra estructura biológica?*

*6. ¿Cómo podría ser posible activar el ADN a fin de corregir las distorsiones en el patrón bioenergético y así promover la sanación y la transformación?*

Si bien cabe recordar a los lectores que este no es un libro sobre ciencia y que no se precisa de una aptitud científica para comprender las ideas que aquí se presentan, vale la pena señalar que, de todo el libro, este capítulo y el siguiente son las partes que demandan mayor esfuerzo intelectual. He simplificado y aligerado este material para maximizar su claridad y accesibilidad. Al margen de si usted llega o no a comprender plenamente cada detalle, siempre se podrá beneficiar de la Potenciación, la cual *no es* una técnica intelectual y además ha demostrado ser —lo reitero— fácil de aprender y realizar.

Lo invito a leer este capítulo, así como el capítulo 6, de principio a fin. Aquellos lectores que simpaticen con la nueva ciencia, en particular cuando se aplica a la biología, han de encontrar estos capítulos bastante interesantes. Y a quienes este material les parezca demasiado orientado al «cerebro izquierdo» les aconsejo pasar al capítulo 7, sin mirar hacia atrás. En dicho capítulo, dejamos de enfocarnos en la explicación de la ciencia y la filosofía de la activación del ADN en general, y retomamos un estilo más narrativo para concluir la historia del desarrollo de la Potenciación.

## Tres Eras de la medicina

A lo largo de los años que llevo enseñando el método Regenetics a estudiantes con antecedentes bastante diferentes, he encontrado de gran utilidad definir un contexto histórico para comprender la evolución de la medicina, antes de siquiera discutir el ADN. Las razones de esto se harán evidentes en breve, cuando enfoquemos el ADN desde tres perspectivas.

En su libro *Reinventing Medicine: Beyond Mind-body to a New Era of Healing*, Larry Dossey, ex director administrativo de un importante hospital de Dallas, examina la medicina alopática a la luz del principio de «no localidad» frecuentemente estudiado por los físicos cuánticos.

El Dr. Dossey pone la medicina actual bajo la perspectiva cuántica y afirma que «estamos frente a una "crisis constitucional" de la medicina, una crisis con respecto a nuestra *propia* constitución, la naturaleza de nuestra mente y su relación con nuestro cuerpo físico».

Para dilucidar esta «crisis constitucional» y para ayudar a la humanidad a superarla, Dossey define tres *Eras* principales en la historia de la medicina occidental.

En la práctica, estas Eras necesariamente se superponen en cierta medida. Conceptualmente, sin embargo, cada una de ellas claramente posee un enfoque particular que las define (fig. 6).

Si bien para propósitos referenciales estas tres Eras se asocian con períodos de tiempo específicos de la historia, la mentalidad característica que subyace a cada una parece trascender el aspecto histórico. En otras palabras, las Eras funcionan casi como arquetipos, accediendo a los distintos modos de pensar evolutivos implantados universalmente en la psique humana. Esto puede significar, y en efecto significa, que *el pensamiento obsoleto de una era anterior puede muy bien estar presente en una era posterior.*

En el modelo de Dossey, la primera Era de la medicina se inició con el pensamiento cartesiano en el siglo XVII y se caracterizó por una visión mecánica del cuerpo. La medicina de la Era I ve el cuerpo humano como una máquina que puede ser manipulada.

En este enfoque médico algo primitivo, el cual se mantiene firmemente arraigado en el centro de la medicina alopática contemporánea, no hay lugar para la mente o la conciencia —y mucho menos para el espíritu—. La cirugía, los fármacos y las vacunas son las prácticas de la medicina de la Era I.

Para ser precisos, muchas formas a menudo beneficiosas de la llamada medicina alternativa —que abarcan desde las hierbas y el trabajo corporal hasta la quiropráctica— también están basadas en una noción de la Era I que considera el cuerpo humano como un fenómeno esencialmente mecanicista.

Según Dossey, el siglo XIX vio el nacimiento de la medicina de la Era II a partir del reconocimiento del efecto placebo. Caracterizado por una perspectiva mente-cuerpo, el pensamiento de la Era II fomentó la aparición del psicoanálisis y la psiquiatría. Así, la medicina de la Era II se basa en el hecho de que nuestra mente y nuestro cuerpo están interconectados de manera tal que nuestra conciencia puede beneficiar a nuestra fisiología de maneras demostrables.

Este es el «poder del pensamiento positivo», para usar una frase emblemática del Dr. Norman Vincent Peale. Juntamente con el de la Era I, el pensamiento de la Era II está sólidamente establecido en el paradigma médico de hoy en día.

La chica nueva de la clase, que está expandiendo los parámetros médicos actuales a un ritmo exponencial, es la medicina de la Era III, también llamada «no local». *La piedra angular del pensamiento de la Era III es que la conciencia humana, al ser de naturaleza no local, es capaz de operar fuera de los confines del cuerpo físico —e incluso fuera de la mente individual— para promover la sanación en el mismo ser o en otros.*

La evidencia documentada para demostrar este fenómeno es abundante y sorprendente. Invito a quienes estén interesados en este tema a leer *Sanación consciente* como un trampolín hacia una evaluación más completa de la evidencia irrefutable que sirve de fundamento a la medicina de la Era III y a la sanación no local.

## Algunas observaciones

Habiendo esbozado el perfil histórico básico de las Eras I, II y III, ahora podemos hacer unas cuantas observaciones importantes que nos serán de utilidad cuando exploremos el ADN desde tres perspectivas complementarias entre sí, en las secciones siguientes.

Tal como se muestra en la figura 6, podemos conceptualizar la medicina de la Era I como *impersonal*, la medicina de la Era II como *personal* y la medicina de la Era III como *transpersonal*. Dicho en otras palabras, la medicina de la Era I, que considera que el cuerpo humano es una máquina sin mente, busca sanar sin tener en cuenta la identidad individual. Virando hacia el polo opuesto, los esfuerzos terapéuticos de la medicina de la Era II, al ser desarrollados fundamentalmente por medio de la psicología, se centran casi exclusivamente en la mente individualizada.

Un marco teórico paralelo considera la Era I como una función de la mente *subconsciente*, la Era II como un reflejo de la mente *consciente*, y la Era III como la que surge de la mente *supraconsciente* que está a cargo de toda la creación (fig. 6).

La medicina de la Era III, que supera y trasciende las Eras I y II, se basa en una comprensión novedosa de tres verdades relacionadas:

1. Es un patrón de conciencia lo que da origen al cuerpo así como a la mente egotista.

2. Al trabajar con el patrón de conciencia es posible trascender la curación —el objetivo de las Eras I y II— y adoptar un nuevo paradigma de sanación permanente y transformación radical.

3. La sanación y la transformación de que hablamos son, en última instancia, «transpersonales» y ocurren de manera no local por acción de la mente supraconsciente, o campo de la conciencia, la cual nos conecta a todos porque todos procedemos de ella.

La medicina de la Era III se diferencia de la medicina de la Era I en que la primera promueve la sanación y la transformación en un plano que trasciende nuestra naturaleza física de carácter animal, pero que sin embargo da origen a esta.

De manera similar, la medicina de la Era III se aparta de la medicina de la Era II al reconocer que la unidad fundamental detrás de toda individualidad es el dominio desde donde toda sanación y transformación genuinas deben iniciarse. De hecho, muchas técnicas de la Era III, tales como el método Regenetics, ni siquiera requieren que los facilitadores sepan algo acerca de los problemas o los diagnósticos de los receptores para poder obtener beneficios profundos y duraderos. Esto es así debido a que desde la perspectiva de la medicina de la Era III, lo que hace sanar al receptor no es la mente egotista individual, sino la Mente espiritual «transpersonal» —es decir, el campo de la conciencia de nuestra existencia colectiva, donde todo es uno, todo es conocido y todo está bien hecho.

Por esta razón, se debe reconocer que la sanación de la Era III ocurre *a través de* los sanadores individuales, pero sin embargo no proviene *de* ellos. Es por esto que Leigh y yo nos llamamos fundadores —y no creadores— de la Potenciación y el Regenetics.

En este Método, al igual que en cualquier técnica genuina de la Era III, es fundamental dejarnos usar como un vehículo a través del cual la conciencia hiperdimensional pueda fluir para ayudar a nuestro propio ser o a otro ser en el camino evolutivo.

## Las tres Eras de la medicina

| ERA I<br>Genética | ERA II<br>Epigenética | ERA III<br>Metagenética |
|---|---|---|
| **cuerpo** | **mente** | **espíritu** |
| poder físico | poder del pensamiento positivo | poder del sentimiento positivo |
| cuerpo | cabeza (cerebro) | corazón |
| basado en el cuerpo | local | no local |
| impersonal | personal | transpersonal |
| mente subconsciente | mente consciente (ego) | mente supraconsciente (Ser Superior) |
| animalista | individualista | unitaria |
| dominio de la materia | dominio de la luz (espacio-tiempo) | dominio del sonido (tiempo-espacio) |
| ADN codificante | proteínas (membrana celular) | ADN potencial |
| lo innato (ADN) | lo adquirido (entorno) | la conciencia |
| fatalismo genético | autodeterminismo genético | "diseño inteligente" |

**dirección evolutiva de la medicina**

$\longrightarrow$

**Figura 6. Las tres Eras de la medicina**

**El cuadro de arriba resume la evolución del campo de la medicina a través de tres Eras que se corresponden con el desarrollo de la genética, la epigenética y la metagenética.**

Como también se muestra en la figura 6, puede ser útil conceptualizar lo siguiente:

1. La medicina de la Era I se concentra en el *dominio de la materia.*

2. La medicina de la Era II se enfoca en la bioenergía, en el *dominio de la luz (el espacio-tiempo).*

3. La medicina de la Era III reconoce la primacía de la conciencia bioenergética en el *dominio del sonido* (el tiempo-espacio) para la sanación y la transformación.

Dicho de otra manera, la Era I ignora por completo la bioenergía en su ingenua creencia de que el mundo material es todo lo que vale la pena considerar para propósitos médicos. En cambio, la Era II manifiesta un reconocimiento del rol que desempeña la conciencia para mantener o mejorar el bienestar. Sin embargo, la medicina de la Era II no llega a ser capaz de activar nuestro extraordinario potencial autosanador en la medida que restringe su funcionamiento a técnicas localizadas, individualizadas, basadas en la luz y predominantemente mentales.

En este sentido, yo parto de una perspectiva chamánica que considera que la luz y el pensamiento son energías equivalentes. Asimismo, la nueva física explica que el acto de pensar produce corrientes eléctricas que generan ondas torsionales de luz —de manera similar a como las ondas sonoras audibles producen ondas de torsión de sonido.

*Las técnicas de la Era II actúan por medio de la luz dentro del dominio de la luz y, por tanto, su capacidad para restablecer y modificar nuestro patrón de conciencia queda limitada al no utilizar el sonido para acceder y modificar el dominio del sonido.*

Las observaciones anteriores con relación a los medios terapéuticos de la Era II dan cierta luz acerca de por qué la psicoterapia y la orientación no parecen llevar a ningún lado, los tratamientos para la eliminación de alergias parecen no acabar nunca, y muchas formas de medicina energética parecen no servir de mucho.

## De la luz hacia el sonido

En su magistral exploración de la música y la conciencia, *The World Is Sound,* Joachim-Ernst Berendt expresa maravillosamente esta transición evolutiva de la Era III de hoy en día: desde un enfoque centrado en los dominios de la materia y de la luz hacia una comprensión más holística de la realidad que se funda en el dominio del sonido.

Según escribe Berendt: «Muchos destacados académicos, científicos, psicólogos, filósofos y escritores han descrito y circunscrito la Nueva Conciencia. Pero hay un aspecto que no se ha señalado: que esta será la conciencia de gente que escucha».

Para esclarecer: «El nuevo hombre será un hombre escuchador —o jamás llegará a existir—. Será capaz de percibir sonidos de una manera que hoy ni siquiera podemos imaginar».

Berendt explica que los seres humanos modernos «con su interés desproporcionado en ver, han provocado el exceso de racionalidad, análisis y abstracción cuyo colapso estamos ahora presenciando [...] Vivir casi exclusivamente a través de los ojos nos ha llevado a casi no vivir en absoluto».

Por el contrario, históricamente hablando:

[Dondequiera que] Dios se reveló a sí mismo a los seres humanos: fue escuchado. Es posible que haya aparecido en forma de luz, pero para ser entendido, tuvieron que escuchar su voz. "Y Dios habló" es una frase común en todas las Sagradas Escrituras. Los oídos son la puerta de entrada.

Asimismo, Berendt resalta que el *cambio* colectivo en la conciencia de la humanidad solo se producirá «cuando hayamos aprendido a usar nuestro sentido de la audición plenamente», y cita a Isaías: «Oíd, y vuestra alma vivirá».

Esta línea de razonamiento también se refleja en el maravilloso pequeño libro de Dennis Holtje titulado *From Light to Sound: The Spiritual Progression*, donde explica: «La impresionante simplicidad de la energía del sonido desconcierta la mente. Estamos acostumbrados a usar la mente para resolver todos los dilemas de la vida, sin darnos cuenta de que la [...] energía del sonido [...] proporciona la solución permanente de una existencia espiritual despierta».

El uso del sonido para restablecer y hacer evolucionar nuestro patrón de conciencia en el dominio del sonido, y así proporcionar la «solución permanente de una existencia espiritual despierta», describe perfectamente cómo la Potenciación y el Regenetics han funcionado para muchas personas. Literalmente, este Método es «para aquellos con oídos para oír».

Ahora bien, para evitar confusiones, permítame resaltar una vez más que la energía sónica transformadora a la que se hace referencia es de naturaleza *hiperdimensional*.

Es absolutamente cierto que podemos producir sonidos audibles aquí en el espacio-tiempo para estimular la reprogramación —vía el ADN— de nuestros patrones sónicos en el tiempo-espacio.

Pero por favor entiéndase que casi de la misma forma en que el pensamiento crea ondas de torsión de luz, los sonidos que hacemos aquí generan ondas de torsión de sonido sutiles, que técnicamente son inaudibles para la mayoría de las personas, por lo que deben ser «escuchadas» energenéticamente, con el «oído interior».

La íntima relación entre el sonido, el lenguaje y el ADN se explorará con más detalle en el capítulo siguiente. Pero primero, vamos a presentar tres perspectivas con respecto al ADN que se corresponden con el desarrollo histórico de las Eras I, II y III en el campo de la medicina.

## Era I: la genética

En esta sección y en las siguientes puede resultar útil usar la figura 6 como referencia mientras examinamos tres puntos de vista distintos, aunque complementarios entre sí, con respecto al ADN.

Entonces, ¿qué *es* el ADN? La respuesta más simple es que el ADN o ácido desoxirribonucleico es una molécula de dos hebras cuya forma es similar a una doble hélice y está compuesto por diversas combinaciones de estructuras químicas llamadas nucleótidos, formadas a partir de cuatro bases singulares.

La doble hélice del ADN se estabiliza por medio de los puentes de hidrógeno que unen las bases y que están adheridos a cada una de las hebras como los peldaños de una escalera. Las cuatro bases del ADN se llaman: adenina (Símb. *A*), citosina (*C*), guanina (*G*) y timina (*T*).

El descubrimiento del ADN en 1953 por James Watson y Francis Crick no tardó en dar origen a una elaborada ciencia genética dedicada al estudio de las propiedades bioquímicas de la molécula de la vida, y aunque hay mucho más que podría decirse acerca del ADN a modo de introducción, para nuestros actuales propósitos lo más importante es reconocer que *la ciencia genética entiende el ADN como un fenómeno puramente molecular y bioquímico, sin relación alguna con la bioenergía, la conciencia o el espíritu.*

Hay que considerar que el ADN definitivamente *es* una molécula o un emparejamiento de moléculas. Al principio, esto es quizá lo primero que salta a la vista; pero también hay que reconocer que tal interpretación, intrínsecamente del tipo Era I en su concepto del ADN como algo material, constituye una comprensión superficial y newtoniana del ADN —una que ignora completamente los aspectos cuánticos y no locales de este.

Al ignorar las cualidades energéticas del ADN, la ciencia genética convencional, muy al estilo de la Era I, ha llegado a contemplar el ADN únicamente como una máquina capaz de replicarse a sí misma con el propósito de construir proteínas, células, tejidos, órganos y, finalmente, cuerpos. Esta forma de definir el ADN a su vez ha conducido hacia intentos crudamente mecanicistas (típicos de la Era I) para manipularlo, tales como el empalme génico y la terapia génica.

Además, definir el ADN únicamente en términos bioquímicos ha fomentado la creencia problemática de que el ADN es el «cerebro» de la célula y que controla la expresión génica de una manera robótica y predeterminada. Esta creencia ha dado lugar a un fatalismo genético generalizado, cuya dudosa afirmación de que la mayoría de las enfermedades son hereditarias —y por lo tanto están más allá de nuestro control— se utiliza para vender productos farmacéuticos e intervenciones quirúrgicas innecesarios a las masas crédulas.

En pocas palabras, *la genética convencional ve el ADN nada más que como una molécula física cuya actividad es primaria* (fig. 8). Si este fuese realmente el caso, significaría que lo «innato» es más directamente responsable de nuestra experiencia de la realidad que lo «adquirido».

Afortunadamente, en los últimos años ha surgido un segundo enfoque que desafía la «primacía del ADN» y la idea de que lo adquirido es menos importante para nuestra salud y bienestar que lo innato.

## Era II: la epigenética

Exploremos el trabajo pionero del biólogo Bruce Lipton, uno de los fundadores de la ciencia de la epigenética, la cual representa un abandono radical del enfoque de la genética tradicional y menoscaba la suposición, sostenida por mucho tiempo, de que el ADN y lo innato son primarios.

El siguiente pasaje de la versión en español del libro de Lipton *La biología de la creencia* resume perfectamente los principios básicos de la genética convencional:

> *El dogma central* [...] también conocido como «la supremacía del ADN», define el flujo de información en los organismos biológicos [...] en una única dirección, del ADN al ARN y de éste a la proteína. El ADN representa la memoria de largo plazo de las células, que se transmite de generación en generación. El ARN, una copia inestable de la molécula de ADN, es la memoria activa o inmediata que las células utilizan como molde físico a la hora de sintetizar proteínas. Las proteínas son los elementos básicos moleculares que posibilitan la estructura y el funcionamiento de la célula. El ADN se considera la «fuente de origen» que regula las características de las proteínas de la célula, y de ahí la idea de la supremacía del ADN, que significa literalmente «superioridad jerárquica».

La teoría epigenética de Lipton, que se desarrolló a partir de su perseverante estudio de los efectos de nuestros pensamientos y creencias en nuestro funcionamiento genético y nuestra salud en general, demuestra efectivamente que este «dogma central» no es más que eso.

A diferencia de la concepción materialista y mecanicista del dogma central de la ciencia genética, la investigación citada de Lipton revela claramente que nuestra propia conciencia influye siempre e inevitablemente en nuestro funcionamiento genético y celular, al menos hasta cierto punto. Según la epigenética, lo anterior se debe a que la membrana celular (y no el ADN dentro de la célula) es el cerebro de la célula. El ADN es simplemente el sistema reproductor de la célula.

Lipton cita el hecho de que las células enucleadas (es decir, las células cuyos núcleos y ADN han sido extraídos) mueren, como evidencia de que «el núcleo no es el cerebro de la célula: ¡el núcleo es la gónada de la célula!». Y dice, además: «Los teóricos que sostienen que el destino está en los genes obviamente han ignorado la ciencia centenaria acerca de las células enucleadas».

Según el modelo epigenético, los genes en el ADN simplemente almacenan las instrucciones para la propagación de una especie determinada. En otras palabras, la función principal del ADN no es «pensar» o interactuar con el entorno, sino transmitir —de forma automática e irracional— la codificación genética básica que da origen a un ser humano o a un chimpancé.

En palabras de Lipton: «la epigenética, que literalmente significa "control sobre la genética" cambia radicalmente nuestra comprensión de cómo la vida es controlada». La investigación epigenética establece que «los patrones del ADN, transmitidos a través de los genes, no se encuentran fijos de manera definitiva al momento de nacer».

La encargada de «pensar», epigenéticamente hablando, es la membrana celular; específicamente, los diversos tipos de proteínas reguladoras entrelazadas en la membrana. Se ha documentado que estas últimas se reconfiguran en respuesta a estímulos ambientales entre los que se incluyen las toxinas, los traumas, las energías, los pensamientos y las creencias.

Lipton resalta que «los genes no son el destino» y que «las influencias medioambientales, entre las que se incluyen la nutrición, el estrés y las emociones, pueden modificar [...] los genes, sin alterar su patrón básico. Y estas modificaciones [...] pueden transmitirse a las generaciones futuras con la misma certeza que los patrones del ADN se transmiten a través de la doble hélice».

La epigenética explica cómo las señales del entorno dan instrucciones a las proteínas cromosómicas para que cambien de forma, lo que a su vez determina qué partes del ADN serán «leídas» y podrán expresarse. Esta teoría sostiene que la actividad de los genes es regulada, en última instancia, «por la presencia o la ausencia de las proteínas [...] que a su vez están controladas por las señales del entorno».

«La historia del control epigenético es la historia de cómo las señales del entorno controlan la actividad de los genes [...] Ahora resulta evidente que [...] la primacía del ADN [...] está pasada de moda». Una visión actualizada, según Lipton, debería llamarse «la primacía del entorno» (fig. 8).

A diferencia del viejo modelo genético vertical que consagra al ADN y a lo innato en la cúspide del orden jerárquico, según la primacía del entorno, «el flujo de información en biología comienza con una señal del entorno, luego va hacia una proteína reguladora», y recién después pasa hacia «el ADN, el ARN y hacia el resultado final: una proteína».

Partiendo de la breve reseña anterior, podemos hacer tres observaciones sumamente importantes acerca de la epigenética.

En primer lugar, ha de resultar fácilmente evidente que mientras la genética atribuye mayor poder a lo innato, la epigenética considera que lo adquirido es incluso más esencial para la vida. Así, la epigenética proporciona un contrapunto bastante necesario al antiguo estudio unilateral de la biología (fig. 7).

Una segunda observación es que al proporcionar mayor equilibrio a las ciencias biológicas, la epigenética nos da la capacidad de trascender el fatalismo genético y aceptar el hecho de que nuestros propios pensamientos y creencias juegan un papel importante en la creación de la salud o la enfermedad. Lipton sostiene que «en lugar de estar "programadas" por nuestros genes, nuestras vidas están controladas por nuestras percepciones de las experiencias que vivimos».

La tercera observación es que, no obstante la impresionante ciencia que la respalda, a fin de cuentas la epigenética representa básicamente un enfoque mente-cuerpo para comprender e interactuar con nuestro funcionamiento biológico. El concepto básico detrás de este «nuevo paradigma» no es nada nuevo, pues Norman Vincent Peale lo resumió hace décadas cuando escribió: «Cambia tus pensamientos y cambiarás tu mundo».

Un corolario importante de esta tercera observación es que, en su esencia, *la epigenética surge directamente del pensamiento de la Era II*. En última instancia, la epigenética está basada en la luz y, por tanto, está limitada en su capacidad de explicar o promover una sanación y transformación total y cabal.

A continuación vamos a resaltar brevemente algunos problemas asociados con la epigenética, para luego presentar el enfoque de la Era III con respecto a las biociencias: «la metagenética».

## Problemas con el modelo epigenético

Yo soy un gran admirador de Bruce Lipton y aplaudo sus éxitos y sus esfuerzos en la elaboración de una valiosa vía de investigación en las ciencias biológicas. Al señalar que la epigenética es un enfoque de la Era II con algunas deficiencias significativas, no pretendo en absoluto restar importancia a este modelo tan útil y necesario. Por el contrario, al llamar la atención hacia los «vacíos» en la epigenética, mi intención es hacer la transición hacia un enfoque todavía más revolucionario de la ciencia genética y la sanación, que esté en consonancia con la corriente evolutiva de la medicina de la Era III.

Si el poder del pensamiento positivo lo es todo, si las afirmaciones y las visualizaciones son la clave definitiva para la sanación, si para transformar nuestra realidad basta con adoptar una actitud mental del tipo «no te preocupes, sé feliz», ¿por qué para tanta gente —incluyéndome a mí— tales enfoques de la Era II no han funcionado?

Me pasé gran parte de una década intentando sin éxito mejorar mi salud por medio de una combinación de técnicas de la Era I y de la Era II, desde dietas de alimentos crudos y terapia Rife hasta la psicología orientada a procesos. Pero fue solo cuando abracé el potencial transformador y «transpersonal» de la Era III que mi salud se restableció.

Hay varios problemas con el modelo epigenético que vale la pena mencionar. Para empezar, como se señaló anteriormente, la epigenética está restringida al dominio de la luz, lo cual reduce su capacidad de efectuar una sanación y transformación total, en la medida en que no puede acceder o modificar el patrón de nuestra conciencia en el dominio del sonido (figs. 6 y 7).

En segundo lugar, la epigenética tiene que ver con el espacio-tiempo y por lo tanto constituye un modelo «local» que ignora en gran medida la esencia no local de nuestro ser en el tiempo-espacio (figs. 6 y 7). Especialmente en este punto, la teoría epigenética puede inducir a error. Aunque nuestros propios pensamientos y creencias sí afectan nuestra realidad en el espacio-tiempo, en el sentido más estricto, estos no la *crean*.

Lipton así lo ha reconocido, al escribir que «el alma o espíritu» representa «la fuerza creadora detrás de la conciencia, que da forma a nuestra realidad física». De hecho, «la estructura del universo está hecha a la imagen de su campo subyacente».

En la práctica, sin embargo, la epigenética pasa por alto el campo de la conciencia. Si bien reconoce que los seres humanos somos «vehículos exploradores de la Tierra» en constante diálogo con nuestro «controlador/Espíritu», el modelo de Lipton no llega a investigar las profundas ramificaciones «metagenéticas» de este concepto. En su lugar, Lipton se enfoca en el «control» epigenético sobre nuestras vidas. Pero aquí, en el espacio-tiempo, es muy poco lo que realmente controlamos.

*A pesar de que tenemos libre albedrío para interpretar y responder a eventos y situaciones de la manera que queramos, nuestra identidad espiritual superior en el campo de la conciencia —la cual puede conceptualizarse como nuestro Ser Superior— es quien, a fin de cuentas, controla las experiencias que vivimos.*

Comparados con la Conciencia engendradora de la realidad, que existe en el dominio del sonido y que da origen a la intuición, la imaginación y la inspiración, cualesquiera de los así llamados pensamientos que provienen del dominio de la luz son alguna forma de conciencia egotista y corporal, cuya capacidad de alterar la realidad es bastante limitada.

En lugar de hablar de control para describir el impacto que nuestras percepciones personales tienen sobre nuestras experiencias, tal vez sería más exacto decir que nuestras propias percepciones de los sucesos y situaciones nos ayudan a «dirigirlos» epigenéticamente.

En tercer lugar, un punto relacionado con lo anterior: al estilo característico de la Era II, la epigenética es bastante individualista, en su mayor parte centrada en los pensamientos y creencias del individuo (figs. 6 y 7). Si bien este enfoque laudablemente incita a las personas a asumir la responsabilidad de sus vidas, también puede tener el efecto no intencionado de disuadirlas de que se vean a sí mismas como seres espirituales en un viaje humano, que comparten un origen más colectivo y unificado fuera de su entorno físico inmediato.

Otro aspecto importante es que se deja en el aire la idea de que tal vez existan aplicaciones útiles, que podrían entenderse y comprobarse por medio de las biociencias, para enfocarnos fuera de nuestro espacio-tiempo localizado y centrarnos en nuestros modelos espirituales del reino no localizado del tiempo-espacio. En otras palabras, en el modelo epigenético elaborado por Lipton, la «fuerza creadora» espiritual que opera en el dominio del sonido queda como un concepto nebuloso y básicamente inservible, que —en su mayor parte o del todo— se descarta. En cambio, desde la perspectiva de la medicina de la Era III, esta misma fuerza creadora —a la que hemos llamado energía de torsión, bioenergía y conciencia— es la clave para la sanación y la transformación.

Finalmente, hay dos problemas adicionales con la epigenética, que se van a entender mejor en retrospectiva, cuando hablemos de las implicancias de la teoría metagenética en la siguiente sección y en el siguiente capítulo, pero por ahora solo es necesario mencionarlos:

1. Cuando la epigenética desestima el rol que cumple el ADN en términos de la conciencia y de nuestra experiencia consciente de la realidad, no está tomando en cuenta un noventa y siete por ciento de la molécula de ADN.

2. Puesto que la epigenética ignora la mayor parte del ADN, donde tiene lugar nuestra conexión metagenética con el campo de la conciencia, esta no puede explicar el origen y la evolución de las especies más allá de lo que puede hacerlo la genética. Solo la metagenética puede explicar estos dos fenómenos interrelacionados.

## Era III: la metagenética

A fin de comprender los principios de la metagenética, y cómo esta ciencia revolucionaria supera y trasciende tanto a la genética como a la epigenética, es necesario tener absolutamente claro el concepto que las Eras I y II tienen del ADN. Según el modelo genético que surgió del pensamiento de la Era I, *solo un tres por ciento del ADN merece ser estudiado*. No hubo ningún error tipográfico en la afirmación anterior. Hace décadas, la genética convencional desestimó ¡*un noventa y siete por ciento* de la molécula de ADN! El tres por ciento del ADN al que se observó «hacer algo» —es decir, construir proteínas— es el llamado «exón» o «ADN codificante». El resto —el cual, desde una perspectiva materialista, parece «no hacer nada»— es el denominado «intrón», «ADN no codificante» o simplemente «chatarra» (fig. 9).

Se han propuesto varias teorías para explicar el ADN «chatarra». Según algunos genetistas, estas áreas cromosómicas podrían ser lo que ha quedado de los «seudogenes» arcaicos que han sido descartados y fragmentados durante la evolución. Otra idea es que el ADN «chatarra» representa el ADN acumulado de los retrovirus. También se piensa que este podría constituir un banco de datos de las secuencias a partir de las cuales surgen nuevos genes.

Afortunadamente, más y más científicos que se han preguntado cómo podría la naturaleza ser tan abrumadoramente ineficiente están comenzando a reconsiderar el ADN «chatarra». En breve hablaremos más sobre este tema.

Cuando se habla del ADN en la teoría epigenética de la Era II, casi siempre se está haciendo referencia al tres por ciento del ADN codificante cuya actividad ha sido estudiada por la genética tradicional. Al menos en este aspecto, la epigenética no es esencialmente distinta de la genética: ambas teorías descartan la mayor parte del aparato genético. De hecho, usted no encontrará mención alguna del ADN «chatarra» en ninguna parte de *La biología de la creencia*.

No obstante, hallazgos recientes han indicado que el ADN «chatarra» tiene varias funciones de suma importancia. La misma subsistencia del ADN no codificante durante miles de millones de años de evolución, en vez de significar detrito genético, proporciona evidencia sugestiva de tales funciones.

Asimismo, una gran cantidad de investigación del tipo Era III en el campo de la genética de ondas ha arrojado luz sobre la extraordinaria actividad metagenética en el ADN «chatarra». Este noventa y siete por ciento de la molécula de ADN, al que Leigh y yo llamamos ADN *potencial*, parece tener mucho más que ver con la creación de una especie específica de lo que se ha reconocido anteriormente (fig. 9).

Por ejemplo, si examinamos únicamente la pequeña porción de ADN compuesta por exones, prácticamente no existe diferencia, en cuanto a la genética, entre un ser humano y un roedor. Incluso con respecto a los exones, ¡es muy poco lo que diferencia a un ser humano de otro!

Otros que han estudiado los misterios del ADN «chatarra», o ADN potencial, han concluido que el tres por ciento del genoma humano directamente responsable de la construcción de proteínas simplemente no contiene información suficiente para construir *ningún* tipo de cuerpo.

Frente a este rompecabezas, muchos científicos han empezado a prestar atención a estructuras fascinantes llamadas «ADN saltarín» o «transposones», que se encuentran en el supuestamente despreciable noventa y siete por ciento del ADN.

En 1983, Barbara McClintock recibió el premio Nobel por el descubrimiento de los transposones. Ella y otros biólogos acuñaron el término «ADN saltarín» por una buena razón —según señaló David Wilcock—, ya que «este millón de proteínas diferentes puede desprenderse de una parte, moverse hacia otra parte y así reescribir el código del ADN».

Esta misteriosa y maleable porción mayoritaria de ADN, que solo basándonos en la observación lógica vemos que ha de llevar a cabo funciones significativas para el organismo, es donde se enfoca la metagenética. Esta ciencia emergente, notablemente corroborada y aplicada a través del trabajo de Peter Gariaev en la genética de ondas, entiende que *el ADN potencial constituye la interfaz entre el organismo biológico y la «onda de vida hiperdimensional».*

La onda de vida, que se origina en el tiempo-espacio, es la responsable de dar lugar a una determinada especie física o identidad individual en el espacio-tiempo, dirigiendo de manera no local la actividad del tres por ciento del ADN codificante para construir los cuerpos individualizados específicos de cada especie (fig. 9).

Mientras que la epigenética nos permite dirigir hasta cierto límite la expresión génica y el funcionamiento celular desde nuestra ubicación local en el espacio-tiempo, lo que más directamente *controla* nuestros patrones genéticos individuales y colectivos es el campo de la conciencia metagenética en el tiempo-espacio.

Debido a que la conciencia es la que dicta nuestra realidad biológica, y no al revés, acuñé el término *metagenética* para destacar la naturaleza en última instancia *metafísica* del funcionamiento genético.

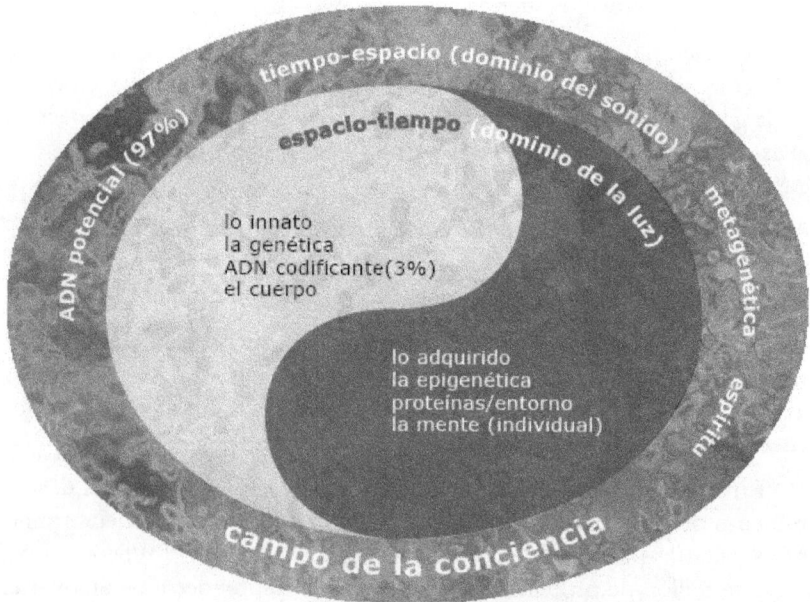

**Figura 7. La primacía de la conciencia**

**Esta figura demuestra que la genética y la epigenética no son mutuamente excluyentes, sino que están subsumidas y reconciliadas por la metagenética, la cual entiende que tanto lo innato como lo adquirido son funciones de la conciencia.**

Ahora estamos en condiciones de reemplazar tanto la primacía del ADN o la primacía del entorno, por ese algo que subsume tanto lo innato como lo adquirido y resuelve su aparente contradicción dentro del campo unificado: la primacía de la conciencia.

La primacía de la conciencia hace fácil ver que el verdadero «cerebro» detrás de la mayor parte de nuestro funcionamiento biológico no reside ni en el ADN ni en la membrana celular, sino en el dominio del sonido del tiempo-espacio.

En el modelo metagenético de la Era III, *la función primordial de la mayor parte del ADN es mediar energenéticamente entre nuestra mente colectiva en el campo de la conciencia y nuestros cuerpos (Era I) y cerebros (Era II) individuales, los cuales existen como expresiones de este campo bioenergético en el espacio-tiempo.*

En el próximo capítulo, vamos a examinar la forma precisa en que el ADN funciona como punto de conexión entre el tiempo-espacio y el espacio-tiempo, enfocándonos especialmente en el papel protagónico que desempeña el lenguaje humano en la activación del ADN.

# CAPÍTULO 6

## La activación del ADN

Hasta el momento hemos hecho un trabajo razonable para dar respuesta a la pregunta, *¿Qué es el ADN?*

En este capítulo y en el siguiente, mientras ampliamos nuestra comprensión del ADN, vamos a explorar las tres preguntas que quedaron pendientes de las que planteamos en el capítulo 3, que son esenciales para cualquier discusión acerca de la sanación y la transformación auténticas:

*¿Existe relación entre el patrón bioenergético y el ADN?*

*¿Qué papel, si alguno, juega el ADN como intermediario entre nuestro patrón bioenergético y nuestra estructura biológica?*

*¿Cómo podría ser posible activar el ADN a fin de corregir las distorsiones en el patrón bioenergético y así promover la sanación y la transformación?*

Quiero recordar a los lectores que, junto con el anterior, este capítulo es la parte más cerebral de *Potencie su ADN*. Si bien este material es esencial para una comprensión intelectual de la filosofía en que se basa la Potenciación y el método Regenetics, no es en absoluto *necesario* para poder realizar este trabajo y obtener sus enormes beneficios. Ahora bien, los conceptos que voy a presentar están entre los más provocativos y revolucionarios que usted pueda llegar a encontrar en el campo de las biociencias.

## Una revisión rápida

En el último capítulo se hizo evidente que, dependiendo de la perspectiva que uno tenga, el ADN puede dar la impresión de ser varias cosas.

107

Según la versión de las biociencias correspondiente a la Era I, la genética, el ADN es el aspecto primario de los organismos vivos, que rige de alguna manera el origen y la evolución de las especies, independientemente de otros factores (fig. 8). Este punto de vista es refutado por la epigenética, biociencia de la Era II, la cual considera el ADN como simplemente la gónada de la célula. Según la epigenética, el ADN es en realidad menos importante que las proteínas celulares. A estas últimas se las considera responsables de regular la expresión y la evolución del ADN por medio de su interacción con los estímulos del entorno (fig. 8).

Al formular sus teorías acerca de cómo las especies evolucionan y se reproducen a sí mismas, tanto los genetistas como los epigenetistas solo tienen en cuenta una pequeña fracción de la molécula de ADN: el llamado ADN codificante, al cual pueden observar comunicándose con el ARN para construir proteínas y, por último, organismos (fig. 7).

La cuestión aquí es que el ADN codificante solo constituye el tres por ciento de la molécula de ADN. Esto ha llevado a la genética tradicional a despreciar el otro noventa y siete por ciento como «chatarra». La epigenética no repara en esta percepción tan errónea del ADN no codificante por la sencilla razón de que aquella no presta mayor atención al ADN, sino a la actividad de las proteínas reguladoras de la membrana celular.

Tanto la genética como la epigenética descartan el ADN «chatarra», que propongo llamar ADN potencial, debido a que ninguna de estas ciencias es capaz de explicar lo que el ADN es o lo que hace. En respuesta al misterio que representa el ADN potencial, la genética ha relegado esta parte vital del genoma a la categoría de basura, mientras que la epigenética lo ha ignorado por completo.

Solo la metagenética, biociencia de la Era III, ha examinado la naturaleza del ADN potencial sin agendas teóricas de oposición y con una mentalidad completamente abierta en cuanto a la primacía de la conciencia (fig. 7). La metagenética —un término que comprende un conjunto de disciplinas relacionadas entra las que se encuentran la bioholografía cuántica, la lingüística genética, la genética de ondas y el Regenetics— acepta dos de las premisas principales de la genética y la epigenética, a saber:

1. La parte codificante de la molécula de ADN es físicamente responsable de la construcción de proteínas.

2. Las proteínas reguladoras desempeñan una función importante al interactuar con las señales del entorno para determinar los genes en el ADN codificante que van a silenciarse y los que van a expresarse.

A partir de lo anterior, debe resultar evidente que la metagenética subsume aspectos fundamentales e irrefutables de la genética y la epigenética y, por tanto, respeta la importancia relativa tanto de lo innato (genética) como de lo adquirido (epigenética) en la experiencia humana.

Al establecer la primacía de la conciencia, la metagenética proporciona un marco conceptual amplio bajo el cual se puede resolver la aparente dualidad entre lo innato y lo adquirido (fig. 7). En concreto, la metagenética propone que tanto lo innato como las condiciones de la realidad que dan origen a lo adquirido emergen de —y están controlados por— la energía consciente que construye y dirige nuestra experiencia biológica de una manera inteligente.

Al plantear esto, la teoría metagenética llama la atención sobre los puntos ciegos de la Era I y la Era II, particularmente en lo que respecta al propósito y a la función del ADN potencial.

Según la metagenética, el ADN potencial es cualquier cosa menos «chatarra». De hecho, *el ADN potencial cumple la función verdaderamente esencial de conectarnos energenéticamente con nuestro patrón bioenergético en el campo de la conciencia* (figs. 7, 8 y 9). Así, este regula la expresión celular —y hasta el origen y la evolución de las especies— de una manera que la genética no puede siquiera empezar a explicar y que la epigenética está muy lejos de justificar.

Al explicar el papel que el ADN potencial desempeña en el origen y la evolución de las especies, la metagenética revela que tanto la genética como la epigenética solo controlan nuestras vidas de manera relativa, en comparación con la energía espiritual subyacente que engendra, sustenta y desarrolla la vida: la conciencia.

## Adaptación frente a evolución

Podríamos continuar refinando indefinidamente nuestra comprensión de los muchos elementos que distinguen cada uno de los tres enfoques sobre la biología que se corresponden con las tres Eras de la medicina inicialmente expuestas por Larry Dossey. Pero para ir al grano, hay un tema en particular que establece la distinción entre la genética, la epigenética y la metagenética como ningún otro: la evolución.

Al estilo característico de la Era I, la genética ve la evolución desde una perspectiva darwiniana, según la cual la «mutación al azar» en el ADN es la que da lugar al origen y evolución de las especies. En la mayoría de los casos, se piensa que lo que produce tal mutación genética mecanicista

—la cual erróneamente se cree que ocurre en ausencia de interacciones conscientes o ambientales— es la llamada ley de «selección natural».

En cierto modo, según la teoría evolucionista de la genética, solo las cualidades «más aptas» de una especie «sobreviven» al ser transmitidas a las nuevas generaciones. Tal es la lógica que respalda la noción de «la supervivencia del más apto».

Son numerosos los problemas que presenta este modelo de la Era I, que cada vez más científicos de hoy en día consideran obsoleto. A continuación, voy a mencionar los tres problemas que resultan más relevantes para nuestra discusión sobre la activación del ADN.

Para empezar, la interpretación darwiniana de la evolución es totalmente determinista y da lugar al fatalismo genético, así como a la mentalidad de víctima que caracteriza la propaganda que difunde el sistema médico-farmacéutico hasta el día de hoy. Sin embargo, según se explicó en el capítulo anterior, la ciencia epigenética de la Era II establece claramente que tenemos un nivel apreciable de capacidad para dirigir nuestra propia expresión genética.

En segundo lugar, lo que la genética denomina evolución debería en realidad denominarse *adaptación* medioambiental. Por un lado, es un hecho que las especies normalmente se adaptan a los desafíos medioambientales desarrollando nuevos atributos.

En un experimento frecuentemente citado, que demuestra este fenómeno bajo condiciones de laboratorio, se colocaron bacterias intolerantes a la lactosa en un cultivo donde su única fuente alimenticia era la lactosa. ¿Qué cree que estas bacterias aprendieron a hacer muy rápidamente? Exactamente. La colonia en su conjunto se adaptó genéticamente, a fin de poder alimentarse de lactosa.

Por otro lado, el intento de usar el modelo de la genética para explicar la *evolución* de las especies *en otras totalmente diferentes* ha fracasado rotundamente. Superando ampliamente el alcance de la «evolución» paso-a-paso —que no es más que una adaptación al medio ambiente— el registro fósil revela que las especies realmente *evolucionan* de manera intermitente: saltan fases que desde el punto de vista darwiniano parecerían ser críticas en el desarrollo.

La especie humana encabeza una larga lista de especies cuya evolución ha desconcertado a los genetistas. Aunque durante más de un siglo, con base en conceptos darwinianos ferozmente sostenidos, se ha asumido la existencia de un «eslabón perdido», muchos están convencidos de que ni siquiera el reciente descubrimiento sensacionalista de un nuevo tipo de homínido satisface todos los criterios para ser considerado un ancestro directo del ser humano.

Comparto la opinión de que el esqueleto homínido de dos millones de años hallado por Lee Berger en la región de Sterkfontein en Sudáfrica es una pista falsa. Más aún, estoy convencido de que los científicos nunca descubrirán un eslabón perdido incuestionable, puesto que *la evolución de las especies no ocurre gradualmente, sino de manera más o menos espontánea.*

Recientemente, una investigación que desafía paradigmas realizada por los paleontólogos David Raup, John Sepkoski y Robert Rohde puso de relieve evidencia irrefutable de la evolución espontánea. Sus estudios exhaustivos de fósiles marinos revelaron fenómenos periódicos de «equilibrio puntuado» que claramente mostraban la aparición espontánea de nuevas criaturas sobre las capas de la corteza oceánica de manera cíclica.

David Wilcock, quien destaca que estos fascinantes estudios demuestran que la formación de nuevas especies de manera cíclica y en masa ocurre generalmente en ausencia de eventos cataclísmicos; lo dice sin rodeos —y con ingenio— cuando afirma que la teoría darwiniana de la evolución está «extinta». Él señala que «das probabilidades de que el ADN pueda evolucionar por "mutación al azar" son tan escasas al punto de ser totalmente irrisorias —algo similar a la idea de que si se tiene suficientes monos pulsando al azar las teclas de máquinas de escribir, alguno de ellos finalmente llegará a escribir una obra shakesperiana completa».

De manera similar, la bióloga Elisabet Sahtouris ha comentado que «da historia de la evolución ha demostrado repetidamente que el ADN es capaz de reorganizarse a sí mismo de manera inteligente, en respuesta a condiciones ambientales cambiantes. Por tanto, algunos tipos de mutación pueden no ser en absoluto al azar». Según sostiene: «Está claro que nos estamos moviendo hacia una era posdarwiniana en la biología de la evolución».

El tercer problema que voy a mencionar con respecto al modelo de evolución propugnado por la genética convencional es semejante a cuando proverbialmente decimos que los árboles no nos dejan al principio ver el bosque, pero si simplemente damos un paso atrás y examinamos, a distancia, lo que la genética dice acerca de la evolución, rápido se hace evidente que *¡la selección natural y la supervivencia del más apto no describen el modo genético, sino epigenético de adaptación medioambiental!*

Recuerde que según la teoría de la genética convencional, se supone que el ADN es primario, lo cual básicamente significa «soberano». No hay un mecanismo biológico en la ciencia de la genética que explique cómo un medio ambiente específico puede promover una adaptación positiva en el ADN, que luego puede ser transmitida a generaciones futuras.

Sin embargo, la epigenética, ciencia de la Era II, explica tal «mutación» genética en una especie determinada de manera elocuente y redundante. En este modelo, la evolución ocurre por medio de las respuestas de las proteínas reguladoras de las membranas celulares hacia el medio ambiente. Estas proteínas, que reaccionan a señales medioambientales localizadas, dirigen la actividad de los genes —tanto electromagnéticamente como a través de la utilización del ARN para comunicarse con el ADN.

El problema con este modelo es que *si bien la epigenética ofrece nociones para comprender las relativamente limitadas respuestas de adaptación, al igual que la genética, tampoco ayuda a explicar el mecanismo subyacente al origen y la evolución de las especies.* En otras palabras, la epigenética explica en detalle cómo bacterias intolerantes a la lactosa pueden adaptarse a un entorno a base de lactosa, pero no puede explicar, en ningún sentido mejor que la genética, cómo una especie completamente nueva puede evolucionar —de manera más o menos espontánea— a partir de una preexistente.

Teniendo en cuenta lo anterior, resulta curioso que el último libro de Lipton sobre epigenética se titule *Spontaneous Evolution.* Si bien siento gratitud y simpatía por el contenido general de su enfoque positivo e inspirador acerca del destino de la humanidad, debo señalar que su modelo teórico simplemente no puede explicar la evolución, y mucho menos la evolución espontánea. Solo la metagenética, ciencia de la Era III, puede explicar el origen y la evolución (espontánea) de las especies.

En breve examinaremos en detalle cómo *los fenómenos relacionados de la creación y el desarrollo de las especies son impulsados por la conciencia, que se conecta con el ADN potencial a través de un proceso que podemos llamar activación del ADN* (fig. 9). A fin de entender este proceso, primero tenemos que hablar una vez más sobre la genética, la epigenética y la metagenética. En particular, tenemos que comprender su relación con «el flujo de la información genética».

## El flujo de la información genética

Desde el descubrimiento del ADN en la década de los cincuenta, la ciencia genética tradicional ha invertido una enorme cantidad de energía en establecer y mantener un modelo teórico en el cual la información genética fluye de arriba hacia abajo (fig. 8).

De acuerdo con la teoría oficial de la genética, el ADN transmite información genética al ARN, la enzima que se encarga de la construcción de proteínas. Según este dogma, que considera que lo innato es lo primario, se supone que no hay información que fluya de abajo hacia arriba —como lo sería desde el ARN o las proteínas hacia el ADN.

Sin embargo, en la década de los sesenta Howard Temin realizó experimentos que indicaban claramente que la información contenida en el ARN puede viajar en dirección contraria al flujo descendente de la información genética, y lo hace. Este es un principio sumamente fundamental para la teoría convencional (fig. 8).

Según explica Lipton en *La biología de la creencia*: «Aunque en un principio el Dr. Temin fue ridiculizado por su "herejía", más tarde obtuvo un premio Nobel por su descripción de la transcriptasa inversa, el mecanismo molecular mediante el cual el ARN puede reescribir el código genético».

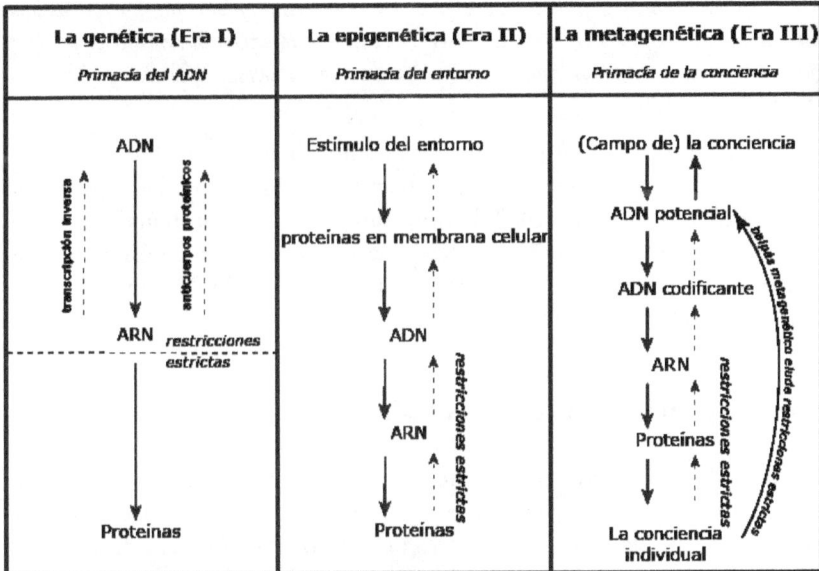

| La genética (Era I) | La epigenética (Era II) | La metagenética (Era III) |
|---|---|---|
| *Primacía del ADN* | *Primacía del entorno* | *Primacía de la conciencia* |

**Figura 8. El flujo de la información genética**

El cuadro de arriba resume las formas distintas en que la genética, la epigenética y la metagenética explican el flujo de información en los seres vivientes.

Al señalar que la transcriptasa inversa es usada infamemente por el ARN del virus del SIDA para tomar control del ADN de la célula infectada, Lipton plantea la hipótesis de que, pese a la teoría genética preponderante, las proteínas también han de ser capaces de «oponerse al flujo previsto de información». Lógicamente, este ha de ser el caso, «ya que los anticuerpos proteínicos de las células inmunitarias están implicados en los cambios del ADN de las células que los sintetizan».

Existen, sin embargo, «restricciones estrictas en el flujo de la información en la dirección opuesta, un mecanismo que previene cambios radicales en el genoma de la célula». De manera similar, en un pasaje citado anteriormente, Lipton describió la epigenética como el estudio de cómo los genes pueden ser modificados «sin alterar su patrón básico».

Estas dos últimas citas aportan pistas acerca de lo que está más allá del alcance de la epigenética y de lo adquirido. Estos últimos encuentran «restricciones estrictas» a la manera en que nuestra conciencia localizada, en respuesta a las señales medioambientales, puede fluir en la dirección opuesta y reescribir nuestro «patrón básico» (fig. 8).

*La epigenética es incapaz de explicar la evolución, puesto que no proporciona ningún mecanismo que permita que el ADN sea reescrito espontáneamente lo suficiente como para crear «cambios radicales en el genoma de la célula» que transformen una especie en otra nueva.*

Trascendiendo tanto a la genética como a la epigenética, la metagenética llega a la conclusión de que el origen y la evolución de las especies no son impulsados ni por el ADN codificante ni por las proteínas reguladoras de las membranas celulares. Según esta, dichos dos fenómenos básicamente similares están controlados, a través del ADN potencial, por aquello a lo que he llamado *onda de vida*.

## La metagenética y la onda de vida

La onda de vida puede entenderse mejor como una serie potencialmente infinita de ondas; algo parecido a un océano, que está formado por una cantidad interminable de olas pero sigue siendo una sola masa de agua.

El océano en nuestra analogía es el dominio torsional e hiperdimensional del sonido en el tiempo-espacio, donde las olas individuales actúan como ondas portadoras de sonido para los patrones genéticos de especies pasadas, presentes y futuras (fig. 9).

La teoría de la resonancia mórfica del biólogo Rupert Sheldrake se refiere a este aspecto energenético del tiempo-espacio como los «campos mórficos». El concepto de «causación formativa» del Dr. Sheldrake destaca que estos campos unifican especies enteras universalmente, fuera del espacio-tiempo. Sheldrake llega incluso a teorizar que estos campos de frecuencia no local pueden expresarse biológicamente si son correctamente «sintonizados», incluso si una especie ya está en extinción.

Para que una determinada onda de vida del tiempo-espacio «cobre vida» y se manifieste como una especie física real en el espacio-tiempo, existe un protocolo metagenético específico (fig. 9).

Recordemos que en los seres vivos, el ADN potencial sirve como el punto de conexión principal entre el tiempo-espacio y el espacio-tiempo. En otras palabras, *el ADN potencial, lejos de estar inactivo, constituye la interfaz hiperdimensional entre el dominio del sonido y el dominio de la luz.*

En *Sanación consciente*, describí esta «interfaz» como algo que ocurre en virtud de lo que denominé el *mecanismo genético de traducción sonido-luz.* Esta frase indica el proceso mediante el cual los cromosomas se agrupan adoptando diferentes configuraciones, con el fin de «traducir» ondas de sonido altamente estables en luz (y viceversa).

La existencia de este mecanismo genético de traducción sonido-luz indica que el flujo de información, o de bioenergía consciente, a través del ADN es una vía de doble sentido: la luz se convierte en sonido y el sonido se convierte en luz. Desde luego, este ha de ser el caso si tenemos en cuenta el sistema recíproco de la teoría física de Dewey Larson y la existencia de los dominios del sonido y de la luz.

La concepción de que el cuerpo humano es un holograma, base de la bioholografía cuántica, depende de tal mecanismo, el cual ha sido corroborado empíricamente. Para una excelente visión general de esta teoría que replantea paradigmas y de la investigación que la sustenta, recomiendo el artículo (en inglés) de Iona Miller y Richard Alan Miller *«From Helix to Hologram»* (De la hélice al holograma), reproducido en *DNA Monthly*.

Pero para el propósito que nos atañe, simplemente debemos comprender que, además de ayudar a mantener el mecanismo genético de traducción sonido-luz en cuanto a los cromosomas, el ADN potencial existe tanto en el tiempo-espacio como en el espacio-tiempo, pero de maneras diferentes. Aquí, en el espacio-tiempo, el ADN potencial aparece como una molécula inactiva (no codificante), o como parte de una molécula. En esta condición, podemos decir que el ADN potencial está basado en la luz y obviamente carece de cualquier potencial transformador. *En el tiempo--espacio, sin embargo, el ADN potencial existe como una onda de sonido en diálogo continuo con la gran onda de vida del campo de la conciencia* (figs. 3 y 9).

La dualidad partícula-onda —según la cual, digamos, un electrón puede ser simultáneamente tanto una partícula como una onda— es un fenómeno aceptado por la física cuántica. Es importante destacar que esta dualidad puede operar a escalas mucho mayores que la subatómica.

La molécula de fulereno o «buckyesfera», cuyo nombre proviene de Buckminster Fuller, se compone de sesenta átomos de carbono dispuestos en forma esférica y se asemeja a un balón de fútbol. Al ser impulsadas a través de una «red» lo suficientemente pequeña, se ha demostrado que las buckyesferas se transforman en ondas y luego nuevamente en partículas.

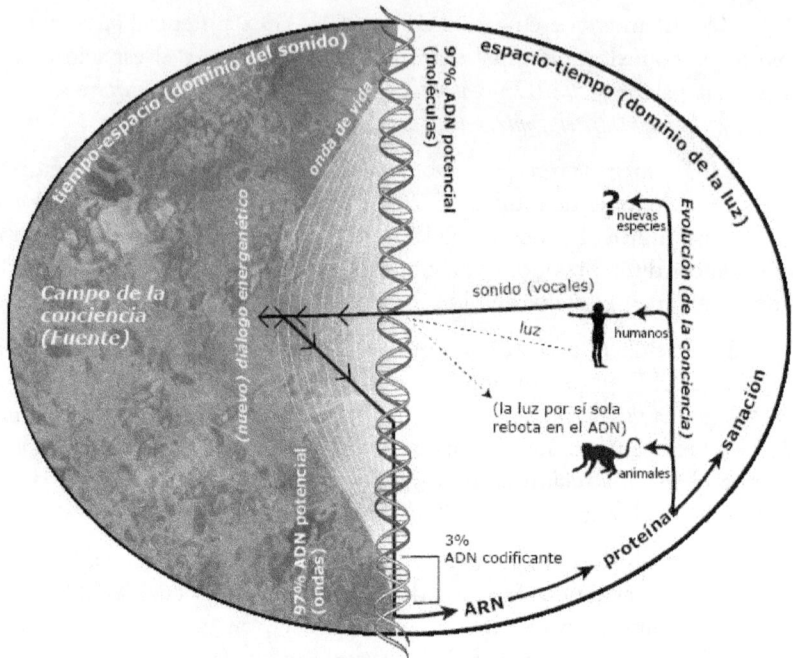

**Figura 9. El sonido, la luz y la activación del ADN**

Esta ilustración aclara las interacciones energenéticas entre la persona, el ADN y los reinos del espacio-tiempo y el tiempo-espacio en la sanación personal y la transformación evolutiva.

Es de especial interés para nuestra discusión el saber que un fulereno tiene casi el tamaño de una molécula de ADN. Así, la red de cromosomas del ADN no solo traduce las ondas sónicas en ondas de luz y viceversa; también es razonable asumir que el ADN potencial existe con «un pie en dos mundos»: se manifiesta en forma de molécula en el espacio-tiempo y funciona como una onda en el tiempo-espacio (figs. 3 y 9).

El diálogo continuo entre el ADN potencial y el campo de la conciencia permite un intercambio constante y simultáneo de información en forma de ondas de sonido y de luz entre el tiempo-espacio y el espacio--tiempo que pasan por encima de cualquiera de las «restricciones estrictas» en el flujo de información genética (fig. 8).

A modo de ejemplo, en una de las direcciones, los traumas lumínicos (holográficos) que ocurren en el espacio-tiempo quedan registrados en el tiempo-espacio como distorsiones en nuestros campos bioenergéticos sónicos —los cuales son, en efecto, ondas de vida anidadas dentro de la onda de vida mayor—. Este ejemplo nos permite apreciar cómo, de un modo que desafía nuestras nociones de causalidad basadas en una percepción del tiempo como algo lineal, *el ADN potencial es proyectado por el campo de la conciencia y a la vez proyecta su patrón bioenergético hacia este campo*. De hecho, en *Sanación consciente* explico que el patrón bioenergético parece ser producido por el ADN potencial, y no al revés.

Desde la perspectiva del espacio-tiempo, y considerando que el ADN potencial traduce ondas de luz locales en ondas de sonido no locales en el tiempo-espacio, esta interpretación es completamente válida. Sin embargo, como hemos visto, hay otra interpretación igualmente válida de la relación entre el campo de la conciencia y el ADN potencial, según la cual las ondas de sonido del tiempo-espacio se manifiestan como ondas de luz en el espacio-tiempo.

En este libro, a fin de esbozar el esquema básico del modelo metagenético «a través del espejo» desde la atalaya del tiempo-espacio, he optado por enfocarme en la forma en que el ADN potencial parece surgir desde el campo de la conciencia.

En breve vamos a examinar precisamente cómo se puede utilizar el lenguaje humano para corregir distorsiones sónicas (o desarmonías) en el patrón bioenergético —al permitir que la información fluya de regreso desde el tiempo-espacio hacia el espacio-tiempo por medio del ADN potencial para hacer efectiva la sanación (fig. 9). Pero antes de hacerlo, debemos observar que el campo de la conciencia utiliza un protocolo similar para propiciar la transformación —que incluye el origen y la evolución espontánea de las especies.

## La sanación, la transformación y el ADN potencial

En el modelo metagenético, el ADN potencial es tanto una *forma* como una *función* de la onda de vida. En ambos casos, se puede teorizar que el ADN potencial existe como un patrón de conciencia en el tiempo-espacio *antes* de su manifestación física en el espacio-tiempo.

Como punto de conexión primario entre el tiempo-espacio y el espacio-tiempo, *el diálogo del ADN potencial con el dominio del sonido es directamente responsable de producir el patrón de conciencia que da lugar a una especie determinada*.

La afirmación anterior resume el mecanismo básico del origen de las especies. Todos los cambios mayores en este diálogo energético que ocurre de manera no local en el tiempo-espacio automáticamente se traducen en cambios de igual proporción en las frecuencias de las ondas del ADN potencial. Dicho de otra manera, *un nuevo diálogo produce un nuevo patrón de conciencia*.

Como se muestra en la figura 9, a medida que este nuevo patrón no local se filtra en el espacio-tiempo local por medio del ADN potencial, este último asume la responsabilidad de reorganizar el tres por ciento del ADN codificante en una configuración completamente nueva. El ADN codificante, a su vez, da instrucciones al ARN de construir proteínas específicas y, por último, organismos.

Cabe resaltar que *un fenómeno paralelo ocurre durante la sanación, solo que de menor proporción.* Con el equipo apropiado, como lo son las biocomputadoras cuánticas utilizadas en la ciencia de la genética de ondas, es posible observar los cambios en el ADN potencial (a veces sutiles, pero igualmente cruciales) a medida que este se va activando «metagenéticamente» durante la sanación y la transformación. En ambos casos, los transposones (o ADN saltarín) reciben instrucciones del ADN potencial para cambiar sus posiciones en los cromosomas —en pequeña cantidad cuando se trata de la sanación, pero por millares durante la transformación evolutiva.

En el caso de la sanación metagenética, si bien no se puede decir que el cambio molecular observable transmuta nuestro ADN básico, algunos genes son necesariamente activados de manera permanente mientras que otros son apagados.

En cuanto a la transformación evolutiva, tal reordenamiento molecular masivo altera fundamentalmente los genes y crea secuencias codificantes de proteínas radicalmente nuevas, que producen seres distintos y sin precedentes. El resultado final es la evolución espontánea de una especie actual en otra nueva, la cual no ocurre ni gradualmente ni de manera adaptativa, sino como una auténtica *metamorfosis* en el curso de una sola vida.

Una vez más, la evidencia de este fenómeno está abundantemente presente en el registro fósil de nuestro planeta. Wilcock explica que la molécula de ADN «es como una pieza programable de *hardware* […] de manera que si usted cambia la onda de energía que se mueve a través de ella, el ADN saltarín la codificará en una forma completamente diferente». Tal como señala Wilcock, este proceso —que puede y de hecho ocurre en ciclos regulares y predecibles— explica por qué no se ha podido encontrar fósiles «de transición» para muchísimas especies.

Por otra parte, la metagenética claramente demuestra que *la evolución es impulsada por la conciencia.* Desde una perspectiva metagenética que deja atrás el creacionismo de la nueva Tierra, la biología sigue siendo el producto de algún tipo de «diseño inteligente» (fig. 6).

*Individual y colectivamente, solo existe la evolución consciente —o ninguna en absoluto—, y tal evolución consciente, personal y universalmente, ocurre por medio de la activación del ADN* (fig. 9).

Además de esclarecer cómo funciona la evolución, la teoría metagenética también explica por qué el ADN parece contener tan poca información que distingue una especie de otra. La onda de vida en el tiempo-espacio, nuestro verdadero «cerebro», contiene los patrones de conciencia de todas las especies, los cuales solo se manifiestan en el ADN según (y en la medida en que) sean necesarios para la evolución.

Por último, la ciencia de la metagenética ofrece un sólido andamiaje intelectual para sustentar la creencia generalizada de que la humanidad como un todo puede estar a punto de experimentar una evolución genuinamente espontánea.

La investigación de John Hawks, antropólogo de la Universidad de Wisconsin, centrada en la información genética del registro fósil, condujo a la declaración de que durante los últimos 40 000 años —y más notablemente aún, en los últimos 5000 años— la especie humana ha experimentado «un cambio evolutivo superintenso». El Dr. Hawks se refiere a los cambios medibles en el ADN a un ritmo tan exponencial en la era moderna, que un ser humano del año 3000 a. C. es genéticamente más equiparable a un cavernícola que a cualquiera que anda por la calle hoy en día.

Asimismo, el ampliamente discutido efecto Flynn muestra un aumento espectacular en el coeficiente intelectual humano en los últimos años que, por estar relacionado con el pensamiento abstracto o simbólico, simplemente no puede ser atribuido a una mejor educación o a una mayor tecnología.

Lo que *puede* explicar estos sorprendentes desarrollos evolutivos es el concepto de una onda vital metagenética que está cambiando su diálogo con nuestro ADN potencial —y por tanto *activándolo*— para hacer evolucionar a nuestra especie en un nuevo tipo de ser humano (fig. 9).

A quienes deseen explorar más a fondo el fascinante tema de la evolución espontánea humana y cómo podemos promover este proceso a través de la activación del ADN, los invito a leer *Sanación consciente*, donde explico ampliamente la teoría de la metagenética aplicada al origen y la evolución de las especies.

## Lingüística genética

Si bien la teoría de la metagenética es convincente e incluso elegante, sin investigación que la sustente ni aplicaciones prácticas documentadas, esta seguiría siendo simplemente eso: una teoría. Afortunadamente, gracias al trabajo pionero del biofísico ruso Peter Gariaev, padre de la genética de ondas, existe abundante investigación y documentación para fundamentar la metagenética.

Recientemente, un equipo de lingüistas dirigidos por el Dr. Gariaev, mientras estudiaban una avanzada ramificación de la semiótica, conocida como lingüística genética, descubrieron que el código genético en el ADN potencial sigue reglas de gramática y de uso uniformes, que son virtualmente idénticas a las del lenguaje humano. Esta innovadora investigación se desarrolló a partir del impresionante descubrimiento de Jeffrey Delrow en 1990 de que *las cuatro bases nucleótidas del ADN intrínsecamente forman estructuras fractales estrechamente relacionadas con los patrones del habla de los seres humanos.*

Según lo explicó Gariaev, «un grupo de científicos encabezado por M.U. Maslov y yo desarrollamos una teoría de representación fractal de los lenguajes naturales (humanos) y genéticos». Esta teoría postula que «la "cuasi habla" del ADN posee un suministro potencialmente inagotable de "palabras" y, más aún, que los "textos", "frases" y "oraciones" del ADN se transforman en las letras y las palabras usadas en el habla humana».

Por otro lado, esta teoría supone que *el lenguaje humano es «genético» por naturaleza y puede ser utilizado para establecer conexión con el aparato genético cual llave que cabe perfectamente en el ojo de la cerradura.*

La hipótesis de Gariaev de que el ADN está basado en el lenguaje (y viceversa) es corroborada por el descubrimiento de Gregg Braden descrito en *El Código de Dios*, según el cual el antiguo nombre hebreo de Dios de cuatro letras es en realidad el código del ADN, con base en la composición química de nitrógeno, oxígeno, hidrógeno y carbono de este último. Esta afirmación, junto con sus enormes repercusiones con respecto al rol universal del ADN como un lenguaje divino hablado a través del cuerpo, ha sido revisada y aceptada por numerosos eruditos en la lengua hebrea.

La investigación citada en esta sección establece que los muchos lenguajes humanos no pudieron haber aparecido al azar, como comúnmente se enseña, sino que son el reflejo de nuestro patrón «genéticamente lingüístico» o «lingüísticamente genético», que es esencialmente similar.

Según lo señaló el lingüista Noam Chomsky, es evidente que el habla humana no muestra un desarrollo lineal que vaya desde los patrones del lenguaje animal hasta el humano. Esto plantea un problema para el biólogo ya que, de ser cierto, viene a ser ejemplo de un verdadero «surgimiento». Cabe señalar que desde una perspectiva metagenética, *surgimiento* es un excelente término para describir cómo las especies biológicas evolucionan espontáneamente.

Asimismo, la lingüística genética revela que el ADN no solo se ocupa de ensamblar proteínas por medio de la transcripción hacia el ARN, sino que también almacena y comunica datos de una manera claramente *lingüística*. De hecho, el equipo de Gariaev encontró que el código genético en el ADN potencial se rige, para fines prácticos, por las mismas reglas fundamentales que los lenguajes humanos.

Más adelante exploraremos cómo esta nueva forma de entender el ADN como un fenómeno intrínsecamente lingüístico contribuyó al nacimiento de muchas de las aplicaciones prácticas de la genética de ondas. Pero primero, vamos a echar un vistazo a otro descubrimiento revolucionario.

## El efecto fantasma del ADN

La teoría de la genética de ondas sostiene que el ADN potencial regula funciones metagenéticas de autoorganización que ocurren en un reino hiperdimensional al cual, siguiendo a Dewey Larson, he denominado tiempo-espacio. Según la genética de ondas, *el ADN potencial magnetiza las corrientes de información no locales desde el tiempo-espacio hacia su ubicación física en el espacio-tiempo, y luego comparte esta información con nuestra conciencia* —la cual incluye a nuestra «conciencia genética» que se manifiesta biológicamente.

Grazyna Fosar y Franz Bludorf, autores de un excelente resumen de los hallazgos de Gariaev titulado *Vernetzte Intelligenz* (Inteligencia en red) (resumido en inglés por Baerbel), denominan a este proceso de transferencia de datos *hipercomunicación*, a menudo experimentado como intuición o inspiración. En el siguiente capítulo, relato cómo la hipercomunicación jugó un papel fundamental y fascinante en las etapas finales del desarrollo de la Potenciación.

Según Fosar y Bludorf, cuando la hipercomunicación ocurre, se observa un fenómeno extraordinario en el ADN. Gariaev irradió una muestra de ADN con un láser hasta que se formó un patrón típico de onda de luz en el monitor de su computadora. Después de que la muestra de ADN fue retirada, el patrón todavía estaba allí, inalterado. Los experimentos controlados comprobaron que el patrón emanaba desde la muestra ausente, cuyo campo bioenergético se mantuvo inalterado durante todo un mes (incluso después de ser rociado con nitrógeno líquido) y hacía que la luz gire en espiral por sí misma trazando la figura de la doble hélice que había sido físicamente retirada.

Este fenómeno metagenético se ha vuelto famoso entre los círculos de la nueva ciencia bajo el nombre de *efecto fantasma del ADN*. Parece ser que las ondas de torsión del tiempo-espacio continúan fluyendo hacia el espacio-tiempo —donde se manifiestan electromagnéticamente— hasta un mes después de que el ADN ha sido retirado.

El efecto fantasma del ADN proporciona evidencia inequívoca de lo siguiente:

1. La hipercomunicación es una realidad energenética.

2. El ADN potencial sirve como el punto de conexión primario entre el tiempo-espacio y el espacio-tiempo.

«La mayoría de la gente tiende a pensar que el ADN creó el campo de energía [fantasma], y que el campo de energía es de alguna forma solo una "sombra" del ADN», escribe Wilcock, quien propone una reinterpretación brillante: «Sin embargo, yo creo que en realidad la onda existe antes que el ADN».

Según Wilcock, la única explicación lógica es que la energía fantasma del ADN sea en realidad la *creadora* del ADN. Debido a que esta energía espiritual fantasma impregna la galaxia, dondequiera que los materiales que crean la vida existan, las sutiles corrientes de presión en espiral de esta energía darán forma a la molécula de ADN para que exista.

Al explicar el tema de la energía de torsión y su relación con el ADN, Wilcock señala que durante años él ha «estado diciendo que el ADN es una onda que hace a la materia "no viviente" girar en espiral para formar una molécula. ¡Ahora ya existe la prueba!». Al parecer, «materiales inorgánicos sueltos pueden, espontánea e inteligentemente, girar juntos en espiral para formar ADN [...] ¡en la fría vacuidad del espacio! Una molécula de ADN es tan compleja como toda una enciclopedia, por lo que sin una inteligencia superior organizada que guíe el proceso, esto resulta realmente inexplicable».

La investigación a la que Wilcock hace referencia incluyó experimentos del Dr. Ignacio Ochoa Pacheco en los cuales el ADN surgió en un recipiente herméticamente sellado —que contenía solamente agua destilada y arena, tan calientes como para matar cualquier organismo viviente en el interior del recipiente— cuando fue expuesto a la conciencia u ondas de torsión.

Si esta evidencia parece ser producto de la fantasía, considere leer el artículo (en inglés) «*Dust "Comes Alive" in Space*» (El polvo "cobra vida" en el espacio), publicado en el *UK Times Online* en agosto del 2007, donde se expuso lo siguiente:

Un grupo internacional seleccionado de la Academia de Ciencias de Rusia, el instituto Max Planck de Alemania y la Universidad de Sydney descubrió que el polvo galáctico podía espontáneamente tomar la forma de [...] hélices dobles [...] y que [estas] creaciones inorgánicas tenían memoria y [...] poder para reproducirse [...] Las partículas se mantienen unidas por fuerzas electromagnéticas que los científicos dicen que podrían contener un código equiparable a la información genética contenida en la materia orgánica.

Wilcock ofrece la explicación más simple de estos fenómenos relacionados que implican la aparición espontánea de ADN y de formaciones semejantes, y concluye: «El ADN es una materialización física del aspecto que tienen las ondas de torsión en la escala más pequeña. No hay que olvidar que estamos hablando de energía inteligente [...] Esto, por supuesto, sugiere firmemente que la vida podría formarse espontáneamente a partir de material inerte "no viviente"».

## La genética de ondas

La metagenética proporciona una base teórica para comprender cómo la vida biológica se origina a partir del así llamado material no viviente. A partir de las múltiples pruebas contundentes a las que apenas he aludido, parece ser que la conciencia creadora universal literalmente pronuncia el mundo físico, incluyendo el ADN, para que exista.

La metagenética explica de manera simple y lógica por qué todo el ADN humano es fundamentalmente lingüístico por naturaleza y por qué el lenguaje puede ser entendido y utilizado desde una perspectiva genética: *la misma energía que creó el ADN está basada en el lenguaje.*

Dicho de otra manera, la conciencia creadora universal, o Conciencia del Amor, a fin de proclamar que la vida exista, genera ondas torsionales de sonido y de luz —en ese orden— cuyas frecuencias hiperdimensionales son intrínsecamente lingüísticas (figs. 1 y 4).

Como se señaló en el capítulo 4, la idea de que «en el principio era la Palabra» es esencial para la gran mayoría de las religiones y mitologías más venerables del mundo. A pesar de que recién ahora comienza a florecer, esta idea también es la clave para que las ciencias biológicas evolucionen hasta alcanzar un desarrollo pleno, propio de la Era III.

Fuera de toda duda razonable y con base en abundantes datos científicos, detrás de la molécula de ADN existe un patrón de conciencia de origen lingüístico que dirige la formación de organismos desde el ADN. *Al modificar metagenéticamente este patrón bioenergético a través de medios lingüísticos, podemos alterar su manifestación orgánica y facilitar tanto la sanación como la transformación.*

Acabo de presentar la base lógica central en la que se basan la Potenciación y el método Regenetics. Este modo de activación del ADN basado en el potencial humano fue parcialmente inspirado, en el plano teórico, por la biociencia de la Era III: la genética de ondas.

Una implicancia verdaderamente asombrosa de la investigación de Gariaev, que constituye la columna vertebral del Regenetics, es que para activar el ADN y estimular la sanación celular y la evolución consciente, basta con que utilicemos la expresión suprema de la conciencia creadora de nuestra especie: las palabras.

Esto es posible debido a que, según se señaló, la energía eléctrica implicada en la producción del habla humana crea automáticamente ondas de torsión de sonido y de luz que —cuando se articulan debidamente— son capaces de acceder, restablecer y transformar nuestro patrón bioenergético en el tiempo-espacio.

Mientras que los investigadores occidentales empalman genes de manera torpe (y peligrosa), el equipo de Gariaev ha desarrollado sofisticadas biocomputadoras cuánticas diseñadas para influir sobre el metabolismo celular y estimular la regeneración de tejidos a través de ondas de sonido y de luz calibradas según las frecuencias del lenguaje humano.

Utilizando frecuencias puramente lingüísticas implantadas en ondas de radio y tecnología láser, Gariaev demostró que los cromosomas alterados por rayos X pueden ser reparados, que se puede hacer que el páncreas enfermo de ratas y los dientes humanos faltantes vuelvan a crecer y, algo todavía más sorprendente, que el genoma mismo puede ser reescrito.

*En el laboratorio, el equipo de Gariaev transformó embriones de ranas en embriones de salamandra perfectamente saludables,* utilizando ondas de sonido y de luz afinadas según las frecuencias del lenguaje humano para reescribir el ADN, en lugar del corte y empalme de genes. Además, esto se logró de manera *no invasiva* al aplicar correctamente vibración y luz, o el sonido combinado con el pensamiento, o *palabras*, al ADN.

Este significativo experimento en embriogenia de Gariaev resalta el inmenso alcance de la metagenética, un área que tiene una influencia obviamente más primordial en el origen y la evolución de las especies que la genética o la epigenética.

## En resumen

Sin duda alguna, he sintetizado y condensado una gran cantidad de información a lo largo de los dos últimos capítulos. Si bien la teoría sobre la que se basan la metagenética y la activación del ADN termina siendo evidente por sí misma, esta puede parecer compleja al principio.

Con esto en mente, voy a concluir la parte altamente intelectual de este libro, respondiendo breve y directamente (aunque de manera algo simplista) a nuestras tres preguntas pendientes:

*¿Existe relación entre el patrón bioenergético y el ADN?*

Definitivamente. Mientras que el tres por ciento del ADN se mantiene ocupado en construir nuestros cuerpos, el ADN potencial (el otro noventa y siete por ciento) está en constante comunicación metagenética con nuestro patrón bioenergético.

*¿Qué papel, si alguno, juega el ADN como intermediario entre nuestro patrón bioenergético y nuestra estructura biológica?*

El diálogo metagenético entre el ADN potencial y nuestro patrón bioenergético (u onda de vida) determina qué instrucciones para la sanación y la evolución de nuestros cuerpos son transmitidas por el ADN potencial hacia el resto de nuestro ADN para su realización.

*¿Cómo podría ser posible activar el ADN a fin de corregir las distorsiones en el patrón bioenergético y así promover la sanación y la transformación?*

Como lo ha demostrado la ciencia de la genética de ondas: aplicado correctamente, el lenguaje humano puede utilizarse para acceder, restablecer e incluso transformar nuestro patrón bioenergético.

Ahora volvamos nuestra atención hacia un asunto pendiente: el desarrollo de la Potenciación. En el próximo capítulo, vamos a investigar cómo —sin ninguna otra tecnología aparte de lo que la naturaleza nos brinda— nosotros mismos podemos adaptar el lenguaje, metagenéticamente, para sanar y transformar nuestras vidas.

# CAPÍTULO 7

## *Asuntos pendientes*

Cuando hicimos una pausa en nuestra narración acerca del desarrollo de la Potenciación al finalizar el capítulo 4, mi compañera Leigh y yo andábamos ocupados realizando trabajos de campo para sustentar las numerosas ideas con respecto a la activación del ADN que yo venía recopilando a partir de mi extensa lectura.

En los dos capítulos previos, expuse aquellas ideas de mayor importancia, a fin de proporcionar una base filosófica y científica para la Potenciación y el método Regenetics. Ahora vamos a reanudar nuestra narración desde donde nos quedamos y a describir las etapas finales del desarrollo de la Potenciación, que a veces fueron desafiantes, pero nunca dejaron de ser estimulantes.

### Superando al maestro

Hacia fines del 2002, yo llevaba alrededor de un año ofreciendo cierto tipo de técnica para eliminación de alergias bajo la supervisión de mi mentora. Ella me había dado las llaves de la oficina y el permiso para utilizar el local y el equipo después de la hora de cierre para practicar la eliminación de alergias en mí mismo. Veía algunos resultados positivos en los numerosos clientes que nos visitaban una y otra vez para sus tratamientos. Pero el hecho de que los tratamientos raramente culminaban en un estado sostenido de bienestar ya comenzaba a preocuparme —sobre todo porque yo aún estaba lejos de sentirme sano.

Y mientras me sentía cada vez más insatisfecho (personal y profesionalmente) con este enfoque repetitivo, basado en la luz, propio de la Era II, mis lecturas y mis pruebas de campo iban revelando panoramas nuevos e inspiradores, propios de la Era III, para la sanación y la transformación en el plano energenético.

En mi corazón, sabía que tenía que haber alguna forma de trascender el enfoque terapéutico y ayudar a las personas a obtener un bienestar genuino que les permitiera dejar de gastar tiempo y dinero en tratamientos interminables, y comenzar a invertir su energía y recursos en tener vidas más felices y plenas.

Desafortunadamente, mi mentora —de quien había aprendido mucho y por cuyas enseñanzas sigo agradecido hasta el día de hoy— no compartía mi creciente entusiasmo en replantear el enfoque de la eliminación de alergias. Mi gratitud no cambia el hecho de que mi mentora estuvo descontenta con mis ideas, y bien lo dejó saber. Muy claramente, me indicó que incluso si estuviese en lo cierto con respecto a lo que yo más tarde llamaría la metagenética, ella no tenía ninguna intención de cambiar sus esquemas terapéuticos y comerciales. ¿Y quién podría culparla? Tenía un flujo tan constante de personas alérgicas que acudían a ella huyendo de la medicina alopática, desesperadas por cualquier cosa que pudiese ayudarlas que, hasta que me contrató y me entrenó, había tenido un gran número de pacientes nuevos en lista de espera.

Y ella *sí* estaba ayudando a la gente. Esto era verdad, aunque admitió que padecía de persistentes sensibilidades alimentarias y ambientales derivadas de su propia enfermedad crónica —pese a los años de tratamientos para eliminarlas.

En muchas tradiciones chamánicas, es natural y apropiado que el estudiante supere al maestro al llegar el momento adecuado. Esto es señal de un buen maestro y es un indicio favorable de que el linaje chamánico no solo será preservado, sino a la vez enriquecido. En la práctica, sin embargo, este proceso no siempre es fácil. En mi experiencia personal, superar al maestro resultó desagradable y hasta doloroso. Este suceso vino a ser un ejemplo más de colapso y avance, y al final me sirvió para mejorar, aunque en aquel momento yo hubiese preferido una travesía más suave.

Las cosas llegaron al punto álgido cuando le conté a mi mentora que Leigh y yo estábamos yendo a la oficina después de la hora de cierre y usando las ampollas homeopáticas para realizar nuestra propia investigación quinesiológica independientemente. Ni Leigh ni yo veíamos absolutamente nada inapropiado en esto, pero mi mentora obviamente sí lo hizo. En lugar de discutir la situación conmigo, reaccionó llevándose los frascos con ella al irse a casa todos los días, lo cual implicaba bajar las escaleras e ir hasta su auto cargando pesadas cajas para luego subirlas de vuelta cada mañana.

Esto no solamente restringió mi investigación. Debido a que ya no había ampollas cuando no había clientes en la oficina, yo ya no podía efectuar la eliminación de alergias en mí mismo. Esto último fue particularmente duro puesto que yo aún dependía de los tratamientos para mantener mis persistentes alergias alimentarias y químicas bajo control. Como consecuencia, si quería recibir un tratamiento, debía ir a ver a mi mentora.

Poco importó que, según ella misma lo admitió, yo la había sobrepasado en la comprensión y el trabajo en el ámbito energenético con las frecuencias homeopáticas contenidas en las ampollas. Y entonces, pese a no contar con ahorros ni perspectivas, hice lo único que podía hacer sin perder el respeto a mí mismo: renuncié. Estoy seguro de que esa era precisamente la intención de mi mentora. Al poco tiempo, Leigh hizo lo mismo. En realidad, esto resultó bueno para todos. Mi mentora mantuvo su flujo constante de clientes y más tarde llegó a entrenar a otro técnico. Y Leigh y yo finalmente tuvimos la libertad para desarrollar nuestras propias ideas acerca de la verdadera sanación y la transformación radical. Lo único que no teníamos era el financiamiento.

## Ayuda inesperada

En diciembre de ese año, cuando mi mentora y yo nos separamos definitivamente en términos bastante amigables, yo no tenía la menor idea de dónde íbamos a obtener el dinero para vivir —sin mencionar los fondos para continuar con mi investigación. Luego, cuando Leigh me vino a acompañar en las filas de los desempleados, la situación realmente se volvió risible. Y salimos a compartir una costosa cena romántica para celebrar lo absurdo de nuestro aprieto.

Por largo tiempo me he considerado experto en el acto de fe, un acto que nunca ha fallado en producir extraordinarias coincidencias fortuitas y maravillosas oportunidades. Esta vez no sería diferente —salvo, quizá, en envergadura—. Pocos días después de la renuncia de Leigh, alguien vino a tocar la puerta del apartamento que habíamos alquilado en el centro de la ciudad. Era nuestra vecina del piso de arriba: una mujer de treinta y tantos años, amable, tranquila, con la que habíamos establecido una relación cercana y armoniosa. Ella había dicho sentir beneficios luego de un par de sesiones de eliminación de alergias con Leigh y conmigo, y había expresado interés en nuestras investigaciones más recientes sobre la activación del ADN. Además, sabía que los dos estábamos sin trabajo. Sin decir una palabra, nuestra vecina me entregó una bolsa de papel marrón con un bulto en el interior.

Yo sabía que uno de sus padres había fallecido recientemente y le había dejado una suma considerable. Saber esto no mitigó en absoluto mi sorpresa cuando abrí la bolsa ¡y encontré un fajo de billetes de cien dólares!

—Dios me dijo que te diera esto. Tu trabajo es importante y necesita ser culminado. Creo que va a ayudar a mucha gente —me dijo.

—Pero de ninguna manera puedo aceptar tanto…

Ella me interrumpió a la mitad de mi negativa:

—Ahora voy a marcharme, antes de que cambie de opinión.

Y así lo hizo. Se dio la vuelta y caminó directamente hacia las escaleras. Sorprendidos, Leigh y yo nos miramos el uno al otro. Decir que nos sentimos apoyados por fuerzas invisibles sería quedarse corto.

Menos de una semana después de este milagroso evento, se produjeron otras dos muestras inequívocas del apoyo universal a nuestro trabajo. Para empezar, un mutuo amigo en el campo de la sanación, que sabía en lo que andábamos, se sintió llamado a regalarnos un set completo de ampollas para la eliminación de alergias (en cajas especiales) que debieron haber costado buen dinero. Esto nos permitió continuar con nuestras pruebas de campo sin mayor dificultad.

Alrededor de esos días, una de nuestras antiguas clientas nos contactó para que le mostremos nuestro nuevo trabajo, que recién empezaba a incorporar el sonido, a ella y a unos quince de sus estudiantes. Esta persona resultó ser la líder de una escuela de misterios y tenía una o dos cosas para enseñarnos acerca del sonido, el lenguaje y la activación del ADN. En particular, nos hizo reparar en la suma importancia de las vocales en la activación del ADN.

## El rol de las vocales

Los dos meses que siguieron, durante los cuales Leigh y yo fuimos a la escuela de misterios dos veces por semana para visitar a clientes, fueron un periodo de intensas «descargas» de información.

Uso el término *descarga* con un gesto de asentimiento hacia las reflexiones de Fosar y Bludorf acerca de la hipercomunicación y de cómo la genética de ondas revela que igual que con internet, *uno puede cargar datos en nuestra «internet» biológica que es el ADN, descargar información desde esta e incluso enviar correos electrónicos a otros.*

Además de sintetizar información usando mis facultades racionales, por primera vez hacía uso total de mi intuición para acceder e integrar la gran cantidad de información que se presentaba diariamente ante mi conciencia.

En un mundo saturado de información contradictoria y por lo general inútil, la falta de fe en la capacidad de nuestra intuición para «separar la paja del trigo» constituye un gran obstáculo en la evolución de muchas personas. Es fácil perder de vista la verdad cuando tratamos de evaluar *gigabytes* de datos utilizando solamente el lado izquierdo del cerebro. Para ver con claridad, a menudo es necesario cerrar los ojos y hacer uso del lado derecho del cerebro. En todo momento, siempre y cuando estemos dispuestos a escuchar esa «tranquila vocecita», nuestro Ser Superior está ansioso de guiarnos para entender las cosas.

Esto me hace recordar la famosa afirmación de Einstein: «La mente intuitiva es un regalo sagrado y la mente racional es un fiel sirviente. Hemos creado una sociedad que rinde honores al sirviente y ha olvidado el regalo».

De manera similar, los ensayos de David Bohm resaltan el hecho de que hay poco que sea técnicamente lógico cuando se trata de descubrimientos científicos. Por el contrario, los avances científicos son revelaciones inspiradas que ocurren de una manera creativa muy similar a como lo hacen las obras de arte.

Cuando la líder de la escuela de misterios nos dio a conocer sus ideas sobre las vocales y la activación del ADN, yo me encontraba asimilando un fascinante libro titulado *The Cosmic Serpent: DNA and the Origins of Knowledge*, escrito por el antropólogo francés Jeremy Narby. El autor pasó años estudiando las extraordinarias capacidades sanadoras de los chamanes en la selva amazónica. Escribió un fascinante relato que demostró ser particularmente útil en el desarrollo de la Potenciación.

En un sugestivo pasaje, el Dr. Narby señala que «el ADN no es simplemente una molécula de información, sino que [...] es también una forma de texto y por lo tanto [...] se entiende mejor por medio del razonamiento analítico que normalmente aplicamos a otras formas de texto; por ejemplo, a los libros».

Debido a mi experiencia en el estudio de la teoría literaria y la escritura de ficción, esta forma de ver el ADN como un libro me resultaba de por sí atractiva. Más que nada, simplemente sentía que era correcta. Narby dice claramente que podemos aprender a leer el ADN. Y, por consiguiente, sugiere que también podemos aprender a escribir o a reescribir el genoma.

En otro inspirador pasaje que sirvió de gran ayuda para conceptualizar la interacción entre la luz y el sonido en el Regenetics, Narby dice:

[Según] los chamanes del mundo entero, uno establece comunicación con los espíritus a través de la música. Pues [para los chamanes] es casi inconcebible ingresar al mundo de los espíritus y permanecer en silencio. Angelica Gebhart Sayer habla sobre la música visual que proyectan los espíritus frente a los ojos del chamán. Está formada por imágenes tridimensionales que se fusionan en el sonido y que el chamán imita emitiendo melodías equivalentes.

De principio a fin, Narby destaca que *a fin de estimular la sanación, los chamanes utilizan el sonido —y en menor grado, la luz— porque esta combinación les permite cambiar algún aspecto del código genético.*

Inmediatamente y de manera intuitiva, comprendí que la Potenciación —un nombre que recién se me había ocurrido— también presentaría melodías de sonido junto con luz para activar el ADN y reprogramar permanentemente el patrón bioenergético.

Con inspirada claridad, de manera similar a la forma en que Narby describe el proceso de los chamanes amazónicos, visualicé cómo las ondas de luz hiperdimensionales guiarían las respectivas ondas de sonido hacia el ADN potencial.

Yo sabía que la luz por sí sola, al estilo epigenético, sería incapaz de restablecer el patrón bioenergético, debido a las ya mencionadas restricciones estrictas en el flujo de la información genética que va desde el entorno y desde nuestra conciencia localizada, de regreso hacia el genoma (figs. 8 y 9). El sonido, en cambio, sí podría traspasar el mecanismo de traducción genética sonido-luz, y llegar hasta el dominio no local del sonido para corregir las distorsiones en el patrón bioenergético de una manera metagenética (fig. 9).

Pero no se trataba simplemente de *cualquier* sonido. En mi mente, vi con claridad una tabla que contenía pares de códigos lingüísticos de sonido y de luz, muy similar a las dos tablas de Potenciación que les enseño a utilizar en la Parte II (figs. 12 y 13). Aunque pude ver claramente una tabla, los códigos entre las líneas todavía estaban borrosos. Lo único que pude distinguir es que todos eran *vocales*.

No mucho después, al oír mencionar las vocales y la activación del ADN, se me encendió el proverbial foco en la cabeza. Las pruebas de campo habían revelado que las cinco vocales —*A, E, I, O, U*— corresponden energéticamente a las cinco bases nucleótidas del ADN y el ARN. En un instante, comprendí que *las vocales se pueden usar aquí en el espacio-tiempo para «incitar» al código genético en el ADN potencial a acceder, restablecer e incluso transformar nuestro patrón subyacente en el tiempo-espacio.*

La revelación que recibí sobre el rol que tienen las vocales para promover el bienestar y la evolución consciente llegó a encontrar respaldo en una impresionante variedad de fuentes esotéricas con las que no agobiaré al lector aquí. Pero para citar solo un ejemplo, en la escritura del hebreo las vocales eran omitidas por considerarse sacrosantas, el lenguaje de la creación. William Grey explica: «Las vocales eran "extras" en el hebreo. [...] Originalmente, eran sonidos muy especiales y mayormente se usaban para los nombres de Dios y otros fines sagrados. Las consonantes dieron a las palabras sus cuerpos, pero solo las vocales las llenaron de alma».

Finalmente, llegué a saber más o menos cómo se veía la Potenciación, y tenía una idea vaga de cómo sonaría, pero no tenía idea sobre cómo elegir las combinaciones correctas de vocales para promover la profunda sanación y transformación que yo creía posible con este enfoque.

Como si leyera mi mente, la líder de la escuela de misterios me miró profundamente a los ojos y me dijo sin mayor explicación: «Regresarás a Brasil, donde entiendo que tienes asuntos pendientes. Allí, las vocales correctas te encontrarán».

Es cierto, pues, que yo le había contado sobre algunas experiencias de mis viajes en alguna conversación trivial, pero nunca me había referido a mi estancia en Brasil como algo que no fuera unas largas vacaciones. Ciertamente, nada de lo que yo le había contado sugería que pudiera haber algún «asunto pendiente» para mí en Brasil. Pero al parecer sí lo había.

## Nociones adicionales acerca del cuerpo fragmentario

Antes de viajar a Brasil, tomemos un momento para volver a hablar del cuerpo fragmentario: el problemático segundo campo bioenergético (de abajo hacia arriba) y su chakra correspondiente, cuya estructura básica se mostró en la fig. 5.

En capítulos anteriores, vimos que el cuerpo fragmentario constituye una interrupción significativa en el patrón bioenergético. Está relacionado con parásitos de todo tipo, los cuales, a menudo, comienzan a irse una vez que este queda sellado, aproximadamente a los cinco meses de haberse llevado a cabo la sesión de la Potenciación.

No debe sorprender entonces que en la tradición chamánica de los toltecas de Mesoamérica, popularizada por el médico y escritor don Miguel Ruiz, el cuerpo fragmentario es llamado el *parásito*. Otro nombre para el cuerpo fragmentario proviene de los exitosos escritos de Eckhart Tolle, quien se refiere a este como el *cuerpo del dolor*. Y otro nombre más proviene de David Wilcock, quien lo llama la *herida original*. Pero al margen del nombre que le demos, *todo espíritu que empieza su viaje evolutivo como ser humano posee un cuerpo fragmentario.*

Por un lado, según lo indica su relación con la boca, la lengua y los órganos reproductores, el cuerpo fragmentario está íntimamente asociado con la creación metagenética de la vida tal y como la conocemos. Por otro lado, el cuerpo fragmentario también está vinculado al «velo», o el olvido, de nuestra identidad espiritual superior, que experimentamos al encarnarnos aquí, en este lugar que el poeta John Keats ha famosamente denominado «el valle donde se forjan las almas».

*Aunque no es el ego, el cuerpo fragmentario es responsable de agrandar y distorsionar el ego* al engendrar la vergüenza y el miedo como mecanismos de defensa del ego frente a la aterradora y vergonzosa experiencia de la separación. En los textos sagrados judeocristianos e islámicos, la creación del cuerpo fragmentario parece estar representada en la decisión de Adán y Eva de comer del fruto prohibido. Inmediatamente después de este suceso, al sentir vergüenza por primera vez, los dos cubrieron temerosamente su desnudez lo mejor que pudieron.

Desde la perspectiva que acabamos de esbozar, el cuerpo fragmentario es una reacción bioenergética hacia —y una marca de— nuestra autoinducida separación del aspecto superior de nuestro ser, que es el Creador.

Si adoptamos una perspectiva verdaderamente cósmica, podríamos llegar a decir que *el cuerpo fragmentario mantiene la ilusión de dualidad a fin de que podamos beneficiarnos al máximo de nuestra experiencia como seres humanos.* Pero a pesar de todos sus recovecos y recodos, esta experiencia tiene el propósito esencial de trazar una trayectoria arquetípica desde una sensación de separación, hacia una gnosis espiritual que supera el conocimiento meramente intelectual de que somos —y siempre fuimos— uno con el Creador.

Al comenzar, esta trayectoria está impulsada por el establecimiento del cuerpo fragmentario, y cuando está por culminar, por el sellado del cuerpo fragmentario (fig. 10).

*El sellado del cuerpo fragmentario promueve no solo la sanación física, sino también la experiencia verdaderamente transformadora de la maestría personal consciente.*

Recordemos que las «consecuencias» del acto de desobediencia de Adán y Eva implican la muerte. La pérdida de vitalidad y la destrucción final del vehículo físico resulta directamente de la experiencia de la separación (la expulsión del jardín del edén) y, diría yo, también de la creación simultánea del cuerpo fragmentario.

Queda casi sobrentendido que la sanación física frecuentemente resulta de «tapar» la «hendidura» torsional provocada por el cuerpo fragmentario, pues esto permite el flujo libre e ininterrumpido de la bioenergía a través de nuestros sistemas (fig. 10).

Generar un flujo más abundante y armonioso de bioenergía promueve la sanación física, puesto que, como Wilcock ha observado, las investigaciones en la física de torsión y la genética de ondas proporcionan

> evidencia extremadamente convincente de que la molécula de ADN está directamente influenciada por fuentes externas de energía. Si el ADN en realidad es ensamblado por una fuente externa de energía, entonces cuando aumentamos el flujo de esa energía hacia el ADN, también podemos esperar que la salud y la vitalidad del organismo aumenten.

El sellado del cuerpo fragmentario también fomenta la maestría personal consciente, pues nuestra sensación de *individualidad* aislada y su correspondiente *conciencia de víctima* son transformadas a través de un proceso de *individuación* que conduce a una sensación profunda de reunificación con el Creador y a la experiencia de la *Conciencia de Unidad*.

El sellado inicia la reintegración de nuestro Ser Superior —cuya aparente fragmentación parece ser una condición previa para volvernos humanos— y nos da la facultad de amarnos a nosotros mismos y a los demás más plenamente en virtud de una gnosis bioenergética de nuestra unidad con toda la creación.

Acabo de ofrecer un resumen básico de una explicación mucho más larga y detallada de uno de los temas centrales de *Sanación consciente*, donde examino el cuerpo fragmentario desde muchísimos ángulos, tanto personales como «transpersonales».

Leigh y yo supimos de la existencia del cuerpo fragmentario desde nuestras primeras pruebas de campo, donde aparecía una y otra vez como una distorsión torsional que drenaba la fuerza vital de las personas y mantenía su conciencia atrapada en patrones de pensamiento y creencias autolimitantes. Resultaba evidente que el cuerpo fragmentario era lo que muchos habían llamado el «lado oscuro del ser».

Ambos intuimos que a fin de promover una sanación genuina (o *wholing*) a través del espectro cuerpo-mente-espíritu, el cuerpo fragmentario tenía que ser remediado.

Y así lo hicimos. Si bien hay otros medios teóricamente capaces de sellar el cuerpo fragmentario, no conozco ninguno tan rápido o efectivo como la Potenciación.

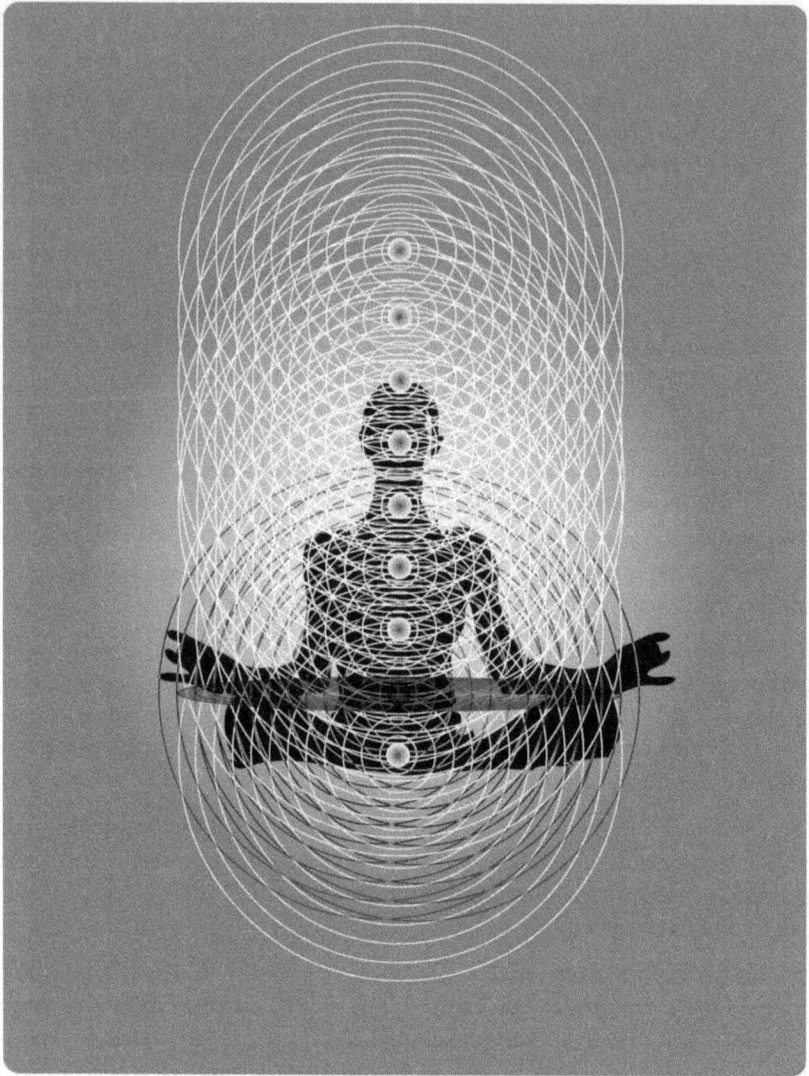

**Figuras 10a y 10b. El sellado del cuerpo fragmentario**

La primera imagen (fig. 10a) muestra un patrón bioenergético humano típico, con nueve campos bioenergéticos/chakras y un cuerpo fragmentario visualizado como una interrupción energética en el segundo campo/chakra de abajo hacia arriba. La segunda imagen (fig. 10b) muestra un patrón bionenergético potenciado, con un circuito infinito de ocho campos/chakras. Observe cómo el sellado del cuerpo fragmentario reemplaza la fragmentación y la dualidad por la armonía y la geometría sagrada, y así permite el libre flujo de la bioenergía a través de todo el cuerpo.

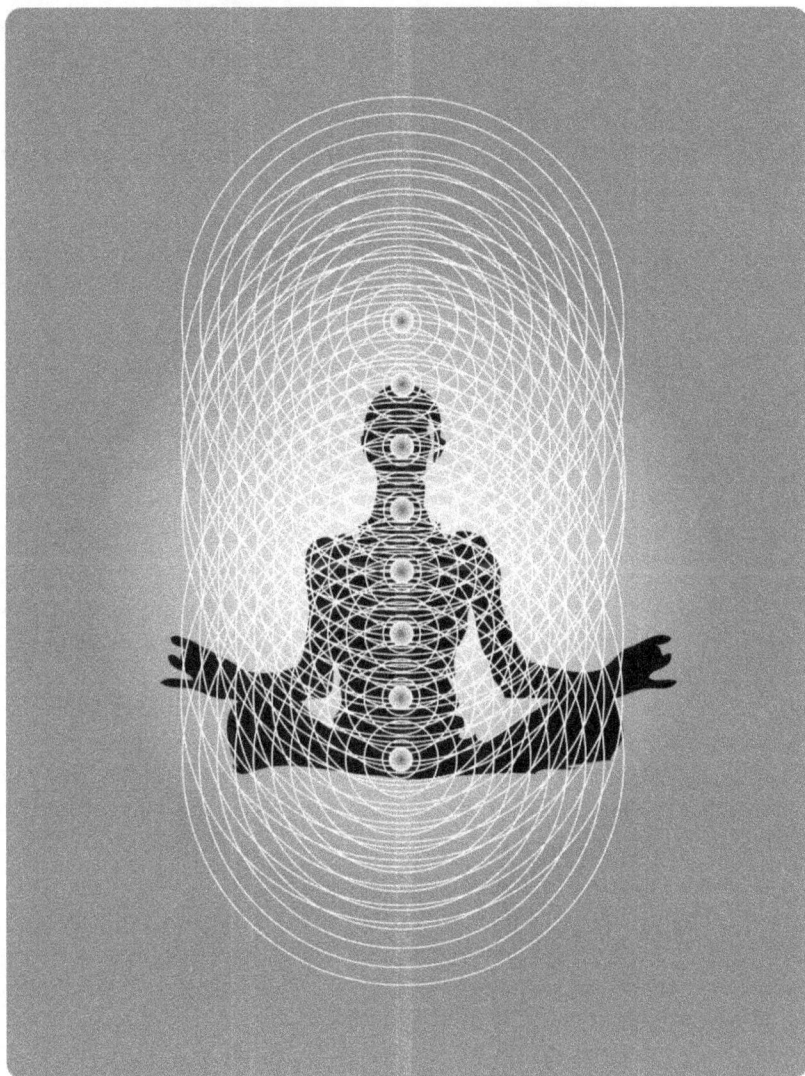

**Figura 10b**

Cuando surgió el tema del cuerpo fragmentario durante una conversación con la líder de la escuela de misterios, Leigh y yo nos sentimos deleitados —y, hasta cierto punto, sorprendidos— al escucharla repetir nuestras propias observaciones. Pero uno de los comentarios sembró las semillas para una nueva idea que florecería pocos meses más tarde en Brasil, cuando los códigos lingüísticos para la Potenciación comenzaron a aparecer: «Así como el cuerpo fragmentario fue hablado o cantado por algún aspecto de nosotros mismos para que cobre existencia —dijo la líder— ustedes descubrirán cómo hablarlo o cantarlo para que vuelva a la nada. Esta será la piedra angular de su trabajo en la activación del ADN».

## Guiados por la intuición hacia un punto de conexión geofísica

Se ha cometido el error de creer que yo regresé a Brasil para estudiar con los chamanes. Cuando abordé el avión con destino a Río de Janeiro a principios del 2003, yo *era* un chamán que atendía a un llamado intuitivo que era fuerte y claro.

Leigh estuvo a mi lado en cada paso del camino. Ninguno de los dos tuvo la menor duda de que debíamos viajar a Río, ni pensamos dos veces para hacerlo con el dinero que nuestra vecina nos había dado. Simplemente guardamos nuestras pertenencias en un depósito, dejamos nuestros autos con la familia, empacamos nuestros trajes de baño y frascos homeopáticos para hacer pruebas de campo y dijimos *até logo* sin saber cuándo estaríamos de regreso.

La semana previa a nuestra partida, la líder de la escuela de misterios y sus estudiantes insistieron en realizar una ceremonia especial de bendición para nosotros. Nunca antes se había permitido, por ninguna razón, que los no iniciados ingresen al templo interior, como ellos lo llamaban. La ceremonia fue una experiencia bastante sensorial: con abundante y potente incienso, cánticos ininteligibles y rituales egipcios ancestrales que incluyeron cuchillos utilizados de manera simbólica para protegernos en nuestro viaje.

No sabría decir con certeza si la ceremonia sirvió de algo para protegernos, pero tal vez sí lo hizo. Hacia la mitad de nuestra estancia en el exterior, Leigh se cayó de cara en el medio de una intersección muy transitada y, milagrosamente, todos los autos que venían a toda velocidad y desde ambas direcciones se detuvieron en un instante.

No mucho después, casi muero ahogado cuando quedé atrapado por la corriente en una playa donde no había salvavidas. Sacudía los brazos con todas mis fuerzas para alcanzar la orilla incluso cuando la corriente retrocedía. Cuando estaba a punto de darme por vencido, escuché una voz decir claramente: «¡Nada de costado, tonto!». Inmediatamente me puse de costado, me relajé y me dejé llevar por la corriente, la cual noté que giraba formando una curva larga que iba de vuelta hacia la playa. En menos de treinta segundos, ya estaba de pie en la orilla, aspirando el viento como si acabara de terminar un maratón... sorprendido de estar vivo.

Podría escribir un libro de viajes sobre las aventuras extremas que Leigh y yo tuvimos durante aquellos seis meses en Brasil. Pero para nuestros actuales propósitos, vamos a enfocarnos en una serie de experiencias místicas (a falta de una palabra mejor) que precedieron a nuestra propia Potenciación.

Al final del capítulo 3, hice una breve mención de los estudios de Ivan Sanderson acerca de los principales puntos de conexión geofísica entre el espacio-tiempo y el tiempo-espacio. Aunque en aquel entonces yo no sabía acerca de esa investigación, uno de estos puntos de conexión está en América del Sur, justo frente a la costa del estado de Río de Janeiro.

De manera instintiva, Leigh y yo fuimos atraídos a la ciudad costera de Búzios, situada al norte de Río, a unas cuatro horas en autobús. Desde que Brigitte Bardot la visitó en la década de los sesenta, Búzios ha crecido de manera constante como destino turístico. Pero a lo largo de la historia, Búzios ha sido capaz de autosustentarse con la pesca.

Esta información la incluyo porque creo que es significativo que Búzios sea uno de los pueblos más cercanos al punto de conexión sudamericano anteriormente mencionado. De hecho, recuerdo oír historias de vecinos del lugar acerca de barcos de pesca que desaparecían y reaparecían misteriosamente frente a la costa.

Ahora bien, quiero recalcar que en aquel entonces Leigh y yo no sabíamos nada sobre la investigación de Sanderson. Llegamos hasta Búzios porque intuitivamente sentíamos que los códigos de la Potenciación «nos encontrarían» allí. Que esto ocurriría en los alrededores de un lugar de máxima permeabilidad entre el mundo físico del espacio-tiempo y el mundo espiritual del tiempo-espacio fue un hecho que solo pudimos a apreciar en retrospectiva.

## Cómo llegaron a nosotros las vocales correctas

Cerca del anochecer en el equinoccio de marzo, Leigh y yo nos sentimos intuitivamente «convocados» —esa es la palabra que mejor describe aquella sensación— a la playa João Fernandes, uno de los muchos tramos cubiertos de hermosas formaciones de arena, cerca de Búzios.

Ninguno de nosotros había estado consumiendo alcohol o drogas. Debido a mis alergias y a mi precaria salud, yo no estaba en condiciones de hacer nada de eso, ni aunque lo hubiese querido; y Leigh era muy reservada en esas cuestiones.

Al escuchar el intuitivo llamado, salimos de nuestro apartamento con una sensación de euforia que no habíamos sentido nunca; y caminamos a lo largo de un sendero empedrado rodeado de exuberantes ciénagas que vibraban con las voces de los insectos. Veinte minutos más tarde, llegamos a la oscura playa en forma de herradura, justo cuando, aparentemente de la nada, se desató una tormenta: los relámpagos encendían un azul fantasmagórico y la lluvia caía de lado rociando nuestros rostros mientras buscábamos refugio agachados bajo una *amendoeira*.

Finalmente, la tormenta pasó y dejó de llover, momento en el cual fuimos «invitados» a seguir por la playa hasta acercarnos a un cartel plantado en la arena que decía CÔCO VERDE, lugar donde habíamos de esperar otro tipo de «señal».

En aquel momento, éramos los únicos en la playa. Tres pequeños barcos de pesca, todos vacíos, estaban anclados en el centro de la pequeña bahía. No había ningún ruido aparte del sonido de las olas, ni siquiera lejanos ladridos de perros. Después de como media hora, la señal llegó. Para nuestro asombro, ¡una luz increíblemente brillante y perfectamente redonda apareció de repente, sobre cada uno de los tres barcos vacíos que se balanceaban con el oleaje en la bahía!

Ya sea por su experiencia personal o de alguna otra manera, algunos lectores pueden saber de la existencia de misteriosos «orbes» de luz que aparecen de la nada y que han sido captados en muchas fotografías en las que se ha descartado que se trate de partículas de polvo o gotas de agua.

La investigación más exhaustiva sobre este fascinante tema está contenida en *The Orb Project*, escrito por el físico Klaus Heinemann y el teólogo Miceal Ledwith, cuyo prólogo fue escrito por William Tiller, profesor emérito de la Universidad de Stanford. Si bien sus puntos de vista sobre los orbes tienen diferentes matices, estos tres pensadores e investigadores prodigiosos coinciden en que *los orbes auténticos parecen ser seres espirituales, la mayoría de los cuales están aquí para ayudarnos si tan solo les permitimos hacerlo.*

En su libro *Supernatural*, Graham Hancock escribe sobre el chamanismo desde una perspectiva académica y llega a la misma conclusión elemental con respecto a la naturaleza benéfica de la gran mayoría de los «antiguos maestros» luminosos con los que chamanes y otros se han encontrado en sus visiones.

Al tratar sobre los orbes de luz en su investigación sobre la «inteligencia en red», Fosar y Bludorf teorizan que tales bolas de luz —que para muchos son de origen extraterrestre— son en realidad manifestaciones de algún tipo de conciencia grupal que opera a través del ADN por medio de la hipercomunicación.

En mi opinión, los orbes giradores brillantemente iluminados que Leigh y yo vimos aquella noche en la playa João Fernandes fueron, efectivamente, representaciones de nuestros Seres Superiores, contactándose energenéticamente con nosotros para guiar nuestro acceso a los códigos vocálicos para la Potenciación.

Tanto el momento de este extraordinario evento (el equinoccio), como el lugar donde ocurrió (un raro punto de conexión geofísica entre el espacio-tiempo y el tiempo-espacio) sugieren que se trató de una decisión consciente y premeditada de parte de los seres espirituales con quienes nos encontrábamos interactuando.

En muchas tradiciones chamánicas, los encuentros con las llamadas formas paranormales de luz son tan comunes que se consideran como algo trivial. Asimismo, en varias religiones del mundo, con frecuencia se habla de seres espirituales (como los ángeles) que se aparecen ante observadores humanos, en forma de luz.

La física de torsión y la teoría del sistema recíproco se combinan para proporcionar una óptica convincente acerca de cómo formas de vida hiperdimensionales pertenecientes al dominio del sonido podrían aparecer como seres de luz en el dominio de la luz —especialmente cuando y donde la conexión está lo suficientemente abierta para permitir este traspaso.

Tras un momento de fascinante interconexión con los orbes que estaban sobre los barcos, Leigh y yo quedamos boquiabiertos cuando uno de los orbes abruptamente lanzó un rayo resplandeciente —casi tan audible como la electricidad— que atravesó el agua opaca en dirección al cartel de CÔCO VERDE.

«Vamos», susurré, y tomando la mano de Leigh la llevé hacia el cartel al borde del océano. En ese mismo momento, los otros dos orbes aunaron sus propias corrientes luminosas y chispeantes a lo que ahora parecía un «puente de luz», un arcoíris que se extendía hacia nosotros a través del agua.

Al llegar a este punto, la luz combinada y prismática de los tres orbes brillaba sobre nosotros. Físicamente, sentíamos una sensación de calor —como si todas nuestras moléculas fuesen bañadas por una fuerte y hermosa música orquestal. Emocionalmente, nos sentimos amados de una manera tan plena e incondicional que las lágrimas brotaron de nuestros ojos y cayeron copiosamente por nuestras mejillas.

Las luces se apagaron, así de repente, y nos quedamos en silencio absoluto, parados en la oscuridad con las olas besando nuestros tobillos durante un lapso incognoscible de tiempo. Los dos comprendimos que algo sumamente profundo acababa de ocurrir, pero por un momento no tuvimos la capacidad siquiera para hablar de ello.

Más tarde esa misma noche, desperté de un sueño en el que estaba volando, y empecé a repetir una serie de vocales que no tenían ningún sentido lógico. Aun así, me levanté de la cama y las escribí en fila como una sola palabra.

Al despertar en la mañana siguiente, Leigh bostezó, se estiró y dijo: «He tenido un sueño de lo más extraño. Estaba volando. Y luego escuché en mi mente esta palabra compuesta de vocales».

—Yo también.

—Creo que debo escribirlas.

—Creo que las vocales correctas están llegando a nosotros.

—Creo que tienes razón.

Y así sucedió durante los cuatro días siguientes: cada uno se despertaba con un grupo de vocales que había llegado a nosotros en sueños. Sabíamos que los sueños establecen su propia interfaz entre el tiem-       po-espacio y el espacio-tiempo. Ninguno de nosotros tenía la menor duda de que estábamos recibiendo secuencias sagradas de vocales para la sanación y la transformación. Intuimos que yo estaba transmitiendo los «códigos de sonido», que serían cantados durante la Potenciación, y que Leigh estaba transmitiendo los «códigos de luz», que serían pensados en silencio juntamente con los códigos de sonido. Hablaremos más sobre esta técnica en la Parte II.

En apenas cinco días, habíamos obtenido la primera tabla de la Potenciación para las sesiones en persona (fig. 12). Más adelante, repetiríamos un proceso similar para establecer la tabla para las sesiones de Potenciación a distancia (fig. 13).

En mi opinión, Leigh y yo no estábamos «canalizando» esta información, sino más bien utilizando el poder de la hipercomunicación para acceder a los datos universales de naturaleza hiperdimensional.

Ken Carey, quien de manera similar considera que la palabra *canalización* no llega a describir la realidad ni la inmediatez del «conocimiento telepático» o el «pensamiento metapersonal» de su propia conciencia superior detrás de sus transmisiones extrañamente lúcidas, escribe:

[Después de años] de oír bromas acerca del término *canalización*, estoy convencido de que no se aplica al proceso a través del cual yo obtengo esta información. (Conozco muchas personas que frecuentemente hacen uso de esta percepción y espero que estén de acuerdo.) Mi recepción de estos pensamientos no requiere ningún trance, no hay pérdida de conciencia ni cambio de voz o acento extranjero. Estoy totalmente presente durante toda la experiencia. [...] acceder a una percepción de más alta frecuencia es en realidad un proceso orgánico, una habilidad natural con la que todos los niños nacen.

Cabe resaltar que, en el caso de adultos que puedan padecer de «atrofia» intuitiva, la «capacidad para acceder a pensamientos de mayor frecuencia puede [...] ser reactivada», ya sea por accidente o de manera intencional. Para recordar la idea de Berendt del «hombre que escucha», una capacidad aparentemente tan «psíquica» se reduce a una refinada capacidad de *escuchar*.

En su excelente prólogo académico para la obra de Carey, la Dra. Jean Houston explica esta inspirada forma de «conocimiento intuitivo» al escribir:

La psique está implantada en la materia y, por tanto, la materia puede tener acceso al conocimiento psíquico. Tales de Mileto fue el primero en dar una explicación para el mundo occidental en el siglo VI a. C. cuando dijo que «todas las cosas están llenas de dioses», implicando que una especie de psique, una emanación divina, es tanto complementaria como coincidente con la materia y conduce hacia realidades mayores. Platón escribió acerca de las Formas o los Arquetipos en todas las cosas, que las incentivan a crecer y llegar a ser. Jesús habla del Reino Interior y de la inmanencia de la esencia divina del YO SOY en cada persona. Los sufistas islámicos hablan del *alam al mithal*, el *mundus imaginalis*: un universo intermedio que, en un sentido ontológico, se considera tan real como el mundo empírico sensorial y el mundo noético del intelecto.

Este «universo intermedio», al cual he llamado el tiempo-espacio o también el campo de la conciencia, ocupa una «metageografía [que] solo puede ser experimentada por quienes ejercitan sus sentidos psicoespirituales y, por medio de esta forma especial de conocimiento a base de imágenes (que es muy parecida, si no idéntica a la canalización), ganan acceso a un mundo de visiones que no es diferente del *mundus archetypas* de Carl Jung».

La Dra. Houston en cierto modo destaca la importancia de los difíciles procesos de iniciación chamánica que Leigh y yo experimentamos, a nuestra manera, para convertirnos en vehículos lo suficientemente puros como para reactivar nuestras capacidades intuitivas y recibir los códigos de la Potenciación. Houston destaca:

[El cerebro y el sistema nervioso] deben ser reeducados con el fin de abrir las puertas de la percepción en el extraño y hermoso país del conocimiento canalizado. De lo contrario, lo que se recibe es un gran montón de basura del inconsciente, que el canalizador y sus incautos discípulos santifican como la palabra de Dios. De hecho, una gran parte de lo que se cree que es información canalizada no es más que eso: restos y desechos de las mentes inconscientes de egos inflados.

Afortunadamente, usted no tiene que aceptar mi palabra de que las secuencias de vocales que se enseñan en la Parte II son particularmente inspiradas, sanadoras o transformadoras. Le sugerimos experimentar con ellas y decidir por usted mismo.

## La activación del ADN y el amor

Antes de llevar a cabo nuestra propia Potenciación aquella semana, luego del equinoccio, Leigh y yo regresamos a la playa João Fernandes a plena luz del día. Habíamos nadado allí en varias ocasiones antes del incidente con los orbes, pero ninguno de nosotros había notado que alguien se había tomado el duro trabajo de pintar en portugués: *AMAR*, con enormes letras blancas en la superficie vertical de roca a un lado de la bahía. Aún guardo una fotografía de este extraordinario detalle tomada por Leigh esa misma tarde. A los dos se nos ocurrió que quizá la palabra *no* había estado allí antes.

Cuando pregunté por los alrededores, a pesar de que nunca llegué al fondo de aquel misterio, tuve la sensación de que —al margen de si *AMAR* había sido pintado sobre la roca hacía un día, un mes o una década— nadie, ni siquiera los vendedores de la zona, le había prestado mayor atención.

Más tarde, al reflexionar acerca de la «roca del amor» en el contexto de lo que Leigh y yo estábamos haciendo, la activación del ADN, experimenté una serie de revelaciones relacionadas con esto. El ADN es un campo torsional que se manifiesta de manera bioquímica; es básicamente energía. ¿Y qué es en realidad la energía? La energía es conciencia. Y toda conciencia surge de la Conciencia del Amor (figs. 1 y 4).

Como hemos visto, hay varias descripciones externas que podemos atribuir al ADN. Pero en última instancia, el ADN es simplemente una manifestación de lo que existe. El ADN es *existe-ncia*, y la existencia es amor. Así, podemos decir que *el ADN es amor en acción. Activar el ADN es simplemente corresponder a su amor —con técnica.*

Con base en lo anterior, definitivamente hay un «espacio del corazón» apropiado en donde situarnos al realizar o recibir este trabajo; un espacio que se describe detalladamente en el capítulo siguiente.

A pesar de que Leigh y yo no necesitábamos señales adicionales para sentirnos listos para potenciarnos a nosotros mismos, igual recibimos otra señal, a menos de cinco minutos de empezar nuestra sesión. Cuando estábamos en silencio alistándonos para comenzar, miramos hacia el mar a través de nuestra ventana. Hasta donde yo recuerdo, no había llovido ni una gota ese día; sin embargo, un arcoíris colosal que abarcaba todo el horizonte colgaba del cielo virgen. Era sin duda el arcoíris más grande y más brillante que ninguno de los dos había contemplado jamás.

«Vamos a hacer esto», dije. Y lo hicimos.

## Constantes manifestaciones de sanación y transformación

Para mí y para Leigh, la Potenciación posibilitó una serie continua de manifestaciones energenéticas, a veces sutiles y a veces espectaculares, de sanación y transformación.

Durante las veinticuatro horas que siguieron a nuestra Potenciación, no notamos casi nada. Pero después los dos empezamos a desintoxicarnos por medio de deposiciones abundantes; una depuración impresionante que podría competir con la mejor limpieza de colon y que se prolongó de manera intermitente durante meses.

No estoy hablando de diarrea. Ninguno de nosotros sintió ese tipo de malestar ni perdió mucho peso durante el proceso. En realidad, ambos pudimos continuar con nuestras actividades de costumbre sin mayores problemas. Incluso mientras nuestros sistemas expulsaban capas nunca antes imaginables de elementos patógenos y otros desechos tóxicos (esos mismos elementos que, sin lugar a dudas, me habían hecho sentir terriblemente enfermo y habían agobiado a Leigh con asma y alergias desde la infancia), nuestra fuerza y resistencia físicas comenzaban a aumentar.

*No todas las personas necesitan pasar por una purificación física como la que nosotros experimentamos luego de la Potenciación, pero muchas cuyos sistemas han estado lo suficientemente comprometidos como para requerir limpieza y fortificación sí lo hacen.*

Para aquellos que pese a necesitarlo no experimentan estos beneficios de la Potenciación, la desintoxicación y la mejoría física a menudo se producen como resultado de posteriores activaciones del ADN con el método Regenetics, según lo explico hacia el final de este libro.

Después de semanas de depuración continua pero manejable, me di cuenta de que estaba empezando a sentir antojos por alimentos que había sido incapaz de tolerar durante años. Muchos de estos alimentos eran almidones: arroz, pasta, papas, pan. Todos ellos tabúes; todos eran como bolas de demolición para mi frágil organismo.

Haciendo uso de su experiencia en nutrición, Leigh supuso que la razón por la cual yo sentía antojos por los almidones era porque mi cuerpo se estaba purgando y me pedía alimentos capaces de atrapar las toxinas de mis células y escoltarlas fuera de mi organismo sin causar mayor daño en mis tejidos.

Esta experiencia nos enseñó que, lejos de ser algo malo, los *antojos pueden ser mensajes de un cuerpo que necesita ayuda*. Especialmente en el caso de personas potenciadas cuyo patrón de bioenergía ha sido restablecido, los antojos pueden ser mensajes de la sabiduría innata del cuerpo con respecto a lo que este necesita diariamente para la sanación. Hablaremos más acerca de este tema en el capítulo 12.

Leigh me sugirió que probase algunos de los alimentos ricos en almidón que había estado deseando. Con cierto temor, empecé a comerlos; al principio como ratón, pero mi entusiasmo se fue acrecentando al darme cuenta de que ¡ya no me llenaban de Candida ni me causaban la dolorosa distensión abdominal!

La capacidad de comer una amplia variedad de alimentos nuevamente no solo tuvo un efecto psicológicamente sanador; el consumo de una cantidad razonable de almidones indudablemente contribuyó a «suavizar un poco» mi proceso de desintoxicación.

Como he dicho muchas veces antes, aunque la Potenciación se hubiera detenido allí, Leigh y yo la habríamos considerado un regalo extraordinario. Pero no fue así. Durante los meses siguientes, mi vitalidad siguió aumentando cada vez más, y fui capaz de comenzar a hacer ejercicio de nuevo. A los seis meses, ya podía nadar casi dos kilómetros sin parar. Hacía años que mi habilidad física ni siquiera se aproximaba a eso. Además, mis sensibilidades químicas y ambientales se fueron atenuando gradualmente hasta desaparecer por completo. Después de varios años, aunque me encuentre en un sótano mohoso o al lado de un camino que está siendo asfaltado no tengo ninguna reacción en absoluto.

Mis otros síntomas y dolencias, incluidos la hipocondría, las migrañas y los espasmos musculares, también fueron perdiendo intensidad hasta convertirse en recuerdos lejanos. Hasta el día de hoy, puedo comer y beber lo que quiera, así como trabajar y hacer ejercicio con una resistencia extraordinaria para mi edad.

Leigh también experimentó una serie continua de manifestaciones energenéticas con muchos beneficios palpables que incluyeron la eliminación de sus alergias y asma, así como también el enderezamiento parcial de la escoliosis que había padecido durante toda su vida y que ni siquiera el corsé ortopédico, los tratamientos quiroprácticos periódicos, ni las intensivas sesiones del método Rolf habían podido modificar.

Hasta el momento solo he mencionado los beneficios de índole material de la Potenciación. Y aunque, desde mi perspectiva, estos beneficios me recobraron la vida, en el largo plazo los progresos logrados en la conciencia gracias al método Regenetics han sido los más significativos. En particular, me refiero a la conciencia de unidad —con la confianza y la fe en un universo benevolente que la acompañan— que ahora disfruto y que ha reemplazado a mi antiguo sentimiento de «fatalidad y pesimismo», propio de una conciencia de víctima.

No es que me considere perfecto en ningún aspecto o sentido. Pero desde que empecé a trabajar con el Regenetics y a recorrer mi propio sendero hacia la maestría personal consciente, he aprendido a perdonarme y amarme a mí mismo de manera profunda, a pesar de mis imperfecciones. Y lo que es igual de importante, he empezado a ofrecer amor y perdón a otros igualmente imperfectos, incluso a aquellos con cuyas intenciones o acciones pueda estar en profundo desacuerdo.

Quiero incluir un último relato acerca del poder prodigiosamente transformador de la Potenciación, que Leigh y yo seguimos experimentando con inquebrantable alegría y gratitud. Dos especialistas en medicina alternativa independientes, a quienes visité antes de mi Potenciación, me habían dicho que yo era estéril, probablemente a causa del daño genético producto de las vacunas. De hecho, en la época en que viajamos a Brasil, Leigh y yo habíamos descartado hacía ya tiempo la necesidad de anticonceptivos porque sinceramente creíamos que yo era incapaz, biológicamente, de convertirme en padre.

Usted recordará que la noche en la playa de Búzios había un tercer orbe que misteriosamente se conectó con Leigh y conmigo. Al parecer, aquel era el espíritu de nuestro hijo, quien con toda probabilidad fue concebido la noche de nuestra Potenciación y llegó al mundo perfectamente sano poco después de nueve meses, justo cuando estábamos completando el ciclo de gestación de cuarenta y dos semanas de la Potenciación.

# PARTE II

## CÓMO POTENCIARSE A SÍ MISMO

# CAPÍTULO 8

## *Cómo prepararse*

**A**hora que ya sabe cómo se originó la Potenciación, es hora de que aprenda cómo realizar esta transformadora activación del ADN para sí mismo, y quizá para otros. El objetivo primordial de este capítulo es ayudarle a prepararse —material, conceptual y emocionalmente— para su propia Potenciación.

Asimismo, si en algún momento se siente inspirado a ofrecer este trabajo a familiares o amigos, vale la pena anticiparles varios de los pasos que a continuación exponemos.

Con esa finalidad, si bien *Potencie su ADN* está protegido por derecho de autor, usted tiene el permiso para fotocopiar el presente capítulo: «Cómo prepararse», para uso privado, no comercial, como una «guía de preparación» para las personas cuya Potenciación usted vaya a facilitar.

Aquellos que vayan a hacer de facilitadores para otras personas pueden encontrar guías y consideraciones adicionales en los capítulos 9, 10 y 13. Aquellos que vayan a ser potenciados por otra persona y se encuentren leyendo únicamente este capítulo, pueden encontrar información más detallada sobre la Potenciación, la primera activación del ADN de las cuatro que componen el método Regenetics, en **www.phoenixregenetics.org** y **www.potentiation.net**.

Más adelante, examinaremos las cosas que usted definitivamente necesita hacer antes de su sesión de Potenciación. Pero antes, vamos a mencionar unas cuantas cosas que usted *no* necesita hacer.

## Las cosas que NO hay que hacer

1. *Usted no necesita hacerse una limpieza de aura.* He sabido que algunos que practican activaciones del ADN insisten en que usted debe limpiar su patrón bioenergético o aura antes de que su ADN sea activado. Esta idea no tiene ningún sentido pues, según se explicó en la Parte I, *una genuina activación del ADN es precisamente lo que limpia las distorsiones en su patrón bioenergético.*

Vale mencionar que muchos métodos que se autodenominan activaciones del ADN son, en el mejor de los casos, una *estimulación* del ADN de índole epigenética de la Era II. Recuerde que las técnicas energéticas basadas exclusivamente en el pensamiento o la luz no proporcionan acceso directo a nuestro patrón bioenergético y, por consiguiente, están limitadas en su capacidad de restaurarlo o transformarlo (fig. 9). Si bien es posible que ciertas formas de pensamiento más elevadas que utilizan la geometría sagrada y su orden armónico constituyan una excepción, dicha regla definitivamente se aplica a la mayoría de las técnicas actuales que trabajan con el ADN, incluidas aquellas que se basan en el contacto manual.

Es asombrosa la cantidad de historias que clientes y colegas han compartido a lo largo de los años, en las que cuentan cómo empezaron con técnicas mentales o de contacto manual, para luego sentir la necesidad de incorporar el sonido a fin de corregir distorsiones energenéticas más profundas.

Si bien las técnicas de la epigenética pueden ser beneficiosas, por lo general son incapaces de promover los niveles de sanación y transformación radicales y permanentes que son provocados por las técnicas de la Era III. En cambio, cualquier metodología de activación del ADN que emplee adecuadamente el sonido, trasciende las limitaciones de la Era II y entra en el ámbito de la metagenética: el reino metamórfico de la medicina de la Era III.

2. *Usted no necesita hacerse un balance de polaridad.* La terapia de polaridad es otra técnica de sanación de la Era II, que raramente es necesaria cuando el ADN es activado de una manera integrada, propia de la Era III. Muchos clientes que previamente habían tenido problemas con su polaridad energética han manifestado que tales problemas simplemente desaparecieron luego de la Potenciación.

3. *Usted no necesita hacer un programa de limpieza, ayunos, limpiezas del colon, pediluvios iónicos, Panchakarmas u otros tratamientos semejantes.* Debido a que la Potenciación y las demás activaciones del Regenetics pueden estimular la desintoxicación, lo último que usted debe hacer es «añadir más leña al fuego», antes o después de empezar este trabajo. *Presionarse demasiado, aun*

*cuando su cuerpo le está pidiendo a gritos que afloje la marcha, es una manera particularmente «occidental» de no amarse a sí mismo.*

La misma lógica se aplica a la costumbre de tomar grandes cantidades de vitaminas y suplementos nutricionales, así como a buscar recibir trabajo corporal intenso u otras formas de fuerte medicina energética; todas estas prácticas fuerzan sus sistemas de eliminación hasta el extremo.

Si usted no está cien por ciento seguro de que debería estar haciendo algo para ayudar a su sanación, simplemente no lo haga.

4. *Usted no necesita tener un entendimiento completo de la ciencia y la filosofía en que se basan la Potenciación y el método Regenetics.*

Recuerdo un período de gran incertidumbre antes de finalmente escribir mi tesis de maestría. No dejaba de insistir en que necesitaba leer «solo un libro o un ensayo más» sobre este tema o aquel para poder organizar mis ideas. Frente a esto, mi asesor académico finalmente respondió, y me desarmó con la siguiente pregunta: «¿Acaso alguna vez llegamos a *comprender* algo completamente?».

El punto bastante evidente era que aunque yo no hubiese leído todo o captado todos los aspectos de mi tema, en algún momento tenía que confiar en mí mismo lo suficiente para sentarme y comenzar a poner las palabras sobre el papel. La Potenciación no es nada diferente. Hay perspectivas que usted probablemente irá ganando durante o después de este proceso, que le abrirán panoramas hasta entonces impensables. Y aun en ese momento, su nivel de «entendimiento» bien podría estar recién comenzando.

*Tener fe en su capacidad e intuición aun en la ausencia de la certeza intelectual es un paso importante en el sendero de la maestría personal consciente.*

Lo invito a superar cualquier tendencia a posponer las cosas que provenga de una baja autoestima o de un excesivo perfeccionismo, los cuales son dos caras de la misma *in-disposición*, y a amarse a sí mismo lo suficiente como para seguir adelante con su sanación y transformación, sea cual fuere el punto en que se encuentre.

Conscientes de las cosas que no hay que hacer, pasemos ahora hacia las cosas que necesita hacer antes de experimentar la Potenciación.

## Adquirir su diapasón (o diapasones) Solfeggio

Si bien la información contenida en esta sección probablemente será de interés para la mayoría de los lectores, *solamente aquellos que vayan a potenciarse a sí mismos o vayan a facilitar la Potenciación para otros   requieren contar con el diapasón (o los diapasones) Solfeggio.*

Usted recordará que mi enfermedad autoinmune fue provocada por la intoxicación y el trauma causados por una serie de vacunas para la hepatitis y la fiebre amarilla que recibí en 1995. En el capítulo 1, se remarcó que las llamadas inmunizaciones son capaces de dañar e incluso alterar la genética humana por medio de la inserción de material patógeno en el ADN. Asimismo, y más perturbador aún, las pruebas quinesiológicas revelan que tales daños y alteraciones pueden ser heredados por los hijos, aunque estos nunca reciban vacunas físicamente.

Después de años de sufrimiento y de someterme a una serie de terapias costosas (y generalmente ineficaces), el momento decisivo llegó cuando me di cuenta de que si pudiera restaurarme a mí mismo energenéticamente, mis treinta y tantos síntomas debilitantes en algún momento llegarían a desaparecer.

Me encontré en este sendero después de leer *Emerging Viruses* de Leonard Horowitz, quien basa sus afirmaciones en una investigación meticulosa en la cual demuestra que las vacunas son la causa principal de una variedad de enfermedades autoinmunes, incluido el sida.

En *Healing Codes for the Biological Apocalypse*, donde el tema principal es el uso del sonido para sanar el cuerpo por medio de la restauración de su integridad genética, Horowitz saca más a la luz lo que esencialmente es un afán de lucro excesivo y una suerte de guerra biológica dirigida por el sistema médico-farmacéutico en contra de un público incauto.

Según Horowitz, las frecuencias específicas usadas para restaurar la integridad genética se derivan de la antigua escala Solfeggio. Esta escala primordial de seis notas, sospechosamente «extraviada» hace siglos por la Iglesia católica, fue redescubierta por el Dr. Joseph Puleo (coautor), tal como se describe en *Healing Codes*.

La escala Solfeggio se ha vuelto enormemente popular en los círculos de la medicina alternativa desde la publicación de *Healing Codes*. En un paso discutible, Horowitz recientemente se tomó la libertad de extrapolar tres notas adicionales a partir de los intervalos de la escala y formar así una escala de nueve notas —lo cual no parece ser ni funcionalmente necesario, ni históricamente justificable.

Sea como fuere, aquí simplemente es necesario resaltar que todas las activaciones del ADN en el método Regenetics emplean una o más notas de la escala Solfeggio original, la cual algunos eruditos consideran la colección sagrada de seis notas usadas por el Creador para formar el mundo en la misma cantidad de días.

Específicamente, la Potenciación emplea la nota elemental *mi*, una frecuencia (528 Hz) que ha sido utilizada por científicos de vanguardia para reparar defectos genéticos.

*Usted necesitará el diapasón* mi *para facilitar su propia Potenciación o la de otra persona.* Pero si cree que en algún momento buscará obtener una acreditación en niveles posteriores del método Regenetics, los cuales progresivamente utilizan la Solfeggio completa, o si simplemente quiere experimentar con esta extraordinaria y hermosa escala, puede que le sea conveniente obtener el juego completo de seis diapasones.

Si desea adquirir diapasones de la más alta calidad a precios competitivos, ya sea únicamente el diapasón *mi* o los seis diapasones de la escala Solfeggio, lo puede hacer directamente a través de los sitios web del Phoenix Center for Regenetics: **www.phoenixregenetics.org** y **www.potentiation.net**.

Para un enfoque valioso sobre cómo usar los diapasones Solfeggio por sí solos para propósitos terapéuticos, puede ser que usted disfrute leyendo *A Fork in the Road* de David Hulse, pionero de la sanación con sonido. En este entretenido pequeño libro, Hulse concienzudamente describe su exploración personal y profesional con la escala Solfeggio.

Yo soy un firme creyente en las cualidades beneficiosas de la escala Solfeggio —a la que un musicólogo amigo llamó «la verídica» con referencia a su origen que podría considerarse sagrado— y sostengo que es parte integral del método Regenetics. Ahora bien, también considero que *el poder sanador y transformador de la Potenciación y de las demás activaciones del Regenetics deriva aún en mayor medida de sus secuencias de vocales.* Puedo afirmar esto con confianza por varias razones, siendo una de las principales el hecho de que las vocales siempre han sido el foco central de este trabajo, mientras que la Solfeggio fue añadida en una etapa ulterior de su desarrollo.

Quiero destacar que aunque puede no tener la misma efectividad de quien lleva a cabo la Potenciación con la entonación perfecta, *es posible estar ligeramente fuera de tono —siempre y cuando las secuencias de vocales sean manejadas correctamente— y aún obtener resultados extraordinarios.* Hago hincapié en este punto porque sé que la mayor parte de las personas que leen este libro no son músicos ni practicantes de la sanación con sonido, y puede que algunos incluso tengan dificultad para seguir una melodía simple.

Usted deberá hacer lo posible por mantener la nota *mi* durante toda la Potenciación, pero si ve que se desvía, sepa que aun así está llevando a cabo una activación del ADN de base lingüística con gran poder de sanación y transformación.

*Prácticamente cualquiera que se comprometa a dominar la técnica de la Potencia-ción, particularmente con relación a las vocales, y que tenga la cabeza y especialmente el corazón en el lugar apropiado, puede llevar a cabo con efectividad este trabajo para sí mismo y para otros.*

Si por alguna razón usted no se siente dispuesto a llevar a cabo su propia Potenciación o la de otra persona, y no conoce a nadie que consi-dere apto para hacerlo por usted, hay facilitadores acreditados en el mé-todo Regenetics por todo el mundo, que con gusto lo asistirán (a distancia o en persona). Puede encontrar una lista completa y constante-mente ac-tualizada de facilitadores acreditados, agrupados por país, en **www.phoenixregenetics.org** o en **www.potentiation.net**.

## Domine su técnica de Potenciación

Si bien puede parecer obvio para los «autopotenciadores» y facilitadores, cabe subrayar que deben dedicar un poco de tiempo a la lectura del capí-tulo siguiente —uno o dos días por lo menos— y familiarizarse con la manera en que se lleva a cabo la Potenciación en persona.

Lo ideal sería que usted primero lea el resto de este libro, luego regrese y vuelva a leer el capítulo 9 antes de practicar y llevar a cabo su propia Potenciación.

Si piensa hacer este trabajo para otros, ya sea en persona o a distan-cia, *sugiero darse un tiempo de por lo menos un mes* después de su propia sesión, para familiarizarse con la Potenciación antes de ofrecerse a potenciar a su familia y amigos.

## Sepa que toda sanación es autosanación

Este punto necesita resaltarse, pues vivimos en una cultura global con una visión muy desproporcionada de lo que la sanación es en realidad. Si bien la sanación por lo general involucra aliviar o eliminar los síntomas, no se debe confundir sanación (*wholing*) con la simple curación. Mientras que la curación tiene como objetivo hacer que el problema desaparezca, sin ha-cer preguntas ni ganar entendimiento, la sanación es una actividad muy diferente.

La verdadera sanación acepta el problema (el cual es en realidad un instrumento de enseñanza que emplea nuestro Ser Superior) como una manera de integrarnos y ser transformados por este.

La curación se enfoca en los síntomas sin darse cuenta de que estos son mensajes espirituales. En cambio, la sanación es un fenómeno de cuerpo-mente-espíritu que implica un aumento de conciencia que se traduce en un paso transformador en nuestro camino evolutivo hacia la maestría personal consciente.

*En esencia, la sanación nos enseña a amarnos incondicionalmente a nosotros mismos y a los demás, y también a ver a los demás como a nosotros mismos.*

Esta línea de razonamiento establece que:

1. La sanación es inseparable del amor.

2. El amor nos lleva hacia un estado de conciencia elevado, al que se ha llamado la Conciencia de Unidad.

En este proceso esencialmente individual, el problema con mucha frecuencia desaparece, pero no porque lo hayamos ignorado o forzado a desaparecer, sino que el problema simplemente ya no tiene utilidad para nosotros puesto que nuestra relación disfuncional —la cual es siempre una variante de la conciencia de víctima— con los factores subyacentes creadores del problema ha sido *conscientemente* sanada.

Si bien podemos facilitar la sanación en otra persona a través de la activación del ADN, por lo general con resultados asombrosos, en el fondo no podemos *hacer* que una persona se beneficie de las energías transformadoras que ofrecemos. Si cualquier parte (consciente o no) del cuerpo-mente-espíritu del receptor rehúsa aceptar las energías de la activación del ADN, la persona no experimentará sanación o transformación en esa misma medida.

Esto último nos incluye a nosotros mismos. En todos los casos, bien sea que nos veamos como el que hace la sanación o como el que está siendo sanado, *es cuestión de la persona el integrar, profunda e incondicionalmente, la reconfiguración energenética que una activación auténtica del ADN es capaz de establecer.*

La opinión de que toda sanación es en realidad autosanación está fuertemente respaldada por la inspiradora investigación de Glen Rein sobre la respuesta del ADN hacia las emociones coherentes.

Como se mencionó en la «Introducción», el Dr. Rein descubrió que las emociones positivas fortalecen el ADN: lo hacen más robusto y se podría decir que más disponible para la activación, la sanación y la transformación. En cambio, las emociones negativas tienden a dañar el ADN de modo que este no puede ser activado fácilmente a través la conciencia lingüísticamente expresada.

Depende de cada uno de nosotros el determinar —y si es necesario, mejorar— las emociones que experimentamos habitualmente, así como las actitudes con carga emocional que por lo general mantenemos, de modo que nuestro ADN pueda ser exitosamente activado.

Lo menos que podemos hacer *es estar receptivos a la idea de sanarnos a nosotros mismos para, en efecto, llegar a hacerlo.* Incluso la más mínima voluntad de experimentar un cambio positivo puede sentar las bases para que beneficios extraordinarios se produzcan a través de la Potenciación y el método Regenetics. Entender que la sanación siempre es autosanación es llegar a comprender el rol principal del libre albedrío en este proceso.

Nada con respecto a la sanación está predeterminado. Por el contrario, *la sanación es una manifestación cuántica que en todo momento respeta los innumerables límites de cada uno con respecto a qué tan rápido —y qué tan radicalmente— estamos dispuestos a transformarnos.* Estos límites pueden ser conscientes, pero también pueden ser subconscientes, ancestrales e incluso kármicos.

En teoría, podemos sanar y cambiar de la noche a la mañana (y algunas personas lo hacen), pero por lo general, la sanación es un proceso gradual, acumulativo y por último exponencial que nos permite integrar conscientemente sus múltiples lecciones transformadoras a un ritmo manejable.

## Escriba sus intenciones

Desde hace varios años, Leigh y yo hemos aconsejado a nuestros clientes escribir sus intenciones para la Potenciación antes de realizarse la sesión. *Verlas clara y creativamente escritas es una excelente manera de impulsar sus intenciones de sanación y transformación para que se manifiesten.*

Trabajar con nuestras intenciones por escrito es una de las varias técnicas epigenéticas de la Era II para dirigir nuestro desarrollo metagenético de la Era III —otros ejemplos de este punto se exploran en el capítulo 13.

Las intenciones flexibles que emanan de su corazón son sumamente útiles para la manifestación de las energías de la Potenciación. Le sugiero que se tome una hora, antes de su sesión, para escribir sus intenciones, especificando las áreas en las que busca mejoría. Sus escritos le podrán servir como una retrospectiva fascinante que lo hará sentirse empoderado a medida que avanza con su Potenciación. Durante las semanas y meses posteriores a su sesión, es probable que usted se encuentre comprobando y marcando, una por una, ¡justo aquellas cosas (algunas o todas) que tuvo la intención de manifestar!

También es buena idea escribir sus intenciones en un cuaderno que pueda ser usado después de su sesión como un «diario de su Potenciación». Llevar un diario de la Potenciación es una excelente manera de permanecer intencionalmente enfocado en su sanación y transformación. Incluso una breve nota cada vez que experimente algún cambio positivo es suficiente para hacer una sinopsis valiosa de su camino evolutivo.

Usted puede seguir clarificando sus intenciones diariamente, sea a través de un diario o de alguna otra manera, a lo largo del proceso de cuarenta y dos semanas de la Potenciación. Asegúrese de hacer el mejor esfuerzo posible por mantener una actitud de desapego con respecto a sus intenciones, para así evitar restringir o desviar los resultados deseados.

*El truco es extender energía intencionada con un sentimiento genuino y luego dejarla ir libremente para que aquello que desea pueda regresar a usted.*

También es conveniente permanecer abierto a los descubrimientos afortunados e inesperados y confiar en su intuición, pues las nuevas situaciones y oportunidades que se presenten pueden ayudar en su sanación y transformación.

## Sitúe su cabeza y su corazón en el espacio apropiado

Escribir sus intenciones le ayudará en gran medida a situar su cabeza en el espacio apropiado para beneficiarse de este trabajo; terminar de leer este libro le puede servir de ayuda adicional para sentirse mentalmente preparado para llevar a cabo la Potenciación o para recibirla; pero, sobre todo, lo más importante será tener el corazón en el lugar apropiado.

Hay abundantes estudios documentados del Institute of Heartmath que prueban que *la inteligencia asociada con nuestro corazón impacta profundamente nuestra experiencia de la realidad en maneras que trascienden el simple procesamiento intelectual.* Estos son temas que tienen que ver con la Era II y la epigenética, que están asociadas con la cabeza, frente a la Era III y la metagenética, que se centran en el corazón (fig. 6).

Pero para los propósitos presentes, enfoquémonos en el hecho relativamente desconocido de que el corazón es técnicamente un centro neural, el cual, según Joseph Chilton Pearce, parece estar en un estado de desarrollo evolutivo.

Parece ser que, como especie, finalmente estamos aprendiendo a desatender a la «autoridad» externa que pretende controlar nuestra cabeza y, en vez de esto, a prestar oídos a la sabiduría infalible de nuestro corazón. Berendt explicaría este avance como un paso desde el «ver» hacia el «escuchar», de los ojos hacia las orejas. Energéticamente, este movimiento es análogo a la trayectoria evolutiva que se expuso previamente: de la luz hacia el sonido.

Para poner esta discusión en el contexto de otra idea anterior, la humanidad parece estar evolucionando —individual y colectivamente— hasta ser capaz de conectarse con la Conciencia del Amor de una manera más satisfactoria y consistente (figs. 1 y 4).

¿Qué tiene que ver todo esto con la activación del ADN? Como innegablemente lo indica la investigación de Rein, las emociones coherentes interactúan directamente con el ADN —positiva o negativamente.

Las emociones negativas, tales como el miedo, se puede decir que están «basadas en la cabeza», en un exceso de procesamiento mental. En cambio, las emociones positivas como el amor están «basadas en el corazón». Los sentimientos negativos «cierran» el corazón, mientras que los positivos lo «abren».

El trabajo de Rein revela que la posición del corazón (abierto o cerrado) influye poderosamente en la salud y en la actividad del ADN —y, de manera similar, puede facilitar o dificultar su activación.

Recuerde lo que se ha dicho durante los dos últimos capítulos sobre la activación del ADN, el amor y la sanación: *el ADN es amor en acción. Activar el ADN es simplemente corresponder a su amor, con técnica. En esencia, la sanación nos enseña a amarnos incondicionalmente a nosotros mismos y a los demás. El sanar es inseparable del amar.*

Si su corazón no está abierto a su sanación y sus sentimientos con respecto a su Potenciación no se basan en el amor, lo que usted piense no importa mucho porque su ADN estará cerrado al cambio. En cambio, si su corazón está abierto a su sanación y las emociones asociadas con su activación del ADN están basadas en el amor, importa relativamente poco lo que usted piense, porque su ADN estará disponible de todos modos para la transformación.

El rol primordial del corazón en la activación del ADN queda demostrado por el hecho de que muchos escépticos con un sentimiento lo suficientemente positivo hacia la Potenciación como para al menos probarla han manifestado tener resultados sorprendentes. Por otro lado, algunos potenciadores con mayor inclinación metafísica que tienden a creer en la medicina energética pero cuyos corazones parecen cerrados por emociones y actitudes negativas, se han beneficiado bastante menos.

Asegúrese de mantener un estado de apertura intelectual antes, durante y después de su Potenciación, pero hay algo que es todavía más indispensable: haga un esfuerzo decidido por abrir su corazón —y su ADN— con amor y emociones similares, ¡y manténgalos así!

Los lectores con tendencia a preocuparse deben saber que aunque las intenciones positivas establecidas para la sanación y la transformación sean mínimas, es prácticamente imposible invalidar su Potenciación. De igual modo, el tener un mal día, o incluso una mala racha, no invalidará una voluntad inicial profundamente sincera de sanar y cambiar.

## Escoja la hora y el lugar

Para recapitular, antes de llevar a cabo su sesión de Potenciación, usted deberá:

1) Adquirir su diapasón *mi*.

2) Terminar de leer este libro.

3) Practicar su técnica de Potenciación según se enseña en el capítulo siguiente.

4) Entender que toda sanación es autosanación.

5) Escribir sus intenciones para este trabajo en un diario de la Potenciación.

6) Tener su cabeza y especialmente su corazón en el espacio apropiado.

Al llegar a este punto, lo último que queda por hacer es escoger una hora y un lugar para su Potenciación.

*Necesita un ambiente tranquilo y privado donde pueda evitar distracciones y estar presente consigo mismo, mientras honra esta media hora especial como un momento capaz de sembrar probabilidades que lo pueden llevar hacia la realización de su potencial para manifestar la realidad que usted desea.*

También será necesario que haya suficiente luz para poder leer los códigos de la Potenciación y ver lo que está haciendo. Si decide hacerlo al aire libre, el problema puede ser que demasiado viento haga volar sus materiales. Y, obviamente, usted debe estar cómodo, así que evite el calor o el frío intensos, y los climas rigurosos.

Más allá de estas consideraciones básicas, la hora y el lugar para su Potenciación son decisión totalmente suya.

# CAPÍTULO 9

## La Potenciación en persona

**D**esde que empecé a facilitar este trabajo en el 2003, he sentido un profundo deseo de enseñar a las personas a hacerlo por sí mismas. Por ello, estoy inmensamente entusiasmado de haber alcanzado esta etapa en la que finalmente podemos enfocarnos juntos en aprender a fondo la técnica misma de la Potenciación.

Sin embargo, antes de entrar en los aspectos prácticos, es necesario clarificar brevemente unos cuantos puntos importantes.

*Practicar la Potenciación no equivale a llevarla a cabo.* Usted puede practicar su técnica cuantas veces desee antes de llevar a cabo su sesión y embarcarse en el sendero del Regenetics. Para que la Potenciación inicie la reprogramación desde el centro energenético de su ser, usted primero debe haber establecido su intención sincera de aceptar e integrar esta activación del ADN.

Ahora bien, puede ser que al comenzar a practicar sienta cierta «agitación» en sus centros bioenergéticos, que puede manifestarse como cualquier cosa: desde desasosiego hasta ligeros mareos o incluso la sensación de estar placenteramente «alterado». Por ello, es recomendable que permanezca sentado mientras aprende esta técnica, y que cuando se ponga de pie después de haber practicado, lo haga lentamente y con atención.

Algunas personas incluso sienten un estremecimiento anticipatorio simplemente al leer acerca del método Regenetics. Cabe resaltar que esto no es lo mismo que iniciar deliberadamente su Potenciación una vez que esté listo.

*Tampoco es posible recibir la Potenciación simplemente por asociación con otra persona que se esté potenciando* —a pesar de que cuando las personas cercanas a nosotros experimentan este trabajo, frecuentemente lo sentimos en diferentes grados.

Además de las consideraciones éticas referentes al respeto del libre albedrío de los demás, el hecho de que la Potenciación esté diseñada para experimentarse conscientemente siempre que sea posible es una razón de peso por la que *usted no debe andar potenciando a otros sin que lo sepan y sin tener su autorización explícita*. Hay tres excepciones a esta importante regla, las cuales se especifican en el capítulo siguiente que trata sobre la Potenciación a distancia.

En cuanto a compartir este trabajo con otros, voy a dejar para el capítulo siguiente la mayor parte de las consideraciones adicionales acerca de la facilitación de la Potenciación para otras personas, puesto que con frecuencia este trabajo se hace a distancia.

El presente capítulo gira en torno a la cuadrícula para la Potenciación en persona que se muestra en la figura 12. Cada sección subsiguiente tiene el propósito fundamental de servirle de guía para trabajar con estos códigos lingüísticos de la manera correcta.

Para reiterar un punto anterior, si bien las secuencias de vocales de la Potenciación pertenecen a un «lenguaje» hiperdimensional que interactúa con el ADN para restablecer su patrón bioenergético, usted no tiene que entender estas así llamadas «palabras». No hay nada que entender. Estos códigos lingüísticos han de ser *experimentados* —y solo tal experiencia puede producir algo que se asemeje al entendimiento.

Por último, si bien no menos importante, para aquellos interesados en saber cómo suena la Potenciación antes de experimentarla, hay muchas razones por las que Leigh y yo hemos decidido no tener grabaciones de este trabajo disponibles. Muchos chamanes insisten en que la reproducción digital es realmente hueca —desprovista de espíritu e incapaz de engendrar sanación y transformación—. Bajo ninguna circunstancia quisiéramos que la gente escuche una grabación mecánica de la Potenciación, en lugar de experimentarla personalmente a través de la conciencia y la voz humanas en vivo.

Además, insistimos en que *la Potenciación es fácil de aprender a fondo usando solamente este libro*. Pero si usted tiene preguntas acerca de su técnica, le instamos a participar en el foro del método Regenetics y hacerlas allí. Se ha creado un subgrupo especial justamente para los lectores de este libro.

Las pautas para hacerse miembro, así como las instrucciones para registrarse las podrá encontrar en nuestros sitios web: **www.phoenixregenetics.org** y **www.potentiation.net**.

## Bases de la pronunciación

Los estudiantes y hablantes nativos de lenguas romances derivadas del latín —incluidos el francés, el italiano, el portugués, el rumano y el español— tienen una especial facilidad para pronunciar las vocales de la Potenciación. En el caso particular del español, cuyo sistema vocálico es bastante sencillo, las cinco vocales usadas en todas las activaciones del Regenetics —*A*, *E*, *I*, *O* y *U*— simplemente han de cantarse tal cual se pronuncian en dicha lengua, según se muestra en el cuadro de abajo.

*Si el español no es su lengua nativa, antes de hacer cualquier otra cosa, usted necesitará practicar estas vocales hasta que su pronunciación se vuelva automática —si es que todavía no lo es.*

Guía de pronunciación para la Potenciación

| Vocal | Pronunciación fonética | Ejemplos |
|:-----:|:---------------------:|:--------:|
| A | /a/ | p<u>a</u>z, <u>a</u>lm<u>a</u>, n<u>a</u>d<u>a</u> |
| E | /e/ | <u>e</u>l, s<u>e</u>r, <u>e</u>st<u>e</u> |
| I | /i/ | s<u>i</u>, m<u>i</u>l, <u>i</u>r<u>i</u>s |
| O | /o/ | n<u>o</u>, <u>o</u>tr<u>o</u>, s<u>o</u>l<u>o</u> |
| U | /u/ | l<u>u</u>z, s<u>u</u>r, p<u>u</u>t<u>u</u>t<u>u</u> |

**Figura 11. Guía de pronunciación para la Potenciación**

**Este cuadro muestra la pronunciación de las cinco vocales principales usadas en la Potenciación.**

La pronunciación correcta de las vocales de la Potenciación requiere mantener la boca redondeada al cantar la *A*, la *E* y la *O*. Al producir estos sonidos, puede ser útil imaginar que tiene una pelota de tenis en la parte de atrás de su garganta. Por otro lado, la pronunciación correcta de la *I* requiere una sonrisa de oreja a oreja, mientras que para la *U* se necesita poner los labios ligeramente fruncidos, como dando un beso perezoso.

Un elemento que es importante captar desde el principio es que *estas vocales han de cantarse juntas y de corrido*; cada vocal debe fluir hacia la siguiente sin titubeos ni interrupciones.

Excepto al final de las palabras o donde haya un pulso de silencio indicado por un «—», la Potenciación debe ser un flujo continuo de sonidos vocálicos que se combinan armoniosamente. El oído atento puede escuchar el sonido de muchas otras «vocales» mientras las vocales primarias se suceden una a otra. Este fenómeno es una manera de utilizar las vocales «mayores», a partir de las cuales están estructuradas muchas lenguas modernas como el inglés, para articular varias vocales «menores» que se reconocen en lenguas antiguas como el hebreo.

Por último, al cantar las secuencias vocálicas, los hablantes de ciertas lenguas como el inglés deberán tener especial cuidado de no insertar entre una vocal y la siguiente sonidos de *Y* (como en «*yes*»), ni de *W* (como en «*wow*»). Tales «semivocales » disminuyen la pureza de los sonidos vocálicos y su capacidad para activar el ADN de manera metagenética.

## Tocar, respirar, cantar

Cada vocal o silencio (—) debe durar aproximadamente un segundo. Digo «aproximadamente» porque no interesa mucho qué tan rápido o lento se lleve a cabo la Potenciación. La regla básica es que *un canto completo de Potenciación no debe durar más de veinticinco minutos ni menos de quince.*

Luego de agregar un total de cinco minutos para la apertura y el cierre (véase más adelante), *la sesión de Potenciación completa deberá tener entre veinte y treinta minutos de duración.*

Si tiene un metrónomo, puede usarlo —solamente al practicar— con el objeto de establecer y mantener un ritmo regular. En los años que llevo enseñando la Potenciación, he visto que marcar el ritmo con el pie funciona igualmente bien y se siente mucho menos robotizado.

La principal consideración al fijar el ritmo de la Potenciación es la respiración. Lo ideal sería *que usted inicie una respiración profunda y diafragmática al comienzo de cada línea de la figura 12 y la haga durar hasta el final de la línea.* Especialmente en las líneas largas, esto puede resultar difícil si usted canta muy lentamente.

Si de vez en cuando se le hace absolutamente necesario tomar aire en la mitad de una palabra, hágalo rápidamente y esfuércese lo más que pueda por mantener el ritmo. Solamente en tales casos está bien hacer una respiración rápida y poco profunda, para poder seguir la marcha.

Por lo demás, hay cuatro cosas que tener en mente durante la respiración diafragmática:

Primero, sea que esté sentado o de pie, *su espalda debe estar derecha.*

La segunda pauta puede sonar un poco extraña, pero como solía decir mi maestro de *qigong*, debe *respirar por su parte trasera*.

Una vez que alcanza esta sensación innegablemente extraña mientras respira con el diafragma, la tercera cosa que hay que observar es que el pecho superior no se infle y desinfle. Si lo hace, usted está respirando incorrectamente. En lugar de esto, *su abdomen inferior debe expandirse y contraerse visiblemente.*

La cuarta y última pauta es que si usted está respirando correctamente, *sus hombros deben estar relajados, de manera tal que si intentase llevar al hombro un bolso o un talego mientras respira de esta manera, este se le resbalaría y caería al suelo.*

La respiración diafragmática le ayudará a completar las líneas más largas y evitará que se sienta mareado innecesariamente. Además, esta suministra bastante oxígeno a su organismo y es a la vez una excelente manera de relajarse y reducir el estrés.

Sea cual fuere el ritmo que establezca, al empezar la Potenciación y luego al comienzo de cada línea, hará sonar el diapasón *mi* una vez. Esto sirve para asistirle con el ritmo y ayudarlo a mantenerse en la nota correcta. (Las dos excepciones a esta regla ocurren al final de la cuarta y quinta «pasadas» de la cuadrícula de la Potenciación, según se explica más adelante en «La secuencia».)

*Al hacer sonar su diapasón, asegúrese de sostenerlo longitudinalmente, separado de su cuerpo y paralelo al suelo, con las dos puntas colocadas verticalmente, una sobre la otra.*

Golpee el diapasón contra el disco de *hockey* (que vino incluido), con solidez pero sin demasiada fuerza, y solo contra la punta inferior para evitar hacer sonar doble. Deje que la nota termine de sonar sin amortiguarla, hasta el momento de golpear de nuevo.

A mí me ayuda usar una tablilla sujetapapeles para sostener los códigos de la Potenciación (los cuales tiene autorización de fotocopiar para uso privado, no comercial) así como el disco de *hockey*, dejando una mano libre para hacer sonar el diapasón. Esto se vuelve sumamente importante si usted decide incluir movimiento durante la Potenciación (véase el capítulo siguiente).

Inmediatamente después de hacer sonar el diapasón, respire profunda pero rápidamente, con el diafragma. Esto debe durar la misma cantidad de tiempo que usted se toma para cualquiera de las vocales o los silencios (aproximadamente un segundo). Luego, sin titubear, comience a cantar la línea siguiente según la secuencia expuesta más abajo.

Deberá repetir este protocolo una y otra vez hasta completar las repeticiones de la Potenciación: *tocar, respirar, cantar; tocar, respirar, cantar; tocar, respirar, cantar.*

### Secuencias vocálicas para la Potenciación en persona

| Centro de bioenergía | Línea | Secuencias vocálicas | | | | | | | | | | | |
|---|---|---|---|---|---|---|---|---|---|---|---|---|---|
| Maestro | 1a | E | A | E | E | I | O | | | | | | |
| Maestro | 1b | a | i | a | i | a | u | | | | | | |
| 9 | 2a | A | U | A | E | U | A | A | | | | | |
| 8 | 2b | a | a | e | i | o | o | u | | | | | |
| 7 | 3a | A | A | I | A | A | I | I | I | E | A | A | I |
| 6 | 3b | u | u | i | i | e | i | a | - | - | - | - | - |
| 5 | 4a | E | O | A | E | O | A | A | O | E | | | |
| 4 | 4b | a | e | a | a | a | e | a | - | - | | | |
| 3 | 5a | A | I | A | I | U | O | A | O | | | | |
| 1 | 5b | e | o | i | e | o | u | - | - | | | | |

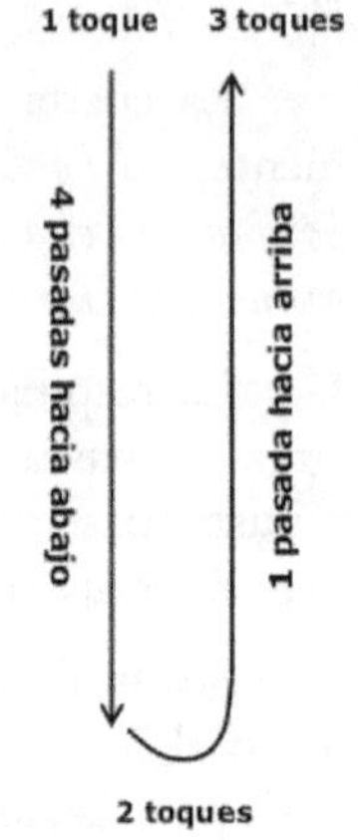

1 toque   3 toques

4 pasadas hacia abajo

1 pasada hacia arriba

2 toques

**Figura 12. Secuencias vocálicas para la Potenciación en persona**

**Los códigos vocálicos de sonido y luz en la cuadrícula de arriba se usan para potenciarse uno mismo y para trabajar con otros en persona. Observe las anotaciones acerca del número de toques del diapasón y la secuencia de cinco pasadas.**

Inténtelo ahora. Practique cantar la primera palabra que ocupa la línea 1a de la figura 12, *EAEEIO*, tantas veces como desee. Recuerde *tocar* su diapasón, *respirar* profundamente y *cantar* las vocales juntas, sin interrupción.

Después de dedicar un pulso —y solamente uno— a la última vocal (*O*), deténgase y luego *toque, respire* y *cante* la línea nuevamente. Nótese la tendencia a sostener el último sonido vocálico en exceso durante medio pulso. Esta inclinación debe cortarse de raíz. Asimismo, tenga presente que la *EE* en el medio de la palabra se canta como dos pulsos continuos de la vocal *E*.

Recuerde que cada vocal ocupa un pulso. Como ejemplo, las tres íes seguidas en la línea 3a (*I I I*), requieren sostener el sonido de *I* —sin hacer síncopa ni titubear— durante tres pulsos consecutivos.

## Acerca del tono

La nota *mi* de la escala Solfeggio original, que se usa a lo largo de la Potenciación, tiene una frecuencia de 528 Hz que a la mayoría de las personas les encanta cantar. Ni muy alta ni muy baja para la mayoría de los rangos de voz, *mi* es como una «comida reconfortante» y nos da la sensación de estar «en casa». Esto se debe a que de todas las frecuencias de la antigua escala Solfeggio, la nota *mi* es la más estrechamente relacionada con los armónicos propios del ADN. En efecto, esta nota maravillosa ha sido usada de manera individual para sanar cromosomas dañados.

Entre los facilitadores que han sido acreditados en los niveles del método Regenetics más allá de la Potenciación, niveles en los que progresivamente entran en juego las otras cinco notas Solfeggio, la opinión general es que *mi*, de entre todos los demás, es el tono más natural y fácil de usar.

La mayor parte de lectores no tendrán dificultad para mantenerse en la nota *mi* al llevar a cabo la Potenciación, por la simple razón de que esta frecuencia está muy implantada en nuestra composición energenética. Sin embargo, como se dijo anteriormente, *incluso si se desvía ocasionalmente del tono adecuado, no invalidará su Potenciación ni la de otra persona.*

Ahora bien, hay un par de cosas que usted puede hacer para ayudarse a mantener el tono. Para empezar, mantenga la espalda derecha y practique la respiración diafragmática tal como se describió anteriormente. Asimismo, después de haber hecho sonar su diapasón y tomado aire, sostener el diapasón vibrante a manera de micrófono, aproximadamente a una pulgada delante de su boca mientras canta las secuencias de vocales, puede obrar maravillas.

Usted debe llegar a sentir la vibración *mi* en sus labios. A muchas personas, esto les sirve de gran ayuda para armonizar la nota entonada con la frecuencia *mi* proveniente del diapasón.

Por último, para las escasas personas a quienes la nota *mi* les incomode por parecerles demasiado alta o demasiado baja, *es aceptable cantar la nota equivalente en una octava más alta o más baja.*

## La entonación doble

Junto con las distintivas secuencias vocálicas que se usan en la Potenciación y otras activaciones del Regenetics, la «entonación doble» es igualmente fundamental para hacer que este método de activación del ADN sea único —y únicamente efectivo.

La entonación doble es algo parecida al canto de sobretonos (un estilo de canto practicado por muchos monjes orientales que permite que dos o más notas conectadas armónicamente sean generadas simultáneamente), pero es más sencilla de realizar —especialmente para los occidentales y para aquellos que no han tenido entrenamiento de voz—. Aunque la entonación doble parezca difícil de dominar al principio, sin duda alguna usted podrá conseguirlo, con un poco de tiempo y práctica.

Como lo muestra la figura 12, la Potenciación está dividida en una serie de cinco pares de palabras basadas en vocales. *La línea superior ("a") de cada par, que se muestra como un conjunto de vocales mayúsculas, representa los códigos de sonido de la Potenciación, los cuales se deben cantar de manera audible, tal y como se enseñó previamente.*

Durante sus primeras rondas de práctica, es aconsejable enfocarse solamente en la línea superior e ignorar completamente la línea inferior, hasta que se le haga familiar cantar cada una de las cinco palabras audibles siguiendo la secuencia correcta. Solo entonces estará listo para incorporar la línea inferior («b») de palabras. *Estas vocales minúsculas son los códigos de luz de la Potenciación —los cuales, en vez de cantarse, se «piensan» en la mente nada más.*

De esta manera, cada sonido vocálico está acompañado por el pensamiento silencioso de una vocal. Algunas veces, estos pares contienen vocales idénticas, aunque por lo general son diferentes.

Para aclarar bien este punto, *mientras canta una vocal, simultáneamente estará pensando en el sonido de otra —que puede ser o no la misma vocal—.* Si la tarea de decir una cosa mientras piensa en otra le parece abrumadora, sepa que ¡la mayoría de la gente lo hace todo el tiempo!

Una vez que haya practicado los códigos de sonido por separado, dedique media hora a hacer lo mismo con los códigos de luz. Simplemente siéntese y mentalmente repase toda la secuencia silenciosa, «escuchando» mientras las vocales minúsculas se conectan armoniosamente en su mente.

Observe que al final de las líneas 3b, 4b y 5b, las vocales cantadas están acompañadas de pulsos silenciosos que se han de crear en la mente. Practique «escuchar» un pulso de silencio en cada «—». Sepa que la mayoría de los músicos consideran el silencio, el espacio entre notas, como un elemento esencial de la música.

Ahora ya está listo para combinar los códigos de sonido y de luz — lo cual puede hacer ensayando una pareja de palabras, una audible con una silenciosa, tantas veces como desee—. Una vez que haya captado cómo se combina un par, pase al siguiente, y así hasta que llegue a familiarizarse con los cinco pares de palabras.

Con la línea 1a como ejemplo, comience cantando *EAEEIO*. Simultáneamente, y al mismo ritmo, piense en la línea 1b: *aiaiau*. El primer par de palabras, el que conforma la línea 1, combina la *E* audible con la *a* silenciosa, la *A* audible con la *i* silenciosa, la *E* audible con la *a* silenciosa, la *E* audible con la *i* silenciosa, la *I* audible con la *a* silenciosa, y la *O* audible con la *u* silenciosa.

Una vez que se familiarice con estas combinaciones, puede pasar a la segunda línea, en la que *AUAEUAA* (2a) se empareja con *aaeioou* (2b), y así sucesivamente.

Observe que en la línea 2b hay dos puntos donde los sonidos deben pensarse uno tras otro, sin titubeo ni interrupción, como dos vocales silenciosas que se extienden: *aa* y *oo*. De manera similar, la línea 3b comienza con *uu*, y la línea 4b presenta una triple *a* silenciosa.

Cuando haya terminado de ensayar cada una de las cinco líneas independientemente, estará en condiciones de practicar una sesión de Potenciación completa, usando la técnica de la entonación doble según las reglas para seguir las secuencias que se expone más adelante.

*No se preocupe si al principio se le hace difícil pensar en los códigos de luz mientras canta los códigos de sonido.* Si tuviese que hacer una estimación al respecto, diría que la mayoría de las personas que están recién aprendiendo la Potenciación son capaces de pensar en la línea inferior, mientras cantan la línea superior, menos de un veinticinco por ciento del tiempo.

Es común que mientras canta, uno se encuentre pensando durante largos periodos en cualquier otra cosa menos en las vocales silenciosas; pero con paciencia y dedicación, el porcentaje se incrementará gradualmente hasta que sea capaz de hacer la entonación doble un ochenta o noventa por ciento del tiempo. Entonces, ¡finalmente estará listo para llevar a cabo su propia sesión de Potenciación!

A medida que mejore la entonación doble, usted notará que alcanza un estado meditativo cada vez más profundo. No es muy probable que entre en trance, y en ocasiones todavía aparecerán pensamientos a la deriva —pero incluso estos pensamientos rara vez interrumpirán el flujo integrado y armonioso de los códigos de sonido y de luz.

Tal estado meditativo produce abundantes ondas cerebrales *theta* en su mente consciente. Esto es algo relevante, porque los estudios han demostrado que las ondas *theta* tienen un efecto poderoso en la sanación y la transformación.

*Cuando, y solo cuando, usted haya alcanzado este grado de maestría en la Potenciación, haya llevado a cabo su propia sesión, y se haya tomado por lo menos un mes para sentirla, podrá considerar el potenciar a otros.*

## Las secuencias

Además de mostrar las combinaciones de vocales para la Potenciación en persona, la figura 12 también esquematiza la secuencia completa que usted ha de seguir al utilizar las cinco líneas de palabras en parejas.

Al prepararse para iniciar la sesión, si quiere puede hacer sonar su diapasón y practicar cantando algunas vocales para asegurarse de estar en la nota correcta. Piense en esta etapa preparatoria como la orquesta que se afina antes de comenzar el concierto.

Tan pronto como se sienta preparado y a gusto, haga sonar su diapasón *mi* una sola vez, tome aire e inmediatamente haga la entonación doble de la línea 1 tres veces, usando la técnica de *tocar-respirar-cantar* al comienzo de la repetición de cada línea adicional.

*Observe que la entonación doble de cada línea de códigos de sonido con sus correspondientes códigos de luz siempre se hace exactamente tres veces antes de pasar a la línea siguiente.*

Al terminar la tercera entonación doble de la línea 1, después de volver a hacer sonar el diapasón una vez y de iniciar una respiración diafragmática, comience a cantar la línea 2a mientras piensa en la línea 2b.

Después de la tercera repetición de la línea 2, repita el mismo protocolo para las líneas 3, 4 y 5. Al terminar tres repeticiones de la línea 5, usted habrá terminado una «pasada» de la cuadrícula de la Potenciación.

Como puede además observar en la figura 12, *la Potenciación requiere un total de cinco pasadas: cuatro hacia abajo y una hacia arriba.*

La segunda pasada comienza con *tocar, respirar, cantar* inmediatamente después de terminar la primera pasada. Después de tocar y respirar, simplemente vuelva a cantar la línea 1 en la parte superior de la cuadrícula de la Potenciación y repita el mismo proceso hasta que haya hecho la entonación doble de la línea 5 otra vez.

Repita nuevamente todo el procedimiento de arriba abajo para la tercera pasada, y una vez más para la cuarta pasada. *La repetición cumple tres roles claves en la Potenciación.*

En primer lugar, permite que se llegue a rellenar cualquier vacío significativo en la entonación doble de las vocales —como cuando uno se distrae por veinte segundos al recordar que olvidó comprar la comida para su perro.

En segundo lugar, repetir estas líneas durante la mayor parte de media hora induce su conciencia, de manera lenta pero segura, hacia un estado más meditativo en el cual las beneficiosas ondas *theta* se producen con mayor fuerza y periodicidad.

En tercer lugar, y por último, la repetición es una manera de imitar e impulsar el movimiento en espiral de las ondas de sonido y luz de la energía torsional (la bioenergía) que usted está creando al cantar y pensar estas singulares combinaciones de vocales.

Richard Hoagland, un excientífico de la NASA y uno de los principales investigadores de la energía de torsión en los Estados Unidos, famosamente reformuló el viejo mantra de los bienes raíces como «rotación, rotación, rotación» para caracterizar el movimiento dinámico de la energía torsional.

Una vez que haya pasado «rotando» por la cuadrícula de la Potenciación al hacer las cuatro pasadas hacia abajo, tal como se describió previamente, estará listo para cambiar de dirección y completar su quinta y última pasada. En contraposición directa a las primeras cuatro pasadas, *esta pasada final empieza con la línea 5 y regresa hacia arriba hasta la línea 1*.

Cabe resaltar que cambiar de dirección implica hacer la entonación doble de la línea 5 un total de seis veces seguidas: tres al finalizar la cuarta pasada y tres al iniciar la quinta.

Observe también que la quinta pasada se inicia inmediatamente después de la cuarta, con *dos toques* del diapasón *mi*. Este es el único momento durante la Potenciación en el que usted hará sonar su diapasón dos veces en toques sucesivos. Solamente en este caso, al final de la cuarta pasada, se hacen dos toques del diapasón en vez de uno, para marcar el cambio de dirección.

Inmediatamente después del segundo toque, respire y comience la entonación doble de las líneas 5-1 de nuevo, tres veces cada una, iniciando cada repetición de las líneas subsiguientes con *tocar*, *respirar*, *cantar* una sola vez, como lo hizo anteriormente.

Cuando se encuentre nuevamente en el punto de partida, después de hacer la entonación doble de la línea 1 por última vez, haga sonar el diapasón *tres veces* en toques sucesivos y deje que los sonidos se disipen durante un minuto entero hasta desaparecer por completo.

¡Felicitaciones! ¡Usted ha completado la Potenciación en persona! Probablemente notará un estremecimiento que parece sentirse en cada molécula de su cuerpo. Esto es normal.

En las primeras sesiones de práctica, es aconsejable *medir el tiempo que se tarda desde el principio hasta el final*. Como recordatorio, la secuencia completa de entonación doble a lo largo de las cinco pasadas debe durar entre *quince* y *veinticinco* minutos, dependiendo de su ritmo.

## La apertura y el cierre

Al llevar a cabo la sesión real de su Potenciación o la de otra persona, antes de empezar la entonación doble, y después, cuando haya terminado las cinco pasadas y haya dejado que el sonido de su diapasón se disipe totalmente, es recomendable *dedicar dos o tres minutos de silencio para abrir y cerrar, respectivamente, la sesión*. No es necesario «aquietar la mente» per se, ya que esto debe ocurrir naturalmente, en mayor o menor grado, durante el curso de la entonación doble.

Durante estos silencios al inicio y al final, la idea es estar totalmente presente, con una actitud mental positiva y un sentimiento de compasión y amor por el ser espiritual en su peregrinaje humano, que está experimentando esta activación del ADN. En otras palabras, en nombre de usted mismo o de otro, *abra su mente —y especialmente su corazón— al potencial siempre presente de sanación permanente y transformación radical*.

Además, cualesquiera emociones o actitudes que se basan en el amor —que incluyen la gratitud, la alegría, la dicha, la confianza, la fe, el entusiasmo, el deseo de aventura y el humor bienintencionado— son huéspedes bienvenidos al montarnos en la ola energenética que es la Potenciación.

A lo largo de la sesión, desde la apertura hasta el cierre, lo invitamos a *enfocar al menos una parte de su conciencia en asumir el compromiso, ya sea por primera vez o nuevamente, de caminar por el sendero más elevado en la vida*. Ese sendero, aunque singularmente suyo, ciertamente incluye amar y servir al propio ser, para poder servir amorosamente a los demás. Como dice Berendt, «No podemos cambiar el mundo si no cambiamos primero nosotros mismos».

Ponga especial atención en las áreas que quiere considerar e imagínese transmitiendo energías revitalizadoras hacia los lugares que más lo necesitan. Su meta debe ser energizar aquellas áreas que le permitirán desarrollar todo su potencial.

Como último punto de clarificación con respecto al tiempo, después de añadir un total combinado de aproximadamente cinco minutos para la apertura y el cierre, la sesión de la Potenciación no debe durar más de *treinta* ni menos de *veinte* minutos.

## Sea paciente y deje ir los errores

No es inusual entre las personas que recién aprenden la Potenciación, que se sientan abrumadas y cometan toda clase de errores en la técnica y la ejecución. Mi consejo siempre es ser paciente consigo mismo y dejar pasar sus errores. *Meter la pata ofrece una excelente oportunidad de amarse a uno mismo más plena e incondicionalmente.*

Este consejo se aplica incluso cuando usted realiza una sesión real de Potenciación. Si se equivoca, regrese a ese punto y prosiga desde ahí nuevamente, sin pensarlo dos veces. Si la sesión llega a durar un poco más de lo esperado, pues que así sea.

Cabe reiterar que mientras exista una intención flexible y sincera, la probabilidad de que, pese a algunas fallas, esta activación del ADN resulte beneficiosa para usted o para otro es mucho mayor de lo que su perfeccionista interior pueda admitir.

## La «eliminación» del cuerpo fragmentario

Usted puede haber notado que en el lado izquierdo de la figura 12, los números de las líneas en pares no solamente se corresponden con las secuencias de vocales que se cantan y se piensan durante la Potenciación. Además, y de manera muy significativa, estos números de línea también indican los varios campos de torsión interrelacionados que conforman nuestro patrón bioenergético.

Según se explicó en la Parte I, en el ser humano no potenciado hay nueve campos bioenergéticos. Estos campos torsionales, desde el primero hasta el noveno, elevan su frecuencia y finalmente son absorbidos por el Campo Maestro o Fuente (fig. 3).

Regresando a una analogía previa, el Campo Maestro puede conceptualizarse como el océano espiritual del tiempo-espacio, a partir del cual nuestra propia estructura bioenergética, inicialmente compuesta de nueve niveles, emerge en forma de ondas (fig. 9).

Las líneas 1a y 1b se conectan con el Campo Maestro y son las encargadas de establecer comunicación con el mismo a través del ADN potencial. De manera similar, las líneas 2a y 2b se enlazan con los campos bioenergéticos noveno y octavo, respectivamente, y los activan; y así sucesivamente.

Es sumamente importante observar que, en la parte de abajo de la cuadrícula, las líneas 5a y 5b están relacionadas con los campos de torsión tercero y primero, respectivamente. Cualquier alusión al segundo campo bioenergético, el cuerpo fragmentario, ha sido excluida.

Recuerde que la Potenciación pone en marcha una reprogramación del patrón bioenergético: de nueve centros a ocho. Esta reprogramación se logra, no mediante la fuerza de la voluntad, sino simplemente *al eliminar* la carga energenética que el cuerpo fragmentario constituye.

*La Potenciación nos habilita para dejar de prestar atención —y por consiguiente dar realidad— a la ilusión de la separación que se ha manifestado como el cuerpo fragmentario.*

La eliminación del cuerpo fragmentario no se logra mediante la manipulación física invasiva, lo cual vendría a ser un enfoque de la Era I (si este reconociese la energía espiritual). Tampoco estamos hablando de una estrategia psicológica del tipo Era II, que por medio de la razón nos lleve hacia un modo de ser más integrado.

En lugar de esto, simplemente podemos utilizar palabras compuestas por vocales para reescribir nuestro patrón de una manera fundamental, y cambiar el diálogo metagenético entre nuestra estructura bioenergética individual y el gran campo de la conciencia (fig. 9).

Este fenómeno se vuelve mucho más profundo cuando adoptamos una perspectiva metafísica con respecto a los orígenes de nuestra experiencia de la así llamada realidad.

El argumento metafísico básico es que nuestro mundo dualístico —y los vehículos bioespirituales que ocupamos para experimentarlo— fueron creados por la inserción de *consonantes* que fragmentaron el flujo unificado de las vocales creadoras. *Así fue que llegamos a vivir en un ser dividido en una realidad dividida.*

Pero las cosas no tienen que quedarse así. Tenemos la capacidad —en realidad, la obligación— de volvernos indivisos, y a medida que lo hacemos, al asumir el compromiso de nuestra propia maestría personal consciente, progresivamente unificamos el mundo. Este tema fascinante y de gran alcance se trata con mucho más detalle en *Sanación consciente*.

En la Potenciación contamos con una técnica genuina de la Era III para perfeccionar el patrón de nuestra conciencia de una manera natural, permanente y radical, hacia un estado de plenitud vital que Leigh y yo llamamos un *circuito infinito* basado en el número 8.

En este proceso, el noveno centro bioenergético, que es intrínsecamente inestable, literalmente desciende y se fusiona con el segundo centro bioenergético, aproximadamente cinco meses después de la sesión de Potenciación, en la etapa de reprogramación que denominamos el sellado (figs. 10 y 18).

Llegado este momento, si usted quiere profundizar más en su camino de sanación y transformación, estará apto para experimentar la Articulación: incremento bioenergético, con un facilitador acreditado en el método Regenetics.

La figura 19 muestra la secuencia cronológica completa del método Regenetics. Puede encontrar una lista actualizada de facilitadores acreditados, agrupados por país, en **www.phoenixregenetics.org** o en **www.potentiation.net**.

## Seguimiento

En el capítulo 14 se incluye una descripción de la Articulación y de otras activaciones del Regenetics.

Para información detallada sobre el marco cronológico de la reprogramación energenética por medio de la Potenciación (fig. 18), así como del sellado del cuerpo fragmentario, le sugerimos leer y estudiar el capítulo 13.

En el capítulo 13 también se describe cómo puede usar la prueba muscular para determinar 1) si su sesión de Potenciación fue satisfactoria, y 2) a qué Grupo Electromagnético pertenece y el Cuadro Esquemático correspondiente que usted deberá usar para hacer el seguimiento de su proceso (figs. 15, 16 y 17). Asimismo, también puede usar esta técnica de quinesiología con aquellos cuya Potenciación usted facilite (fig. 14).

La Parte III en conjunto está diseñada para dotar al potenciador de una amplia variedad de técnicas de las Eras I, II y III de la medicina, con el fin de maximizar el rango completo de beneficios para el cuerpo-mente--espíritu de la Potenciación y el método Regenetics.

Pero antes de llegar a esta parte, demos una mirada a unas cuantas pautas y consideraciones sumamente importantes para llevar a cabo la Potenciación de otra persona.

# CAPÍTULO 10

## La Potenciación a distancia

Una vez que usted haya practicado lo suficiente como para desarrollar cierto dominio de la Potenciación en persona, y haya llevado a cabo su propia sesión usando la cuadrícula de la figura 12, de nuevo le sugerimos darse por lo menos un mes como tiempo de integración antes de ofrecer este trabajo a otras personas.

Al llegar a este punto, ya puede considerar potenciar a su familia, amigos y hasta mascotas usando la técnica de Potenciación en persona que se enseñó en el capítulo anterior o la técnica de Potenciación a distancia que se expone más adelante.

A manera de aclaración, la Potenciación en persona está diseñada para los casos en que usted pueda estar físicamente al alcance del oído del receptor. La técnica a distancia es para las personas o los animales con los que usted no podrá estar físicamente.

En el caso particular de las sesiones en persona, debido al clima prevalente en el que muchos sanadores alternativos se ven acosados por el sistema médico-farmacéutico, quizá deba *considerar pedirle al receptor que firme el Formulario de Consentimiento para Potenciación que se incluye en el apéndice B.* Usted puede fotocopiar este formulario y hacer que el receptor lo firme y se lo devuelva antes de la sesión. Como alternativa, el receptor puede descargarlo desde **www.phoenixregenetics.org** o **www.potentiation.net**, luego imprimirlo, firmarlo y entregárselo.

Otras ideas sobre cómo evitar enredos con el sistema incluyen abstenerse de tocar al receptor durante la sesión de Potenciación y *jamás hacer declaraciones médicas* sobre la Potenciación o el método Regenetics.

Estas pautas y muchas más se analizan durante el proceso de acreditación en Potenciación y en las demás activaciones del Regenetics. Si usted seriamente piensa ofrecer este trabajo al público, definitivamente le recomiendo recibir la capacitación para facilitadores del método Regenetics. Puede encontrar información acerca de los seminarios en **www.phoenixregenetics.org** o en **www.potentiation.net**.

Si decide ofrecerse a potenciar a su familia y amigos, ya sea en persona o a distancia, por favor recuerde que usted está *ofreciéndose* a hacerlo y las personas pueden negarse a aceptar su ofrecimiento, pues gozan de libre albedrío.

Al facilitar este trabajo para otros, usted tiene varias responsabilidades que se exponen más adelante, *pero la más importante de todas, cuando se trata de seres humanos, es adquirir de antemano la autorización consciente y explícita del receptor.* Hay tres, y solo tres, excepciones a esta regla: los embriones/fetos, los niños pequeños y los adultos con discapacidades de la comunicación. Estas se exploran un poco más adelante.

Obviamente, en la mayor parte de los casos de Potenciación en persona, en los que literalmente usted está en el lugar con el receptor, la autorización no es un factor a considerar. El terreno gris y la pendiente resbaladiza de la moral y la ética normalmente entran en juego cuando la Potenciación se realiza a distancia.

El hecho de obtener la autorización del receptor no solamente intensifica exponencialmente los beneficios de la Potenciación al establecer esta activación del ADN a un nivel consciente, sino que además nos mantiene libres de cualquier «karma negativo» que se podría acumular por sobrepasar el libre albedrío de otras personas sin que estas lo sepan.

Soy consciente de que mucha gente reza en privado por otras personas y les envía «amor y luz» de manera habitual. Ciertamente no hay nada de malo en estas actividades y en su mayor parte tienen mucho de bueno; pero si bien la Potenciación es similar a la oración y al envío de amor y luz, esta por lo general llega mucho más allá que estos simples gestos, al estimular cambios vitales que pueden ser físicos, mentales, emocionales e incluso espirituales.

Si alguien que a usted le importa rehúsa su generosa oferta de Potenciación, no lo tome como algo personal. Llegado el momento, puede ser que la persona luego cambie de parecer y se encuentre en una condición mucho mejor para experimentar este trabajo. En tales casos, puede ser útil recordar las sabias palabras de Ken Carey a los futuros sanadores: «Donde los invitan, están facultados [...] Donde no hay invitación, no [están asignados]».

Una alternativa a ofrecerse a potenciar a las personas cercanas a usted, es darles primero un ejemplar de *Potencie su ADN*. Naturalmente, esto puede no ser posible debido a factores como la edad, el idioma, la condición física y el estado mental. Pero en el caso de adultos anglo-parlantes que tengan la capacidad y el deseo de leer, quizá compartir este libro con ellos sea la mejor manera de «dar el regalo de la Potenciación».

Desde luego, usted también puede ofrecerse a potenciarlos una vez que hayan leído el libro —si es que por alguna razón no desean activar su ADN ellos mismos—. Pero independientemente de quién lleve a cabo la sesión de Potenciación, la lectura de este material puede resultar esclarecedora a la vez que nos hace sentir empoderados.

*Potencie su ADN* es (tal como su subtítulo lo indica) una guía sumamente útil para aquellos que vayan a experimentar el método Regenetics, pues proporciona una base teórica para la Potenciación en la Parte I, instrucciones detalladas para llevarla a cabo en la Parte II, y herramientas probadas y certeras para maximizarla en la Parte III.

Aquellos lectores deseosos de compartir este libro con familiares y amigos podrían estar interesados en nuestro programa «Cadena de favores», el cual permite obtener considerables descuentos sobre pedidos de diez o más ejemplares de tapa blanda. Para más información sobre este programa, visite **www.phoenixregenetics.org** o **www.potentiation.net**.

Para muchos lectores, se presentarán ocasiones apropiadas para llevar a cabo la Potenciación a distancia. En breve examinaremos las diversas consideraciones y pautas para hacerlo. Pero antes, hablemos un poco sobre la nueva ciencia que respalda la realidad y la efectividad de la activación no local del ADN.

## Base científica para la Potenciación a distancia

No es necesario acudir a la física moderna, ya sea el entrelazamiento cuántico o la teoría del caos, para encontrar una explicación científica sencilla de cómo funciona la activación a distancia del ADN.

Ya sea que examinemos la Potenciación a distancia desde la óptica de la metagenética, la hipercomunicación, los campos morfogenéticos o la genética de ondas, se hace patentemente obvio —y hasta redundante— que *la activación a distancia del ADN funciona por medio de… ¡el ADN!*

Según el modelo metagenético de la Era III expuesto en la Parte I, la activación del ADN a distancia opera a través del dominio no local del sonido en el campo de la conciencia, con el cual establecemos comunicación al activar correctamente el ADN (fig. 9).

En el campo de la conciencia colectiva del tiempo-espacio, al cual podemos acceder usando los sonidos correctos, todo está conectado y el concepto de la distancia es irrelevante. Asimismo, el hecho de que los sonidos hiperdimensionales utilizados no sean físicamente oídos por el receptor tampoco tiene relevancia. Una vez que se establece una intención mutua, es muy fácil que una persona active el ADN de otra en el reino unificado del tiempo-espacio; tan fácil como estrecharse las manos.

*Basándonos en el modelo metagenético y en años de observación profesional, tampoco existe ninguna diferencia funcional entre una Potenciación realizada en persona y una hecha a distancia.*

Al tratar sobre la medicina de la Era III, Larry Dossey cita al conocido físico Nick Herbert y señala tres cualidades principales de los eventos no locales. Estos eventos son: 1) *no mediados,* 2) *inmediatos* y 3) *no mitigados.*

Esta última cualidad es la que quiero destacar. Decir que los eventos no locales (tales como la activación del ADN a distancia) tienen la cualidad de ser «no mitigados» significa que su fuerza y eficacia no disminuyen por la distancia.

Dossey señala que «muchos estudios revelan que la sanación puede ser obtenida a distancia», y añade que «científicos modernos han descubierto que los eventos no locales, es decir los sucesos que no necesariamente ocurren donde se les da comienzo, no son fantasía sino parte de la estructura del universo».

El concepto de la hipercomunicación también es útil para explicar la activación del ADN a distancia. En *Sanación consciente,* defino la hipercomunicación como «da comunicación extrasensorial, similar a la telepatía, que trasciende las limitaciones espaciales y temporales». Cuando hablamos sobre el «efecto fantasma del ADN» en el capítulo 6, establecimos que el ADN activado por ondas está diseñado precisamente para entablar dicha comunicación no local.

Fosar y Bludorf asociaron este fenómeno con el comportamiento de varios grupos del reino animal. Por ejemplo, cuando una hormiga reina es separada de su colonia, la construcción normalmente continúa. Es un hecho poco conocido, pero relevante, que mientras la reina permanezca viva, aunque se encuentre a millas distancia de su colonia, el trabajo continúa sin interrupción. Pero si la reina muere, todo el trabajo instantáneamente se detiene. Aparentemente, la reina envía «patrones de conciencia» activados por ondas, aun desde grandes distancias, y accede al tiempo-espacio para comunicarse «metagenéticamente» con sus súbditos.

A partir de este ejemplo, no se requiere mucha gimnasia mental para entender que *la Potenciación a distancia es una forma de hipercomunicación semejante a la que se utiliza en la naturaleza.*

El concepto de Rupert Sheldrake acerca de los campos morfogenéticos proporciona una base científica más para explicar la activación del ADN a distancia. En el modelo de Sheldrake, estos campos energenéticos no locales pueden accederse para una serie de propósitos, independientemente del tiempo y el espacio.

Similar a la teoría en la que se basa la genética de ondas, la teoría de Sheldrake sobre la resonancia mórfica propone que *el ADN constituye una red en tiempo real, una internet biológica que básicamente elimina la distancia.* Para reiterar un punto anterior, en la «internet» del ADN podemos cargar o descargar datos, y hasta enviar correos electrónicos a otros que estén conectados a la red.

*La activación del ADN a distancia puede entenderse como una transferencia no local de la conciencia morfogenética en forma de ondas de torsión que se conectan con el ADN potencial.*

A medida que esta porción aparentemente inactiva del ADN es activada desde nuestra posición en el espacio-tiempo, sale a operar en el tiempo-espacio para corregir distorsiones en el patrón bioenergético del receptor, el cual luego modifica las funciones metabólicas y de replicación en las células, y facilita así la sanación (fig. 9).

La evidencia tangible de este fenómeno metagenético se encuentra en los efectos sistemáticamente observables de la activación a distancia del ADN, tales como la desintoxicación, la aceleración del metabolismo y la resolución de problemas de salud agudos y crónicos.

Esto se hace posible porque *nuestro patrón bioenergético controla la actividad genética y electromagnética en nuestras células y órganos.* Cuando este patrón se restablece, como ocurre durante el curso de la Potenciación, pueden ocurrir mejoras tangibles en cualquier sistema dañado.

Al respecto, la mayor parte de los testimonios de diversa índole que incluimos en el capítulo siguiente provienen de la Potenciación a distancia de clientes que viven en diferentes partes del mundo, a la mayoría de los cuales Leigh y yo nunca hemos llegado a conocer.

Lo mismo ocurre con los numerosos testimonios relacionados con las otras tres fases del método Regenetics —las que por lo general también se realizan a distancia, usando los principios básicos y la metodología descrita en el presente capítulo— que puede encontrar en **www.phoenixregenetics.org** o en **www.potentiation.net.**

Por último, la extensa experimentación de Peter Gariaev con las aplicaciones extraordinarias de la genética de ondas en la sanación corroboran aún más —y de manera definitiva— la realidad y la efectividad de la activación a distancia del ADN.

Una y otra vez, se ha documentado que la genética de ondas funciona satisfactoriamente a distancia. Este hecho respalda sólidamente la idea de que el ADN constituye una red muy similar a internet, que estando en cualquier parte está presente en todas partes —y demuestra que efectivamente no importa la distancia.

## No es necesario el teléfono —ni se recomienda.

La Potenciación a distancia, como todas las activaciones del Regenetics, nunca requiere el uso del teléfono durante la sesión. Incluso una lectura rápida de la sección previa debería dejar bien claro que *no es necesario ningún tipo de aparato externo de comunicación para la activación del ADN a distancia*. Los humanos estamos intrínsecamente «cableados» a nivel genético para esta clase de actividad.

Desde el punto de vista práctico, usted ya tiene bastante en qué enfocarse solamente para realizar la técnica correctamente —sin tener que sostener un auricular contra su oreja, gritar en el altavoz del teléfono o preocuparse de si el receptor todavía está en la línea—. Y si decide adicionar el movimiento opcional que se describe más adelante, complicarse con el teléfono se vuelve todavía menos práctico.

Desde el punto de vista chamánico, también existe el problema de la transmisión digital del canto que se mencionó anteriormente cuando hablamos sobre la grabación de la Potenciación. Dada la probabilidad de que las transmisiones digitales de la activación del ADN sean bastante inefectivas para promover la sanación y la transformación, le sugiero *evitar el teléfono aun cuando use los códigos para la Potenciación en persona*.

En efecto, cuando Leigh y yo hicimos este trabajo para varios miles de personas simultáneamente, en el Día de la Potenciación Global en el 2008, si bien permitimos que los receptores escuchen a través de internet, usamos los códigos de la Potenciación *a distancia* para conectarnos con ellos.

Con relación al tema de facilitar la Potenciación para grupos, si bien los facilitadores acreditados en el método Regenetics usualmente potencian a familias y grupos enteros, *es recomendable que usted empiece por trabajar con una sola persona a la vez*.

Si se siente inclinado a hacer las cosas de manera más colectiva, por favor considere como mínimo obtener una acreditación en Potenciación. Cabe reiterar que en internet puede encontrar información detallada acerca de la capacitación para facilitadores en todas las fases del método Regenetics.

Desde luego, después de potenciar a personas a distancia, les puede dar una llamada de seguimiento para hacerles saber cómo resultó la sesión por su parte. También necesitará proporcionar a los receptores de la Potenciación una copia del capítulo 13. En breve, bajo el subtítulo «Contacto después de la sesión», hablaremos más acerca de estos temas.

## No se requiere fotografía

Muchos que practican la sanación energética a distancia requieren una fotografía de la persona. Sin embargo, para la Potenciación y el método Regenetics, tal «accesorio» externo no es necesario.

Tampoco se necesita ningún otro artefacto personal asociado con el receptor (ya sea una mancha de sangre, un mechón de cabello, una prenda de vestir, una muestra de escritura o cualquier otra cosa). Estamos demasiado interconectados unos a otros —espiritual, energética y genéticamente— para tener que buscar fuera de nosotros mismos una conexión que por naturaleza es interna.

## Si no hay diagnosis, no hay problema

En el capítulo 1, expliqué con cierto detalle por qué el modelo del Regenetics evita las diagnosis, que nos autolimitan, en favor de una perspectiva más holística que invite a la posibilidad de un cambio radical.

Etimológicamente, la palabra *diagnose* proviene del griego y se puede entender como «percibir a través de» para obtener el conocimiento o la *gnosis*. Pero por la manera en que usualmente se practica en la medicina de hoy, el diagnóstico termina por simplificar excesivamente problemas complejos a la vez que «cementa» un problema en la mente de la persona enferma hasta que llega a parecer que ya no hay nada, o muy poco, que hacer al respecto.

Desde hace ya varios años, la Potenciación y otras activaciones del Regenetics se han llevado a cabo —a menudo con resultados impresionantes— con la intención específica de *no* enfocarse en ningún diagnóstico que pueda ser puesto sobre el tapete.

Este enfoque se desarrolló a partir de la confianza en la sabiduría trascendental del patrón bioenergético. Al ser parte del campo de la conciencia, una vez restablecido por medio de la activación del ADN, *nuestro patrón bioenergético no requiere de un diagnóstico intelectual para saber exactamente qué hacer para promover una sanación integrada y una experiencia transformadora.*

Para los facilitadores de este trabajo, es de suma importancia mantener una actitud de desapego con respecto a la sanación de enfermedades específicas. Esto se aplica no solamente a la Potenciación de otros, sino también a su propia sesión. Abundante investigación científica indica que *el desapego hacia resultados predeterminados es un factor decisivo que determina el éxito o fracaso en producir la sanación y la transformación.*

Al momento de facilitar la Potenciación, probablemente lo mejor es no saber nada acerca de la salud del receptor. Esto evita que las diagnosis se conviertan en cargas mentales de las que deberemos desapegarnos para llevar a cabo este trabajo de la manera más efectiva posible.

Evidentemente, sobre todo cuando se trata de familiares y amigos, y menos aún de nosotros mismos, rara vez podemos mantener desapego e ignorar intencionalmente la diagnosis. Además, con personas y situaciones cercanas a nosotros, el desapego en general se vuelve más difícil.

Pero *sí es* posible. Muchos facilitadores del Regenetics consideran útil recordarse a sí mismos que *desapego no significa falta de amor.* Por el contrario, *el desapego genuino nace del amor incondicional* que respeta y honra el peregrinaje humano de un ser espiritual —sin importar si la persona elige una salud renovada o la continuación de su enfermedad como sendero de aprendizaje.

## Preparación previa a la sesión

Una vez que nosotros como facilitadores: 1) estemos en el espacio del corazón apropiado, 2) podamos mantener desapego, y 3) hayamos recibido la autorización para llevar a cabo la Potenciación, lo mejor es *iniciar la sesión con la intención amplia y abierta de que esta activación del ADN sea para el bien supremo del receptor en todas las áreas* (física, mental, emocional y espiritual).

Naturalmente, incluso antes de programar la sesión a distancia de otra persona, usted tiene también el deber de *practicar la técnica de la Potenciación a distancia,* según se enseña en el presente capítulo, hasta que sea capaz de hacerlo con relativa fluidez.

Además, con bastante antelación a la sesión, necesita *proporcionar al receptor una copia (sea impresa o electrónica) del capítulo 8, «Cómo prepararse», y remarcar que esta guía de preparación necesita leerse y —cuando sea apropiado— implementarse.*

Para beneficio de todos los interesados, una versión del capítulo 8 que puede descargar en formato PDF está disponible en **www.phoenixregenetics.org** y en **www.potentiation.net**.

La asimilación de «Cómo prepararse» ayudará a los receptores a lo siguiente:

1. Aceptar el paradigma de la autosanación en el que está basada la Potenciación.

2. Escribir sus intenciones en su diario de la Potenciación.

3. Situar su cabeza y especialmente su corazón en el lugar apropiado para maximizar sus beneficios.

Para las personas que *no deseen* leer este material, quizá lo mejor sea posponer la Potenciación hasta que estén listas para participar más activamente en el proceso.

Para los receptores que *no puedan* leer la guía de preparación por sí mismos, está bien saltarse este paso. Como alternativa, el facilitador puede leerles el capítulo 8 para darles una idea de cómo prepararse.

Como facilitadores experimentados del método Regenetics, Leigh y yo hemos llevado a cabo sesiones para bebés, niños pequeños, personas autistas, personas mayores con demencia, personas sin acceso a material sobre el Regenetics en su idioma y hasta para una persona en estado de coma.

Incluso en los casos en que la preparación consciente no ha llegado a ser óptima o no se ha realizado, los resultados con frecuencia han sido sorprendentes. Especialmente en el caso de niños pequeños, cuyos padres por lo general relatan mejoras asombrosas, la Potenciación ha demostrado ser capaz de prescindir del procesamiento que tiene lugar en el hemisferio izquierdo del cerebro.

Más adelante, bajo «Tres excepciones a la regla de la autorización», doy algunos consejos para realizar estos raros tipos de sesiones.

Una vez que usted haya hecho el trabajo que le corresponde y haya ayudado lo mejor posible al receptor a prepararse, es hora de programar la sesión. Treinta minutos deben ser suficientes para la Potenciación.

En su agenda, calendario o cuaderno de citas, escriba el nombre y apellido del receptor en un espacio acordado de media hora que sea conveniente para ambas partes. Si la persona lo prefiere, es aceptable usar un nombre espiritual o uno escogido.

También deberá dar instrucciones al receptor para que apunte la cita de la Potenciación —tanto para ayudarle a recordar la sesión, como para determinar el punto de inicio para registrar el flujo de la energía de torsión a través del patrón bioenergético según se enseña en el capítulo 13.

Asegúrese de que el receptor sepa que usted *no* utilizará el teléfono para llevar a cabo la sesión. Se espera que la persona se acuerde de la cita y se encuentre en un espacio intencional a la hora programada —sin esperar una llamada telefónica recordatoria.

Si le preguntan qué es lo que hará durante la sesión, la respuesta es que estará llevando a cabo la Potenciación en nombre del receptor, de una manera ceremonial.

Durante la sesión, el receptor puede estar bajo techo o al aire libre. En el capítulo 8 se dieron algunos consejos útiles para escoger la hora y el lugar de modo que evitemos interrupciones mientras nos enfocamos en el potencial sanador y transformador de este trabajo.

A diferencia de cuando alguien lleva a cabo su propia Potenciación, durante la sesión a distancia *el receptor tiene libertad para 1) dar un paseo; 2) participar en otras actividades relajantes e introspectivas, tales como un baño o un masaje, o incluso 3) quedarse dormido.* Asegúrese, por lo tanto, de que conozcan estas opciones.

Luego de que haya escrito el nombre y apellido del receptor, más abajo en su calendario, agenda o cuaderno de citas, anote la fecha de nacimiento de la persona, así como su ubicación geográfica (huso horario) si es diferente a la de usted.

Programar la cita para personas en otros husos horarios puede ser complicado —y más aún si se encuentran en otro hemisferio—. Si busca en internet, podrá encontrar varios sitios útiles para coordinar fechas y horas alrededor del mundo.

Por último, como recordatorio, especialmente para las sesiones que se realicen en persona, por favor considere hacer que el receptor firme el Formulario de Consentimiento para la Potenciación que se incluye en el apéndice B.

## Contacto después de la sesión

De ser posible inmediatamente, o a más tardar uno o dos días después de haber realizado la Potenciación de alguien, su responsabilidad como facilitador es proporcionar al receptor varias porciones de información útil. Cuando sea factible, a manera de cortesía, por lo menos comuníquele

al receptor su punto de vista acerca de cómo resultó la sesión. Es recomendable hacer esto incluso después de las sesiones en persona.

Como se dijo anteriormente, en el caso de aquellos con quienes no
pueda comunicarse de manera efectiva, sea cual fuere la razón, proceda
como mejor le parezca.

En el capítulo 13 explico una técnica simple para la prueba muscular
(fig. 14) que usted puede usar para 1) obtener una idea de si la Potenciación fue facilitada correctamente y 2) determinar el Grupo Electromagnético del receptor y su correspondiente Cuadro Esquemático
(figs. 15, 16 y 17). Se recomienda *hacer las pruebas para estos dos puntos inmediatamente después de la sesión y comunicar esta información al receptor tan pronto
como le sea posible.*

Asimismo, asegúrese de registrar en su agenda, calendario o cuaderno de citas, junto al nombre de la persona, el Grupo Electromagnético
(1, 2, o 3) al que pertenece. Esto puede resultar práctico si a la persona se
le olvida esta información o si tiene preguntas sobre su experiencia de la
Potenciación.

Si bien el hacer pruebas acerca del éxito de la sesión en sí es prácti-
mente una formalidad, también puede servir para incentivar la confianza
en los potenciadores principiantes mientras se inician en su exploración de
la reprogramación energenética. Después de años de experiencia en facilitar y enseñar este trabajo, mi opinión es que cualquier Potenciación que se
lleva a cabo con autorización, una técnica aceptable, un toque de amor y
una pizca de desapego es una ofrenda exitosa.

La pregunta clave sobre la Potenciación facilitada es qué tan bien
será *recibida* e *integrada* por parte del receptor.

La idea de usar la prueba muscular para el Grupo Electromagnético y
el Cuadro Esquemático probablemente a estas alturas no tenga mucho
sentido para los lectores que recién empiezan a explorar el Regenetics. El
capítulo 13 aborda más a fondo este tema fascinante y de gran utilidad.

Una vez que haya determinado, por medio de la quinesiología, el
Grupo Electromagnético y el correspondiente Cuadro Esquemático de la
persona, asegúrese de comunicarle esta información claramente. A fin de
ayudarle en esto, usted tiene permiso para *facilitar al receptor una copia impresa
o electrónica del capítulo 13, «Herramientas de la Era II».* Como alternativa, este
capítulo está disponible para descargarse en formato PDF, en
**www.phoenixregenetics.org** y en **www.potentiation.net**.

Al dilucidar los conceptos de Grupo Electromagnético y Cuadro
Esquemático, el capítulo 13 ha de dar respuesta a las preguntas más

comunes acerca de los aspectos de este trabajo relacionados con la reprogramación y la conciencia, antes de que dichas preguntas sean formuladas.

Por último, *asegúrese de que los receptores sepan acerca de los foros del método Regenetics*, donde facilitadores acreditados pueden atender a las preguntas individuales. Si está interesado en realizar este trabajo para otros, es recomendable que primero se una al foro usted mismo. Le recordamos que se ha creado un subgrupo específicamente para los lectores de este libro.

En lugar de comunicarse en privado con el Phoenix Center for Regenetics, instamos a que tanto receptores como facilitadores formulen sus preguntas con relación a *Potencie su ADN* en este foro. Las pautas para hacerse miembro y las instrucciones para registrarse las puede encontrar en las páginas de internet arriba mencionadas.

## Tres excepciones a la regla de la autorización

Como se indicó a comienzos de este capítulo, existen tres —y solo tres— excepciones a la regla de la autorización cuando se trata de la Potenciación de seres humanos en persona o a distancia: embriones/fetos, niños pequeños (menores de doce años) y adultos con discapacidades de la comunicación.

La primera excepción es la menos obvia, ya que se trata de un ser humano en el útero. Resulta irrelevante saber si una mujer está embarazada al recibir la Potenciación, ¡pues no podemos pedir a un embrión/feto que nos dé su autorización para llevar a cabo la sesión!

Por otra parte, la prueba muscular y la observación han confirmado repetidamente que, incluso en los casos en que la madre no sabe que está en estado, *un hijo en el vientre siempre es potenciado junto con su madre*. Esto en realidad es algo bueno porque por lo general implica un bebé sano y feliz. Pero de hecho hace surgir la pregunta de si estamos o no violando el libre albedrío del que está por nacer al potenciarlo dentro del vientre.

Hace unos años, después de mucho deliberar y consultar con otros, Leigh y yo determinamos que *los padres tienen derecho a tomar la «decisión ejecutiva» con respecto a si sus hijos recibirán la Potenciación, hasta que estos lleguen a la pubertad*. Nuestra opinión es que antes de que los hijos lleguen a la edad de doce años, el «contrato del alma» entre ellos y sus padres establece varias prerrogativas a favor de estos últimos en lo que atañe al libre albedrío de sus hijos.

Sobre la base de estas prerrogativas, los padres están facultados para tomar ciertas decisiones trascendentales —como aquellas referentes al

Regenetics— que tengan la capacidad de influir enormemente en el bienestar físico, mental, emocional y espiritual de sus hijos.

Este razonamiento nos condujo a ver que tales prerrogativas necesariamente se extienden más allá de las relaciones estrictamente biológicas e incluyen *a los tutores legales* de los niños menores de doce años. Por el contrario, *los abuelos, padrinos, tíos, hermanos y primos que no tengan la tutoría legal deberán pedir la autorización de uno de los padres o tutores legales de sus familiares menores de doce años antes de potenciarlos.*

Cuando los niños cumplen los doce años, salvo circunstancias limitadoras (tales como el autismo) que efectivamente los reclasifican como adultos con discapacidades de la comunicación, el recibir o no la Potenciación depende realmente de ellos.

Obviamente, no se puede esperar que la mayoría de los jóvenes que alcanzan la pubertad capten intelectualmente el significado de este trabajo. Es suficiente decirles que la Potenciación es una forma de sanación con sonido que opera a través de su ADN para ayudarlos a sentirse mejor. Si ellos desean experimentar la Potenciación, ¡adelante! Si no es el caso, espere cierto tiempo y vuelva a presentarles la idea más adelante. Sea cual fuere el caso, asegúrese de tener su autorización antes de proceder.

Cuando se trate de adultos con demencia o cualquier otro trastorno que afecte su capacidad de comunicación, la lógica nuevamente se basa en el concepto del «contrato del alma». Pero en estos casos, los roles se invierten. En lugar de que los padres hagan uso de sus prerrogativas para potenciar a sus menores, *los hijos adultos que se han convertido en los cuidadores principales de sus padres con discapacidades de la comunicación están facultados para potenciarlos sin una autorización consciente y explícita.* Igual que con los tutores legales de niños, dicha prerrogativa es extensiva a cualquier persona, ya sea dentro de la familia o fuera de ella, que sea considerada la cuidadora principal de un adulto que ha perdido la capacidad de pensar o comunicarse coherentemente.

En este sentido, si bien la Potenciación fue diseñada para mejorar la salud física, dada su poderosa capacidad para sanar traumas mentales, emocionales y espirituales, *esta activación del ADN puede usarse para ayudar a los enfermos terminales a dar el paso final.*

Tuve dudas al decidirme a incluir el punto anterior porque no quisiera que nadie piense que la Potenciación puede tener un efecto físico negativo o que no es capaz de fortalecer a las personas que están muy enfermas: todo lo contrario. Pero para aquellos cuya hora ha llegado, y quienes conscientemente o de otra manera han elegido irse, la Potenciación ha demostrado en muchas ocasiones ser una enorme bendición, que alivia la dificultad psicológica de abandonar este mundo.

Para concluir esta sección, tenemos un par de consejos especiales con respecto a las excepciones a la regla de la autorización:

Antes de potenciar embriones/fetos, niños pequeños o adultos con discapacidades de la comunicación, tómese la libertad de ejercer su prerrogativa como padre, tutor legal o cuidador principal para *llevar a cabo los pasos apropiados expuestos en el capítulo 8 en nombre de la persona que será potenciada.* En otras palabras, póngase en el lugar del receptor y comience por 1) aceptar el hecho de que toda sanación es autosanación, luego 2) escriba su intención para este trabajo, y finalmente 3) asegúrese de que su cabeza y su corazón estén en el lugar apropiado para poder obtener los beneficios.

Puede pensar en esta «estrategia de sustitución» como una manera de «brindar el espacio», energética e intencionalmente, a fin de que el receptor experimente los resultados más positivos y convenientes posibles de esta activación del ADN.

Inmediatamente después de la Potenciación, puede hacer la prueba muscular, tal como lo haría con cualquiera, para darse una idea de cómo resultó la sesión y determinar el Grupo Electromagnético del receptor.

Durante las cuarenta y dos semanas siguientes a la sesión, puede ser sumamente útil tomar como referencia el Cuadro Esquemático Electromagnético del receptor (figs. 15, 16 y 17), el cual muestra el flujo de la energía de torsión a través de los centros bioenergéticos, según se explica en el capítulo 13 (fig. 18).

Si en lugar de ignorar esta información, la tiene firmemente en cuenta, usted estará en condiciones mucho mejores para comprender cualquier cambio significativo —como también sutil— en la salud y el comportamiento del receptor.

## Potenciación de animales

A la mayoría de los animales les encanta la Potenciación. Los facilitadores de este trabajo que permiten que sus mascotas estén dentro de la casa nos han manifestado que cuando llevan a cabo una sesión, ¡difícilmente pueden hacer que sus animales salgan de la habitación!

Los animales poseen la misma estructura básica bioenergética que los humanos. La Potenciación puede impulsar a los animales a sanar y evolucionar su conciencia de manera bastante semejante a los humanos.

A lo largo de los años, Leigh y yo hemos potenciado a una amplia variedad de animales, de granja y domésticos, y los comentarios que hemos oído de sus dueños han sido asombrosamente entusiastas.

Igual que con las tres excepciones a la regla de autorización para los humanos anteriormente expuestas, se considera que los dueños de mascotas y animales de granja tienen un contrato del alma con los seres que están bajo su cuidado. Esta relación especial faculta a los dueños a potenciar a sus compañeros animales a su entera discreción —sin adquirir autorización ni violar el libre albedrío.

Para el trabajo con animales se puede usar una estrategia de sustitución similar a aquella para preparar a otra persona a recibir la Potenciación, que se describió anteriormente. Usted puede o no saber la fecha de nacimiento del animal, por lo que esta información es opcional.

También deberá decidir si la sesión con el animal se llevará a cabo en persona o a distancia. En cuanto a la efectividad, al igual que con los humanos, *no hace absolutamente ninguna diferencia si realiza la Potenciación para los animales en persona o a distancia*. En realidad, su decisión deberá reducirse a cuestiones de preferencia personal, conveniencia y viabilidad. Aquí puede haber varios factores a considerar:

¿Estamos hablando de un animal doméstico o de uno que vive afuera en el campo?

¿Será posible para usted permanecer durante media hora completa dentro del rango auditivo del animal, o cabe la posibilidad de que el animal se vaya hacia las montañas a mitad de la sesión?

¿No hace un frío insoportable en el establo en febrero como para hacer allí la Potenciación?

Por último, un factor clave que distingue la Potenciación de animales del trabajo con humanos es que *con los animales no es necesario determinar el Grupo Electromagnético ni su correspondiente Cuadro Esquemático*.

Si se siente inclinado a hacerlo, puede usar la prueba muscular para darse una idea de cómo resultó la sesión con el animal. Pero obviamente con los animales no hay necesidad de proseguir con la entrega de información y materiales. Basta con observar que su ciclo de Potenciación dura aproximadamente cuarenta y dos semanas, y que la energía de torsión seguirá el mismo patrón básico a través de su patrón bioenergético, igual que en los humanos.

Durante este proceso, tal como lo haría con usted mismo o con otra persona, espere que se produzcan: desintoxicación, mejoría física y cambios positivos en el comportamiento.

## Cómo usar la cuadrícula de Potenciación a distancia

Una vez que llega a dominar la técnica para la Potenciación en persona, aprender la Potenciación a distancia es juego de niños: *Para realizar este trabajo a distancia solo tiene que reemplazar la secuencia de vocales de la Potenciación en persona por los códigos de Potenciación a distancia de la figura 13.*

Evidentemente, se requiere práctica. Pero esta parte no debe ser ni tan larga ni tan difícil como resulta al principio adaptar su mente y su boca a la pronunciación, el ritmo, el tono, la entonación doble y la secuenciación, pues todo esto es igual.

Lo invitamos a que empiece por *releer el capítulo 9 y simplemente sustituir la figura 13 por la figura 12.* Al igual que con los códigos de la Potenciación en persona, usted tiene la autorización del autor para fotocopiar la figura 13 para uso privado, no comercial.

Una vez que haya desarrollado cierta maestría en la técnica con las secuencias vocálicas a distancia, relea este capítulo para refrescar su memoria sobre las diversas consideraciones y pautas para la Potenciación a distancia.

¡Felicitaciones otra vez! ¡Ya está preparado para potenciar a sus familiares, amigos y mascotas!

### Secuencias vocálicas para la Potenciación a distancia

| Centro de bioenergía | Línea | Secuencias vocálicas | | | | | | | | | | | | 1 toque | 3 toques |
|---|---|---|---|---|---|---|---|---|---|---|---|---|---|---|---|
| Maestro | 1a | O | O | U | I | E | I | A | U | | | | | | |
| Maestro | 1b | e | i | o | u | a | e | a | a | | | | | | |
| 9 | 2a | I | A | A | I | A | E | E | I | E | - | - | - | | |
| 8 | 2b | a | i | i | a | i | i | a | a | e | e | i | a | | |
| 7 | 3a | I | O | A | I | I | I | O | A | I | I | E | | | |
| 6 | 3b | i | e | a | o | u | o | u | - | - | - | - | | | |
| 5 | 4a | A | E | O | U | A | E | I | E | - | - | | | | |
| 4 | 4b | e | u | u | i | i | e | i | a | i | e | | | | |
| 3 | 5a | A | E | A | E | A | E | U | O | U | O | I | | | |
| 1 | 5b | a | e | o | a | e | e | o | a | - | - | - | | | |

4 pasadas hacia abajo • 1 pasada hacia arriba • 1 pasada hacia arriba • 2 toques

**Figura 13.** **Secuencias de vocales para la Potenciación a distancia**

**Los códigos vocálicos de sonido y luz en la cuadrícula de arriba se usan para las sesiones de Potenciación a distancia. Observe las anotaciones acerca del número de toques del diapasón y la secuencia de cinco pasadas.**

## El movimiento opcional

Vamos a concluir el aspecto instructivo de la Parte II con directrices sobre cómo incluir el movimiento al facilitar la Potenciación —en caso de que deseara hacerlo.

*El movimiento durante la Potenciación es totalmente opcional.* Algunos lo utilizan; otros no. Debido al riesgo de vértigo para los facilitadores no experimentados, *la mayoría de las personas no utilizan el movimiento cuando recién empiezan.*

El impacto positivo que el movimiento circular aquí sugerido puede tener sobre el trabajo en sí, es el servir de ayuda a algunos facilitadores para entrar en un estado más meditativo en el cual se puedan producir más ondas *theta.*

Cabe mencionar que muchos facilitadores no sienten que necesitan del movimiento para ponerse en un estado relajado de meditación profunda al llevar a cabo la Potenciación —y sus resultados confirman que *el movimiento no es necesario para que este trabajo sea cien por ciento efectivo.*

Algunos han especulado que el caminar en círculos (rotación, rotación, rotación) puede hacer que las ondas de torsión producidas al cantar y pensar los códigos de la Potenciación giren en espiral más poderosamente. Si bien esta es una hipótesis interesante, he sido testigo de resultados tan extraordinarios con la Potenciación hecha sin movimiento, que me inclino a pensar *que el movimiento es más para quien realiza el trabajo que para quien lo recibe.*

Moverse o no durante las sesiones no es una elección permanente que se hace por única vez. Puede que algunos días sienta ganas de moverse; puede que otros días prefiera permanecer sentado. Quizá prefiera utilizar el movimiento durante las sesiones de Potenciación en persona y permanecer quieto durante el trabajo a distancia, o viceversa.

Al comienzo de la sesión, póngase de pie en una posición predeterminada mirando hacia el receptor o, en las sesiones a distancia, hacia un objeto que represente al receptor (opcional). Si bien el objeto representativo no es en absoluto necesario para establecer una conexión a distancia con otra persona, muchos facilitadores notan que usar un objeto les ayuda a enfocarse.

Cabe señalar que un objeto representativo se puede usar sin incluir el movimiento. Asimismo, incluir el movimiento no significa que usted deba hacerlo con respecto a un objeto.

Cuando seleccione un objeto representativo para enfocarse durante las sesiones a distancia, procure escoger algo que evoque un sentimiento positivo en usted. Una vela encendida es una buena opción. También puede usar un cristal, una planta de interior o una estatua.

*No se recomienda usar ni una fotografía ni un artículo personal del receptor, pues podría crear apego hacia resultados específicos y de ese modo limitar la efectividad de la Potenciación.*

Cuando opte por incluir movimiento durante la Potenciación, en una mano sostenga su tablilla sujetapapeles con sus secuencias de vocales y su disco de hockey, y en la otra, el diapasón *mi*.

Tan pronto haga sonar el diapasón, tome aire y empiece a cantar, *comience a caminar en círculos alrededor del receptor o del objeto representativo, lentamente y en el sentido de las agujas del reloj, sin detenerse, hasta que llegue al final de la cuarta pasada*, tal como se describió en el capítulo previo.

Al sonar su diapasón dos veces para señalar el cambio de dirección, *invierta su propia dirección y camine lentamente en círculos contrarios al sentido de las agujas del reloj hasta que llegue al final de la quinta y última pasada.*

Lo ideal sería que haga la entonación doble de la última línea (1) justo al completar la vuelta en el punto original donde comenzó. Pero si los tiempos no coinciden, puede finalizar el canto dondequiera que se encuentre en el círculo y continuar caminando en silencio, de regreso hacia el punto donde comenzó.

Cuando haya regresado al punto donde comenzó, haga sonar su diapasón tres veces y déjelo sonar durante un minuto completo mientras el sonido va disminuyendo hasta el silencio.

Para las sesiones en persona, funciona muy bien hacer que el receptor se acueste sobre almohadas o sobre una camilla para masajes al centro del cuarto. Si hay suficiente espacio, esta ubicación le permitirá moverse en círculos alrededor de la persona.

Cabe admitir que, desde la perspectiva del receptor, sentirse rodeado por ondas de sonido y energía de torsión tiene algo especial. Este método está perfectamente diseñado para los profesionales de la salud que atienden clientes en un escenario formal.

Si tiene una agenda de citas apretada, *asegúrese de incluir el tiempo suficiente después de la sesión para que el receptor de la Potenciación en persona pueda permanecer acostado para procesar las energías cuando sea necesario.* Además de desorientación, vértigo y somnolencia, la sesión de Potenciación también puede inducir la liberación emocional —por lo que debe estar preparado para ofrecer palabras amables de apoyo frente a los sentimientos que exprese el receptor, y tomar las cosas con calma por un rato.

Finalmente, si bien el punto donde iniciar el movimiento es elección suya, usted puede optar por seguir una tradición chamánica ancestral y comenzar en una de las cuatro direcciones cardinales: Norte, Sur, Este u Oeste. La idea es mirar en la dirección que para usted personalmente signifique una «base de poder» en cualquier momento dado. Si no está seguro sobre la ubicación de los puntos cardinales en el lugar donde realiza la Potenciación, puede adquirir un pequeño compás portátil a bajo precio a través de internet o en su tienda de montañismo local.

# CAPÍTULO 11

## *Testimonios seleccionados*

**A**ntes de pasar a enfocarnos en las diversas herramientas que pueden implementarse para maximizar la maestría personal consciente por medio de la Potenciación y otras activaciones del Regenetics, considero oportuno ofrecer al lector diferentes perspectivas de lo que puede resultar de este trabajo.

Además de revelar una variedad impresionante de beneficios potenciales que abarcan todo el espectro cuerpo-mente-espíritu, los siguientes testimonios demuestran además que *la experiencia de la Potenciación es sumamente individual.*

De la misma manera en que no hay dos personas exactamente iguales, tampoco hay dos Potenciaciones que sean idénticas. Algunas veces las mejoras ocurren tempranamente, mientras que otras veces los avances ocurren hacia la mitad del proceso o al final.

Para que quede claro, el marco cronológico que se ha establecido con respecto al recorrido cíclico de la energía de torsión a través del patrón bioenergético luego de la Potenciación comprende casi exactamente cuarenta y dos semanas —tal como se explica y se grafica en el capítulo 13 (fig. 18).

De especial interés para las personas que deseen llevar a cabo la Potenciación para familiares y amigos que viven lejos, es el hecho de que *la mayoría de los testimonios incluidos en este capítulo provienen de clientes que han recibido la Potenciación a distancia.*

Por otra parte, tenga presente que bajo ninguna circunstancia pretendemos hacer aseveraciones médicas con respecto a la Potenciación o al método Regenetics con estos testimonios. Por favor lea el «Aviso de exención» que está casi al comienzo de este libro.

Asimismo, puede encontrar más testimonios relacionados con la Potenciación y con otras fases del método Regenetics en **www.phoenixregenetics.org** y **www.potentiation.net**.

## La adicción y la Potenciación

«Antes de recibir la Potenciación, me sentía muy débil, sufría de extraños dolores de cabeza y mi presión sanguínea era más alta de lo normal. El día anterior a mi sesión de Potenciación, dejé de fumar de golpe y no he dado una sola pitada desde entonces. En los últimos treinta años había intentado dejar de fumar quizá más de veinte veces, usando toda clase de terapias, tales como la acupuntura, la hipnosis, etc. Estas me ayudaron durante el período de abstinencia inicial, pero no sirvieron de nada para superar el letargo y la inercia que siempre sentía después. Esta es la primera vez que dejo de fumar sin sentir ganas de rendirme y encender un cigarrillo. Además, tampoco me he sentido tan aletargado como de costumbre y siento que mi vigor aumenta cada día más. No digo que fue fácil, pero algo fue diferente esta vez; sentí como si todas las toxinas fuesen eliminadas de mi cuerpo, no solamente la nicotina. Estoy cien por ciento seguro de que ¡ya dejé el hábito para siempre! Y mi éxito lo atribuyo a la Potenciación.» J.C., Woodstock, Illinois

## Alergias y niebla cerebral desaparecen

«Ya completé los nueve meses del proceso de la Potenciación ¡y vaya si estoy contenta! Ahora tengo una vida normal, mientras que antes solo tenía restricciones. Puedo conducir mi auto sin tener que usar una máscara. Puedo palear las virutas del establo de mi caballo sin sentirme mareada y enferma. Puedo permanecer frente al computador durante seis u ocho horas diarias en vez de menos de una hora. Tengo un novio maravilloso. Tengo bastante salud para trabajar y ganar bien (algo que había esperado durante quince años). Antes de la Potenciación, yo era una persona tan afectada físicamente por la toxicidad de metales pesados y otras sustancias que solo era cuestión de tiempo para que una reacción seria me produzca un fallo cardiaco. Es difícil describirlo con palabras, pero me siento nueva y restablecida, como si lo mejor de mí se hubiese expandido y todo lo demás, incluyendo la niebla cerebral, simplemente hubiese desaparecido. Estoy profundamente agradecida.» D.M., Orcas Island, Washington

## Mejores relaciones personales y profesionales

«Tan pronto como descubrí el método Regenetics y leí acerca del cuerpo fragmentario, la pieza que me faltaba, me comuniqué con los fundadores y concerté mi primera sesión. La Potenciación me sirvió de apoyo mientras abandonaba dos relaciones limitantes y mientras "mejoraba" varias más para hacerlas más saludables, y así me ayudó a conseguir algo que nunca antes había sido capaz de lograr en mis búsquedas espirituales y terapéuticas: un campo energético sellado, sin más pérdidas de energía y sin más vulnerabilidad hacia situaciones y relaciones comprometedoras. A mi juicio, ninguna cantidad de terapia o procesamiento mental hubiese podido conseguir resultados equiparables. Realmente sentí el sellado de mi campo energético y, hasta el día de hoy, no he tenido más problemas al pasar por circunstancias problemáticas, tanto en el aspecto personal como en el profesional. El Regenetics ha mejorado enormemente mi trabajo como terapeuta, al igual que mis relaciones personales viejas y nuevas. Como un beneficio adicional, ¡a menudo me dicen que me veo diez años más joven! Sin duda, me siento más joven, entusiasmada por estar viva nuevamente, constantemente más alegre.» A.W., Londres, Reino Unido

## Más cerca de manifestar mis intenciones

«Si bien no he superado completamente todas mis alergias ambientales, yo antes estaba muy mal y ahora me afectan mucho menos. Es muy raro que ahora no me despierte por la mañana respirando por la nariz. Últimamente, mi alimentación es bastante normal (para mí), y prácticamente he superado mis ansias por el azúcar. Tengo una mejor comprensión de mi propósito y más energía para llevarlo a cabo. La Potenciación me ha hecho sentir el más intenso movimiento de kundalini y la más intensa experiencia de estar consciente de todo lo que me rodea; pero pienso que ha sido porque la Potenciación es lo que más cambio ha producido en mí. Todavía sufro de un poco de dolor de espalda, pero es mucho menor y ya no tiene el impacto emocional que antes tenía. Las activaciones han significado un gran paso hacia la manifestación de mis intenciones.» B.W., Goshen, Ohio

## Afinación de la conciencia

«No puedo creer que hayan pasado nueve meses desde mi Potenciación. Ha habido muchos cambios en mi vida, tanto interna como externamente.

He empezado una nueva profesión y mi salud está mejor que nunca. Pero lo más importante es que mi conciencia ha atravesado por una considerable afinación. La vida y el universo se ven totalmente diferentes ahora, y gozo de mucha más libertad y gratitud de la que jamás llegué a imaginar. Parece que constantemente encuentro amigos, maestros y materiales inspiradores. Tengo la fuerte sensación de que finalmente todo está mejorando. Muchísimas gracias por el servicio que ofrecen.» L.B., Little Rock, Arkansas

## Liberación emocional

«Muchísimas gracias por la sesión de Potenciación de la semana pasada. He explorado la sanación energética por mucho tiempo y nunca había experimentado la clase de cambio que ha sucedido desde que me conecté con ustedes. Ya he liberado abundante basura emocional. Lo sorprendente es que aunque fue intenso, me sentí respaldada. De hecho, físicamente, me siento mejor de lo que me había sentido en años. Desde el comienzo de mi enfermedad medioambiental crónica hace muchos años, cualquier emoción fuerte hacía temblar mi sistema nervioso y agravaba mis alergias. Ahora no. Me siento bien. Lo emocional se ha despejado. En realidad, nunca esperé que alguna vez volvería a sentirme completamente bien y es un poco abrumador pensar acerca de lo que voy a hacer con mi vida como alguien totalmente capaz.» S.P., Orcas Island, Washington

## Energía, salud y riqueza

«Increíbles bendiciones han ocurrido en mi vida desde que comencé el método Regenetics. ¡Ahora tengo abundante energía, salud y riqueza! Las activaciones del Regenetics han apoyado mi crecimiento y evolución espiritual de un modo relativamente fácil. Mi cuerpo ya no es una carga, sino que está más energizado que nunca. Mi energía se mantiene a lo largo del tiempo de una manera nueva. Me doy cuenta de que soy un ser creativo con cada vez más bendiciones, alegría y deleite en mi vida. Mi situación financiera ha mejorado extraordinariamente, al igual que mis relaciones. Me veo capaz de ayudar a las personas como nunca antes lo había hecho; tengo acceso a las palabras correctas en el momento oportuno, sin ser "capturado" por mis emociones como antes. Por último, asombrosas "coincidencias" se han vuelto cada vez más evidentes y frecuentes en mi vida diaria.» A.V., Pretoria, Sudáfrica

## Menos sofocos y mejoría de la artritis

«Desde que comencé el proceso de la Potenciación hace cuatro meses, he experimentado varios cambios bastante profundos. Mis sofocos han disminuido, lo cual es un verdadero alivio y me permite dormir mejor en la noche. La mayor parte de la artritis en mis manos y rodillas se ha aliviado y esto ha reducido mi dependencia de la glucosamina. Se ha producido algo de desintoxicación en mí y puedo sentir más energía ingresar por mis chakras.» P.D., Myrtle Beach, Carolina del Sur

## Menos antojos, menos ansiedad y más amor propio

«Desde la Potenciación, por lo general tengo una sensación de mayor bienestar, mis sesiones de ejercicios son más vigorosas y siento menos ansias por el azúcar y la comida. Parece que cuido mejor de mí misma, me trato a mí misma con cierta ternura y sufro de menos ansiedad. ¡Se siente bien!» C.E., Asheville, Carolina del Norte

## Alivio progresivo de alergias alimentarias

«Mi experiencia de la Potenciación fue tanto sutil como poderosa. Durante la fase inicial, en los primeros meses, sentí una inusual sensación de paz y felicidad, y una transformación interna sutil en todo mi ser. Luego, a medida que el proceso se desarrollaba, noté que ¡mis alergias alimentarias habían desaparecido por completo! Yo había probado otros tratamientos sin mucho éxito, pero con la Potenciación noté poco a poco que podía disfrutar alimentos que normalmente me hubieran producido dolores de cabeza y desorientación. ¡Muy extraordinario!» E.L., Asheville, Carolina del Norte

## Relaciones más saludables y maestría personal consciente

«Estoy inmensamente agradecido por la Potenciación. Realmente me ha ayudado a superar el problema de la reacción emocional en mis relaciones cercanas. En pleno conflicto, soy capaz tanto de entender a la otra persona como de tener claridad inmediata acerca de mis propios sentimientos y de las necesidades de la situación, y comunicarlos con respeto hacia mí mismo y hacia la otra persona. Ha transformado el conflicto en mi entorno, con maravillosos efectos que se han irradiado hacia mi hija, mi hijo, mi madre y el resto de mi familia.» J.S., Colorado Springs, Colorado

## Sanación de traumas infantiles

«Mi experiencia personal de la Potenciación fue poderosa; dio origen a una enorme liberación emocional y física (dolor), especialmente en mi cabeza —lo cual, como masajista profesional, ¡me pareció de lo más interesante!—. De niña, sufrí muchas lesiones en la cabeza y además a los dos años y medio contraje meningitis. A lo largo de mi vida adulta, con terapia o de otros modos, había intentado llegar al fondo de mis problemas de abandono relacionados con mi traumática experiencia de meningitis (cuando me pusieron en cuarentena lejos de mis padres durante días), pero yo sabía que de alguna manera mis células seguían "aferradas" a esa memoria. El mismo día del proceso de la Potenciación en que ingresé al séptimo campo, el cual según mi Grupo Electromagnético regula el sistema osteomuscular y muchas emociones asociadas con el abandono, yo me encontraba masajeando a un cliente. A mitad del proceso comencé a sollozar sin poder parar. Sentí exactamente la misma sensación que cuando me atacó la meningitis: como lanzada hacia el espacio, desconectada de todo y de todos, flotando en un túnel oscuro. Antes de la Potenciación, nunca me había sido posible sentir en el cuerpo todo el impacto emocional de aquella experiencia. Pero ahora lo podía sentir. De alguna manera llegué a terminar el masaje y llamé a dos amigas para que me acompañen mientras experimentaba la más extraordinaria descarga de más de veinticuatro horas, durante las cuales sentí que mis células literalmente se estaban limpiando bioquímicamente de los residuos de mi trauma infantil. En menos de dos días, el miedo al abandono, que había sentido durante toda mi vida, pasó a ser un simple recuerdo.» S.L., Londres, Reino Unido

## Mejoría instantánea de las sensibilidades

«Muchísimas gracias por mi sesión de Potenciación de ayer. Definitivamente me conecté con ustedes y lo sentí muy poderoso. Mientras meditaba durante la sesión, experimenté sensaciones de hormigueo que a veces todavía permanecen —ondas de energía que se mueven a través de mí, una sensación expansiva muy cálida en el área del chakra de mi pecho/corazón, verdaderos sentimientos de alegría y un ánimo elevado—. Incluso comencé a sentir cambios antes de la sesión, después de leer *Sanación consciente*, un libro fascinante e inspirador. Su contenido resuena mucho conmigo. Esto puede sonar extraño, pero siento como si absorbiera nutrientes esenciales mientras asimilo sus palabras. El trabajo que ustedes facilitan es asombroso. Desde ya me siento diferente: más liviano, más lúcido, energético y optimista. Solía padecer de resacas por carbohidratos cada vez que consumía siquiera una pequeña cantidad de almidones o de azúcares, por lo que tuve que evitarlos totalmente durante años, lo cual me limitaba severamente en poder salir a comer, socializar o viajar. He estado haciendo gran cantidad de pruebas musculares y, si bien sé que aún es temprano en mi proceso de Potenciación, estoy asombrado de que ya tengo una respuesta muscular fuerte hacia los almidones saludables (orgánicos) ¡e incluso hacia el azúcar pura! ¡Vaya! Además, las sensibilidades hacia sustancias químicas han dominado mi vida durante dieciocho años, pero también estoy sintiendo cambios en este aspecto y los mantendré informados acerca de mi sanación. Eliminar la sensibilidad química múltiple y las intolerancias alimentarias dará lugar a un salto cuántico de mejoría en todos los aspectos de mi vida. Nuevamente, muchas gracias. ¡Pasaré la voz a todos los que puedan escucharlo!» J.S., Cumming, Georgia

## Menos depresión, con cambios estructurales

«¿Qué siento que ha cambiado desde la Potenciación de la semana pasada? Pronto habrá despidos masivos en donde trabajo, pero yo me siento mucho más liviano, más tranquilo y más positivo. Gran parte de mi depresión ha desaparecido. Además, durante los últimos dos años había sentido que el lado izquierdo de mi cuerpo se tensaba y constantemente sentía la necesidad de estirarme. Un doctor me dijo que yo padecía del síndrome iliotibial y me indicó hacer unos ejercicios de estiramiento. Un masajista/instructor me dijo que yo tenía un problema en la aponeurosis. Los tratamientos que me dieron ayudaron muy poco. Me sometí a otras terapias poco comunes, y tampoco dieron grandes resultados. Pero ahora he tenido un cambio muy significativo y una enorme soltura en mi lado izquierdo, especialmente en la cadera y la rodilla izquierdas. Realmente no puedo creerlo. Mi cadera está muy suelta, se siente ligera y bien formada. Yo soy masajista y durante años me he tratado a mí mismo. ¡Pero ya no hay necesidad de tratar estas áreas!» C.H., Streamwood, Illinois

## Menos insomnio y disfunción temporomandibular (DTM)

«Cuando tuvo lugar mi Potenciación hace siete meses, yo sufría de depresión y tendencias suicidas debido a mi dificultad para dormir. A menudo me pasaba toda la noche y solo conseguía dormir una hora. Todavía batallo un poco con el insomnio, pero ya no tengo el tipo de noches que solía tener antes de la Potenciación, o rara vez ocurre. Además he sufrido de disfunción temporomandibular durante años y, a pesar de los aparatos dentales y una boca llena de metal, he mejorado en esta área también. Todavía tengo muchas dificultades, pero ahora por lo general creo que vale la pena vivir la vida y hasta tengo sentimientos de alegría y felicidad.

Cuando empecé este proceso, también padecía un caso serio del síndrome de las piernas inquietas. A veces todavía lo tengo, pero últimamente ha disminuido bastante. Yo sé que esto no suena como gran cosa, pero créanme que sí lo es. Pienso en todas las cosas que he probado; la Potenciación probablemente ha sido la mejor inversión en mi salud general y es lo que más me ha ayudado.» K.C., Atlanta, Georgia

## Fobia a las matemáticas desaparece

«Algo sutil, pero muy real, ocurrió apenas tres semanas después de la Potenciación. Yo había tenido fobia a las matemáticas durante casi toda mi vida, desde que empujaron mi cabeza contra la pizarra por equivocarme en un problema de matemática cuando estaba en la escuela primaria. (Antes de eso, ¡yo era un genio de las matemáticas!) El trauma fue tan severo, que me daba horror todo lo que tuviese que ver con números. Años más tarde, después de la Potenciación, sentí como si diminutas losetas saliesen de mi cerebro y, de pronto, la calculadora se volvió mi amiga: creció mi interés por los números y los cálculos, y hasta por hacer la parte financiera de los planes de negocios de clientes, algo que anteriormente lo encargaba a los contadores. ¡Esto fue tan emocionante y liberador! Con el tiempo, mis alergias y mi asma también se fueron convirtiendo en un recuerdo lejano. El sufrimiento había simplemente desaparecido y gozaba de una salud cada vez más radiante. Al proseguir con la Articulación y luego con la Elucidación, experimenté estados más profundos de vivir y amar. La separación que siempre había sentido se transformó en un sentimiento de unidad con todo y con todos. Aparecieron nuevas posibilidades y frescos entendimientos. Todo mi ser se transformó en una "luminosidad" que nunca antes había sentido. Como pastor ecuménico, consejero y guía, he aprendido y compartido muchas técnicas orientadas a producir cambios en los clientes. Algunos cambios se "fijaban" por más tiempo que otros, pero ninguno jamás llegó a transformar al cliente tan honda y profundamente desde lo esencial y a permanecer, como lo han hecho las transformaciones que he experimentado personalmente por medio de las activaciones del ADN del Regenetics. Este singular método, directa y permanentemente, promueve la transformación en los aspectos físico, mental, emocional y espiritual. Estoy eternamente agradecido por haber encontrado el Regenetics.» M.S., Wood-Ridge, Nueva Jersey

## Claridad mental y beneficios estructurales

«Debo admitir que desde mi Potenciación hace cinco meses, me he vuelto extremadamente lúcido y centrado como nunca antes lo había estado. Muy a menudo, siento mi cuerpo muy ligero y erguido —me siento como si fuese luz pura en movimiento—; no logro encontrar las palabras adecuadas para describirlo bien. Solo sé que el modo en que hoy experimento el mundo interior no lo cambiaría por nada. Como parte de mi experiencia, literalmente he sentido movimientos torsionales, casi como si un quiropráctico estuviese manipulándome. Gracias.» G.P., Toronto, Canadá

## No más fatiga crónica ni fibromialgia

«Ya han pasado dieciocho meses desde que experimentamos la Potenciación y quise escribir acerca de esta primera activación porque en cierto modo ha sido la más importante para mí. Mi esposo había estado terriblemente enfermo con fatiga crónica (SFC) y fibromialgia durante casi tres años. Habíamos probado innumerables terapias y nos mudamos de la ciudad de Nueva York a las islas Hawái con la esperanza de que su cuerpo de treinta y dos años se recuperase. Cada día no era más que dolor para él; no podía pensar; padecía de terrible ansiedad, palpitaciones cardíacas, constantes náuseas, y en la noche no podía dormir más de dos horas. Nos inscribimos para la Potenciación. Él se sintió visiblemente mejor en los días que siguieron. ¡Yo estaba sumamente contenta! Una semana después de la Potenciación, él estaba sentado frente al computador leyendo y nuevamente interesado en el trabajo: ¡podía pensar! La ansiedad desapareció. En las semanas que siguieron, fue capaz de dormir cada vez más. Mientras escribo estos testimonios, dieciocho meses después y luego de haber completado la Articulación y la Elucidación, él ya no tiene dolores. En la noche duerme como un tronco. Hace ejercicio tres veces por semana en el gimnasio. Mientras experimentábamos las activaciones del ADN, continuamos explorando maneras de sanar nuestro cuerpo físico. Hay muchas cosas que ayudaron en el proceso de desintoxicación y unas cuantas que no. Al final, muchas contribuyeron a la recuperación de mi esposo. Sin embargo, a mi juicio, la Potenciación realmente dio inicio al viaje de sanación y además proporcionó un programa cronológico que a ambos nos rescató de la oscuridad.» E.K., Kamuela, Hawái

## No más erupciones

«Hasta antes de la sesión de Potenciación, yo venía luchando contra las erupciones más horribles y enloquecedoras. Lo único capaz de aliviarme de las severas molestias era un antihistamínico de venta libre, que me dejaba sintiéndome mucho peor que con las erupciones. Después de la sesión, simplemente supe que podía dejar de tomar los medicamentos, así que me fui a dormir sin drogas por primera vez en meses. Al despertar, me sentí renovada y sin ninguna picazón. Si esto fuese todo lo que puedo esperar, sería suficiente. Sin embargo, sé que es solo el comienzo.» D.P., Nueva York, Nueva York

## Mejoría física a una edad avanzada

«Mi hija estuvo tan satisfecha con los resultados de su Potenciación que tuve que probarla. Yo tenía alergias alimentarias severas que se habían agravado a través de los años hasta el punto de que ya no era capaz de comer casi nada sin sentir incomodidad. En el transcurso del primer mes después de la Potenciación, pude añadir más alimentos a mi dieta. Ya han transcurrido dos meses desde mi sesión y siento que he mejorado por lo menos en un 70%. Tengo ochenta y dos años y es emocionante ver que mi salud mejora tan rápidamente.» L.H., Sylva, Carolina del Norte

## Eliminación de bloqueos mentales y emocionales

«Es fascinante cómo la Potenciación me ha ayudado a superar la enfermedad de mis ojos —aunque de manera indirecta—. De una manera sutil pero sumamente importante, este trabajo me impulsó a superar mi dualidad y el resultante "bloqueo" con respecto al enfoque de la medicina occidental sobre este asunto en particular. Además, considero que el proceso vitalizador que experimenté después de la Potenciación, como energía de la Fuente que recorría mi cuerpo energético, me ayudó a prepararme en muchos aspectos para aceptar el éxito perfecto de la cirugía de mi ojo cuando finalmente decidí operarme. Recomiendo encarecidamente la Potenciación, así como el resto del método Regenetics, para cualquiera que esté buscando cambios beneficiosos en diversas áreas relacionadas a la enfermedad o el dolor físicos, incluyendo las molestias y problemas que tengan su origen en bloqueos mentales o emocionales. Si desea tener una mayor experiencia consciente de sí mismo como un ser físico espiritual, el método Regenetics definitivamente es para usted.» D.M., Montreal, Canadá

## Sanación de la piel y poder personal

«Los últimos cinco meses desde mi Potenciación han sido increíbles. ¡Vaya método que han desarrollado! Noté lo siguiente… me dio una tremenda obsesión por limpiar la casa. Estaba cansada, pero de alguna manera tenía una energía increíble para limpiar todo lo que tenía a la vista, como nunca antes. No podía creerlo. Después, un bulto que tenía sobre la ceja me comenzó a picar y se reventó. Lo había tenido durante quince años y pensé que simplemente era parte de mí, pero luego desapareció completamente, ¡y se sanó en tres días sin dejar ninguna cicatriz! ¡Asombroso! También he notado que tolero mejor los alimentos. Mi hija también ha mejorado mucho con respecto a su digestión y a los alimentos que puede tolerar. Por último, tengo una confianza interior que nunca antes había tenido y he iniciado mi práctica privada después de muchos años de odiar mi trabajo de oficina. ¡Realmente aguardo con entusiasmo el resto del proceso para ver hasta dónde me llevará!» A.C., Ontario, Canadá

## Desaparición espontánea de alergias alimentarias

«Me considero de mente muy abierta y acepto el poder del espíritu para sanar los desequilibrios físicos y mentales. Pero el año pasado, cuando me vi repentinamente afectado por severas alergias a los alimentos y las sustancias químicas luego de un viaje a Haití, me sentí humillado por limitaciones que nunca había experimentado en carne propia. Como practicante de yoga y meditación de muchos años, pensé que yo era inmune a las dolencias físicas crónicas. Una amiga cercana me recomendó la Potenciación y como yo había notado mejoras significativas en ella, decidí probarla. Utilizando mis propios conocimientos sobre el poder de la intención para sanar, me preparé mentalmente durante una semana. Al principio, mi sesión de Potenciación en sí no fue muy diferente a una meditación profunda. Sin embargo, después de poco tiempo los resultados fueron asombrosos. En menos de dos días sentí las alergias irse de mi cuerpo por completo, al igual que las intolerancias alimentarias al trigo y a los lácteos, que me producían mucosidad y me habían acosado desde la infancia. Podía comer de todo, aunque sigo siendo vegetariano por razones éticas, y ¡por fin volví a ser capaz de respirar por la nariz! Recomiendo enormemente este proceso de sanación, pero sean muy puros y fuertes en su intención con respecto a por qué se están "potenciando". No olviden que es su mente superior con quien se conectan y que la sanación empieza dentro de cada uno.» D.R., Marshall, Carolina del Norte

## Transformación de vida total

«En el 2000, colapsé. De pronto, comencé a tener graves problemas para dormir, me abotagué gravemente, tenía grandes molestias y dificultades digestivas, sentía que iba a morir cada mes antes de mi menstruación, sufría de ansiedad, depresión, "niebla cerebral", malestar, fatiga, dolores musculares, miedo y desesperación. Experimenté con prácticamente todas las dietas habidas y por haber, además de trabajo energético, acupuntura, técnicas de eliminación de alergias, técnicas de liberación emocional (EFT), consumo agresivo de suplementos nutricionales, terapia de sauna, reiki, estimulación eléctrica celular, terapia intravenosa, reflexología, técnicas de desintoxicación psíquica, técnicas de acupresión para liberar emociones, masajes, desintoxicación de metales pesados, tecnología alemana, microscopía, y otras más. Si bien algunas aliviaron mis síntomas, no llegué a sentir un cambio sustancial. Un día a las cuatro de la madrugada, me sentí impulsada a investigar en internet y en un tablón de anuncios encontré un comentario acerca del novio de alguien, que había "tomado la Potenciación" y se había curado del síndrome del intestino permeable. Pensando que la Potenciación era una botella conteniendo gotas homeopáticas, me contacté con Sol y Leigh y comencé mi travesía por el método Regenetics. El grado de intoxicación neurológica que yo tenía (causada por los daños de las vacunas y agravada por otros factores) era bastante alto y la Potenciación fue la vía perfecta para que todo eso salga de mi cuerpo. El proceso fue a veces intenso, pero poco a poco podía sentir un desprendimiento del "sedimento" y sabía que estaba rumbo a una existencia alentadora después de años de malestar extremo. Esta técnica ha ayudado a transformar mi vida más de lo que jamás hubiese podido imaginar.» C.H., Dallas, Texas

## La conciencia de unidad

«La Potenciación provocó/activó mi gran despertar hacia la Autorrealización, hacia la Conciencia Galáctica, Universal, Multiuniversal y Cósmica, y hacia la Unidad con la vida.» J.W., Gales, Reino Unido

# PARTE III

## HERRAMIENTAS ADICIONALES PARA LA MAESTRÍA PERSONAL CONSCIENTE

# CAPÍTULO 12

## Herramientas de la Era I

Luego de haber obtenido un entendimiento básico del aspecto teórico de la Potenciación en la Parte I y, en algún momento, haberse potenciado o recibido la Potenciación según lo expuesto en la Parte II, ya está listo para aprender a maximizar e integrar las energías de esta poderosa activación del ADN.

Cabe mencionar que los primeros potenciadores, incluyendo quien escribe, no contaron con el repertorio completo de poderosas herramientas para incrementar la Potenciación que exploraremos en la Parte III. Sin embargo, incluso los primeros resultados a menudo no dejaron de ser asombrosos.

También quiero señalar que todas las sugerencias presentadas en estos tres últimos capítulos —incluso aquellas que tienen que ver con la alimentación y la complementación nutricional— no son más que eso. De ninguna manera pretendo proporcionar consejo médico, recetar o recomendar ninguna dieta, suplemento o actividad con propósitos médicos.

El polifacético «kit de herramientas» presentado en la Parte III surgió con el tiempo, a medida que aparecían diversas preguntas y situaciones entre clientes y estudiantes que nos llevaron a Leigh y a mí a darnos cuenta de que ofrecer dichas herramientas podía hacer este trabajo aún más efectivo para algunos.

Mientras facilitábamos y enseñábamos las diversas fases del método Regenetics a lo largo de los años, Leigh y yo desarrollamos un set de herramientas probadas y certeras para promover la maestría personal consciente, que se corresponden con las tres Eras de la medicina detalladas anteriormente (fig. 6). Este libro constituye la primera vez que dichas he-

213

rramientas han sido puestas por escrito en un solo lugar, y ¡ambos     estamos encantados de hacérselas llegar a usted!

*Las herramientas de la Era I, materia del presente capítulo, tienen el propósito de ayudar a que el cuerpo se armonice con las energías de la Potenciación* mientras el patrón bioenergético se restablece, los sistemas dañados comienzan a desintoxicarse y reconstruirse, y algunas de las viejas reglas que usted seguía para su nutrición se reemplazan por otras posibilidades provenientes de un nuevo paradigma.

En el capítulo siguiente se exploran las herramientas de la Era II para la maestría personal consciente. *Las herramientas de la Era II promueven la percepción individual del proceso de sanación y transformación* para que los potenciadores puedan conectarse de manera productiva con su propia conciencia energenética creciente, durante el ciclo de cuarenta y dos semanas de la Potenciación y en adelante.

Por último, el capítulo 14 ofrece un enfoque integral del método Regenetics para presentar *las herramientas adicionales de la Era III capaces de hacer evolucionar el cuerpo-mente-espíritu* hasta niveles de maestría personal consciente que yacen más allá de la Potenciación.

## ¿Qué es la maestría personal consciente?

Antes de examinar esta vasta gama de herramientas, vamos primero a ponernos de acuerdo con respecto al concepto de maestría personal consciente. En las Partes I y II se hicieron varias afirmaciones relacionadas significativamente con este tema. Para recapitular, se dijo que la maestría personal consciente:

1. Con frecuencia utiliza la iniciación como catalizador para una experiencia interior, enseña el amor (hacia uno mismo y hacia otros) e imparte la compasión y la sabiduría como condiciones previas para la sanación y la transformación.

2. Implica una relación de estudiante-maestro con nuestro Ser Superior, que se complementa con el amor firme para promover nuestro desarrollo espiritual.

3. Requiere que entendamos nuestras propias creaciones disfuncionales pasadas —incluso hasta el punto de usar la desintoxicación para sentir las energías de estas viejas creaciones cuando se liberan— con el fin de crear situaciones más saludables y más funcionales para nosotros mismos.

4. Invierte los roles de nuestro Ser Superior y de nuestro ego, sin hundir ni destruir a este último, de modo que el ego renuncie a sus inten-

tos de controlar nuestras vidas y se ponga al servicio del propósito espiritual del Ser Superior.

5. Sella el cuerpo fragmentario para así reemplazar nuestro sentido de individualidad aislada y su respectiva conciencia de víctima, con una individuación que nos lleve hacia la reunificación con el Creador y la encarnación de la conciencia de unidad.

6. Nos enseña a perdonarnos y amarnos a nosotros mismos a pesar de nuestras imperfecciones —e igualmente indispensable: a extender el perdón y el amor hacia los demás que también son imperfectos.

7. Requiere que confiemos en nuestra capacidad e intuición, aun cuando no tengamos la certeza intelectual.

8. Nos incita, a través del proceso de sanación, a aceptarnos a nosotros mismos y a los demás incondicionalmente y, además, a ver a los demás como a nosotros mismos.

A la luz de las características que acabo de resumir, mi definición de maestría personal consciente expuesta en *Sanación consciente*: «el amor incondicional hacia uno mismo como a la vez el Creador y lo creado, extendido hacia lo que externamente percibimos como los demás» no debe parecer particularmente esotérica ni rocambolesca.

*Sin excepción alguna, buscar alcanzar a nuestro modo la maestría personal consciente es la razón primordial por la que estamos aquí.*

Sin una maestría personal consciente que proporcione un contexto espiritual para nuestra sanación y transformación bioespirituales, sanación y transformación no son sino palabras vacías, divorciadas de cualquier comprensión de por qué deberíamos siquiera desear tales cosas.

A partir del instante en que comprendemos que la sanación y la transformación son aspectos integrales de un camino espiritual de evolución consciente, podemos comenzar a hacer uso de este proceso —tanto para beneficio de nosotros mismos, como de los demás.

*La maestría personal consciente necesariamente comienza por uno mismo.* No hay nada de egoísta con respecto a esto. Es muy simple: no podemos esperar crear un mundo mejor si no podemos primero sanarnos y transformarnos a nosotros mismos. Lógicamente, si vamos a ofrecer alimento a otros que tienen hambre, tenemos primero que alimentarnos a nosotros mismos. Como dijo Joachim-Ernst Berendt, «de cualquier otra manera sería absurdo».

Cuando hemos recuperado nuestra fuerza, la podemos usar para ayudar a otros a encontrar su propia fortaleza interior. En realidad, esto es algo que no podemos hacer *por* ellos. Como dice la parábola, en vez de dar un pescado, enseñamos el arte de pescar, y esto se hace con el ejemplo.

En cuanto a la maestría personal consciente, aprender a pescar comienza con aprender a conectarse con el Ser Superior. Se puede decir que en algún momento durante nuestro camino evolutivo de reunificación con el Creador, nos *convertimos* en nuestro Ser Superior.

Sin embargo, en las etapas iniciales de la maestría personal consciente, simplemente aprender a escuchar —y a seguir la orientación de— este aspecto espiritual de nuestra conciencia de una manera constante es suficiente para mantenernos ocupados.

A medida que incorporamos nuestro verdadero propósito espiritual más y más, es totalmente natural que nuestra propia sanación y transformación comiencen a manifestarse en las personas y las circunstancias que nos rodean. Esto ocurre porque, al fin y al cabo, la maestría personal consciente revela que somos inseparables de las personas y las circunstancias que nos rodean. Así, de una manera aparentemente simple pero totalmente efectiva, nuestro propio progreso en la maestría personal consciente ayuda en la progresiva sanación y transformación del mundo.

## Dar alimento al Ser

En lo que respecta a dar sustento a nuestro ser por medio del cuidado del cuerpo durante la Potenciación, nada es más importante que comer adecuadamente.

Durante este singular proceso en el que su patrón bioenergético entero se está recalibrando rápida y radicalmente, su relación con los alimentos puede cambiar con la misma velocidad e intensidad. Muchas viejas maneras de enfocar su nutrición personal pueden desvanecerse de pronto, al experimentar esta activación del ADN que restablece la sabiduría intrínseca de su cuerpo y que al mismo tiempo suele alterar y acelerar sus procesos metabólicos.

Por ejemplo, mucha gente que llega a este trabajo está tan llena de candidiasis originada por los daños genéticos de las vacunas, que durante años ha tenido que seguir dietas para alcalinizarse para poder sobrevivir. Como es comprensible, estas mismas personas pueden ser reacias a modificar su dieta, aun cuando intuyen que profundos cambios sistémicos están ocurriendo por medio de la Potenciación, y con frecuencia se aferran a la idea de que deben «alcalinizarse o morir».

Estas personas generalmente consumen muy poco o nada de almidón; y con justa razón, ya que la mayoría son bastante alérgicas, antes de la Potenciación, incluso a los almidones simples como el arroz y las papas. Pero lo cierto es que durante la Potenciación, a medida que el metabolismo del cuerpo aumenta y cada vez más toxinas son expulsadas de las células, *una pequeña cantidad de almidón puede resultar muy efectiva para atrapar la toxicidad y mitigar los síntomas de la desintoxicación, tales como la distensión abdominal, el dolor y la inflamación.*

De hecho, muchas estrategias que pueden haber ayudado antes de la Potenciación, tales como ayunar y comer básicamente alimentos crudos, se vuelven demasiado poderosas en esta etapa en la que el cuerpo normalmente necesita más sustancia adherente y menos inducción externa para limpiarse y sanarse.

Leigh y yo hemos observado que para muchos potenciadores, la más beneficiosa es una dieta balanceada a base de alimentos en su mayor parte orgánicos y cocidos, que incluya un consumo normal de almidones junto con una cantidad aceptable de proteínas. Pero tenga presente que a medida que su relación con los alimentos y sus necesidades alimenticias cambian durante el desarrollo de la Potenciación, su dieta tendrá que cambiar también.

Los facilitadores de la Potenciación que ofrecen asesoría nutricional generalmente necesitan modificar el modo en que trabajan con los potenciadores, en contraposición con las personas que no han experimentado esta activación del ADN, debido a la extraordinaria capacidad del Regenetics para hacer que gran parte de la antigua «sabiduría» acerca de los alimentos resulte obsoleta.

Una vez que inicie su Potenciación, la necesidad de encontrar su dieta ideal y adherirse a ella probablemente será cosa del pasado. Cuando su cuerpo sea capaz de guiarlo de manera inteligente hacia alimentos específicos en momentos específicos, podrá decirle adiós a comer únicamente según su tipo de sangre o a consumir solamente frutas y vegetales.

A medida que su patrón bioenergético tenga menos distorsiones y su sistema biológico comience a recibir instrucciones energenéticas más claras desde el campo de la conciencia, *su cuerpo le comunicará, a través de los antojos, qué alimentos específicos necesita en un momento dado.*

Como ejemplo, en un principio usted puede ser capaz de tolerar muy poca cantidad de almidones (quizá nada), pero es común que luego de unas cuantas semanas o meses los potenciadores sientan el deseo de consumir un poco de almidón —y en general más comida—. Con frecuencia, para su deleite y asombro, personas que eran alérgicas descubren que de pronto pueden comer los alimentos que antes eran tabú y sufrir pocas reacciones desagradables, o tal vez ninguna.

Cabe aclarar que hacer caso a nuestros antojos no implica que tengamos carta abierta para «atracarnos de comida». Hay que asegurarnos de alimentarnos bien, pero siempre con moderación. Afortunadamente, la tendencia a comer en exceso —al igual que muchos comportamientos adictivos— con frecuencia disminuye y desaparece durante el curso de la Potenciación y el método Regenetics.

*Cuanto más fuertes y más insistentes son sus antojos, mayor es la necesidad que tiene su organismo del alimento específico en cuestión.* Ignorar sus antojos es cerrar sus oídos al mejor consejo sobre nutrición que usted tiene disponible: el suyo propio. Al final, es nuestra decisión si vamos a atender a los consejos de alguien más con respecto a lo que debemos dar a nuestro cuerpo, a costa de negar nuestros propios instintos e intuición.

Desde luego, a la mayoría de nosotros nos han enseñado que nuestros antojos son algo malo y que debemos resistirnos a ellos a toda costa —al igual que la mayoría de nosotros hemos sido adoctrinados para no confiar en nuestro buen juicio y sentir temor de nuestro propio poder—. Afortunadamente, los tiempos están cambiando. En mi opinión, *lo correcto y lo evolucionista es ser uno mismo y hacer caso a la propia voz interior.*

La dieta no debe ser como la religión, en la que alguien ha de estar en lo cierto y todos los demás han de estar equivocados. Como M. F. K. Fisher elocuentemente lo dijo en *The Art of Eating,*

Es incontable la cantidad de personas buenas que conozco quienes, en mi opinión, serían aún mejores si orientaran sus esfuerzos al estudio de sus propios apetitos. Somos demasiados los que, si bien en lo demás tenemos un enfoque acertado, sentimos impaciencia frente a las demandas de nuestros cuerpos y tratamos a lo largo de toda nuestra vida, sin mucho éxito, de hacernos sordos a las voces de nuestros diversos apetitos. Algunos nos meten el cerumen del consuelo religioso en las orejas. Otros practican un desinterés espartano, aunque un tanto pretencioso, en los placeres de la carne; o aparentan que si no admitimos nuestro deleite sensual en un melocotón maduro no somos culpables […] ¡ni siquiera de esa minúscula lujuria! Considero que una de las maneras más decorosas de que somos capaces, para afirmar y luego reafirmar nuestra dignidad frente a la pobreza y frente a los temores y dolores de la guerra, es nutrirnos con toda la habilidad, la exquisitez y el disfrute posibles. Y con nuestro desarrollo gastronómico inevitablemente vendrán el conocimiento y la percepción de un centenar de otras cosas, pero sobre todo de nosotros mismos.

Aquellos que estén preocupados por su figura deben tener presente que con el metabolismo acelerado y la desintoxicación, *un aumento de los antojos y del consumo de alimentos no necesariamente significa un aumento de peso.*

Por el contrario, durante la Potenciación puede ser que adelgacen mientras comen más. Pero aunque gane unas cuantas libras, tenga confianza en que su cuerpo sabe lo que está haciendo y que su peso se normalizará cuando usted esté más fuerte y con menos toxinas.

## ¿Ha ayudado a su ADN hoy?

Existen algunas sustancias específicas que favorecen una correcta actividad del ADN en particular y la buena salud en general. Por lo tanto, puede que valga la pena considerarlas durante la Potenciación.

*Pero siempre que sea posible, en lugar de tomar píldoras, cápsulas o líquidos que a su cuerpo le puede resultar difícil integrar, es recomendable que encuentre maneras de incluir dichas sustancias en su alimentación diaria.*

Según un artículo perspicaz titulado «*Have You Helped Your DNA Today?*» (¿Ha ayudado a su ADN hoy?), escrito por el farmacéutico Bryan Flournoy y publicado en *DNA Monthly*, los antioxidantes tales como la vitamina C y la vitamina E son «beneficiosos para el ADN que se encuentra en los tejidos de todo el cuerpo, y la vitamina A específicamente bloquea la oxidación de las moléculas del ADN que tienen relación con la vista».

Flournoy señala que «los ácidos grasos omega que se encuentran en la linaza, el cártamo y ciertos aceites de pescado también proporcionan protección antioxidante contra los radicales libres», y que los oligominerales tales como «el hierro, el cobalto, el cromo, el cobre, el yodo, el manganeso, el selenio, el cinc y el molibdeno trabajan con los aminoácidos (las unidades elementales constitutivas de las proteínas) y con las enzimas para neutralizar los radicales menos nocivos creados en el proceso de antioxidación, y solo se necesitan en cantidades pequeñas».

Flournoy destaca que los alimentos ricos en ácido fólico contienen elementos sumamente importantes en la formación del ADN: las purinas y las pirimidinas. Dentro de tales alimentos están incluidos los vegetales verdes como el brócoli y la espinaca. El ácido fólico, algunas veces llamado folato, también se encuentra en la fruta, los frijoles, los cereales integrales y los vegetales almidonados. La lista de alimentos particularmente ricos en purinas y pirimidinas está encabezada por la anchoveta, la sardina, el arenque encurtido, la levadura, las vísceras, las legumbres, los hongos, los espárragos, la espinaca y la coliflor.

Cabe mencionar que Flournoy resalta que «el consumo excesivo de estos alimentos puede agudizar la gota (una dolencia inflamatoria de las articulaciones) o exacerbar la formación de cálculos en los riñones en aquellos que estén predispuestos». Asimismo, «aquellos que toman anti-depresivos o medicamentos para el control de la presión sanguínea de la categoría llamada IMAO (inhibidores de la monoaminooxidasa) deberán consultar con su médico antes de aumentar el consumo intencional de dichos alimentos».

Por último, algunos aminoácidos alimenticios pueden ayudar en la síntesis del ADN. Hay que asegurarse de consumir suficiente vitamina B, que se puede encontrar en la lecitina, normalmente extraída de la soja, y el grupo completo de vitaminas B que se encuentra en la carne de res, la levadura de cerveza y las legumbres.

## Más alimento para la mente

Antes de explorar otras herramientas de la Era I para maximizar la Potenciación, aparte de la nutrición, hagamos un rápido resumen de algunos conceptos adicionales sobre alimentación que pueden resultar útiles en su camino de sanación y transformación.

*Las enzimas* son sustancias mágicas cuyos beneficios potenciales van desde la disminución del dolor y la inflamación hasta la estimulación de la capacidad del cuerpo para digerir los alimentos. La fórmula de enzimas sistémicas más efectiva que Leigh y yo hemos descubierto, una que ambos hemos usado de vez en cuando para aliviar las agudas molestias relacionadas con la desintoxicación, se llama Wobenzym N.

Como alternativa, la naturaleza proporciona un producto enzimático sin igual: la miel cruda. El nutricionista Aajonus Vonderplanitz señala que la miel sin calentar —es decir, la miel que no ha sido sino raspada con un cuchillo caliente durante su producción— «ayuda a reemplazar las enzimas faltantes para casi todos los propósitos en todo el cuerpo».

Y eso no es todo, muchos que son alérgicos a la miel calentada y a otras variedades de azúcar pueden comer la cantidad de miel cruda que deseen. Desde luego, algunas personas experimentan reacciones alérgicas incluso al consumir miel cruda. Debido a esta posibilidad, las autoridades médicas por lo general no recomiendan miel de ningún tipo para los niños menores de dos años.

Si pregunta a su alrededor probablemente encontrará un proveedor local de miel cruda. Como alternativa, la miel cruda producida por Y. S. Organic Bee Farms es excelente. Visite www.ysorganic.com para echarle un vistazo.

Con respecto al *azúcar*, a los potenciadores a veces les ocurre algo asombroso: habiendo sido alérgicos al azúcar, de pronto son capaces de consumir grandes cantidades de esta. En estos casos, *¡consumir azúcar con frecuencia parece acelerar el metabolismo y aumentar la desintoxicación!*

Tanto Leigh como yo hemos sentido este efecto del azúcar en tantas ocasiones, que llegamos a apodarla «propergol». Está demás decir que el propergol no es algo con lo que se deba jugar. Aunque el azúcar deje de causarle problemas de tipo alérgico, quizá lo mejor sea usarla con bastante moderación.

Hasta el día de hoy, si bien de vez en cuando disfrutamos de postres y bebidas con azúcar, Leigh y yo por lo general usamos *stevia* en pasteles y bebidas. La estevia se obtiene de las hojas de una planta suramericana y es un sustituto maravilloso del azúcar, que no contiene calorías y parece tener propiedades antifúngicas y hasta ser capaz de regular la insulina. Una excelente opción, disponible en líquido y en polvo en muchas tiendas de alimentos naturales, es la marca Kal. Puesto que es mucho más dulce que el azúcar y tiene propiedades diferentes, acostumbrarse a la estevia —sin mencionar el aprender a usarla correctamente— puede tomar tiempo. Afortunadamente, es posible conseguir buenos libros de recetas con estevia (véase «Referencias»).

Otro posible «propergol» para los potenciadores es el *alcohol*. Si usted no es alérgico al alcohol y su metabolismo lo puede utilizar eficientemente, beber cantidades moderadas de vino, cerveza e incluso bebidas espiritosas puede ayudar a reducir los agentes patógenos sistémicos, al «diluirlos» de manera algo similar a un disolvente de pintura, y servir de enjuague para expulsarlos del cuerpo. Algunas veces el alcohol puede hacer que la desintoxicación sea más intensa. En otros casos, *un poco de alcohol puede más bien ayudar a neutralizar los virus y otros agentes patógenos relacionados con la desintoxicación, y ayudarle a sentirse mejor más rápidamente.*

Antes de que el lector escéptico deseche esta última posibilidad como puras ilusiones, cabe mencionar que el químico Gerard Judd, entre cuyas credenciales se encuentra la refutación de la falsa idea de que el flúor promueve la salud dental, también realizó un fascinante estudio titulado «The Alcohol Cure for Viruses» (La cura del alcohol para los virus).

Bajo ninguna circunstancia recomiendo que los potenciadores beban alcohol si son menores de edad o si por alguna razón no se sienten a gusto haciéndolo. Siempre use el sentido común y confíe en su instinto visceral. Tenga en cuenta que si decide consumir alcohol durante la Potenciación, puede tener un impacto en la desintoxicación bastante similar al de consumir azúcar.

Las personas alérgicas que quisieran incorporar un poquito de alcohol en su dieta pueden probar su tolerancia al vino crudo no calentado, como por ejemplo los de Coturri, que pueden adquirirse en muchas tiendas de alimentos naturales o también por internet.

La mayoría de los vinos crudos no contienen sulfitos añadidos, lo cual también es bueno para evitar las alergias. Y, por supuesto, el vino tinto de cualquier tipo proporciona resveratrol, antioxidantes, bioflavonoides y proantocianidinas que, según varios estudios, hacen de todo: neutralizan los radicales libres, inhiben el cáncer e incluso fortalecen los vasos sanguíneos.

Otra bebida capaz de aportar muchos beneficios, que durante décadas ha sido vilipendiada, es el *café*. Alguna vez considerado como malo para la salud, el café, en particular el que contiene cafeína, ha sido bastante reivindicado en los últimos años. Según estudios de la Harvard Medical School, beber café con moderación ha demostrado ser beneficioso en una amplia variedad de casos, tales como la presión sanguínea, el cáncer, la diabetes y la enfermedad de Parkinson.

Alexandra Lupu, redactora de noticias sobre salud en Softpedia, añade a esta lista los cálculos biliares, los problemas del hígado, el mal aliento, el asma, la ansiedad, la depresión y el suicidio. «Los efectos de corto plazo del café en nuestro cuerpo también son extremadamente beneficiosos, pues este nos ayuda a pensar más rápida y claramente, y destierra la somnolencia y la fatiga», escribe Lupu. Dice además: «El café contiene cantidades significativas de antioxidantes […] capaces de contrarrestar los efectos nocivos de la oxidación en los tejidos del cuerpo».

En cuanto a la Potenciación, *una taza de robusto café orgánico con cafeína o un expreso por la mañana pueden ayudar a evitar el estreñimiento y a la vez facilitar la eliminación continua de toxinas de su organismo mediante una defecación y micción regulares.*

Muchos potenciadores a quienes antes el café los ponía nerviosos dicen haber notado que esta tendencia disminuye o simplemente desaparece con la Potenciación —otra señal más de los cambios fisiológicos reales que a menudo acompañan la reprogramación energenética.

Consumir cantidades moderadas de *sal* de buena calidad también puede fortalecer el cuerpo. Si bien es mejor evitar la sal de mesa —que ha sido despojada de su valor nutricional—, se dice que la sal cristalina del Himalaya (www.himalayancrystalsalt.com) proporciona muchos oligominerales beneficiosos de manera natural.

La última consideración alimenticia que voy a mencionar aquí es específicamente para las personas que estén iniciando este proceso, cuya salud física haya estado visiblemente comprometida.

En su obra maestra *Nutrition and Physical Degeneration*, el dentista Weston Price explicó que en las sociedades occidentales, donde la caries dentaria y otras formas de deterioro fisiológico son galopantes en comparación con las de muchas culturas aborígenes, el ingrediente nutricional faltante es algo llamado *Activador X*, el cual ahora se sabe que es la vitamina K2.

Notablemente ausente en la mayoría de las dietas «civilizadas», el Activador X se encuentra principalmente en la grasa butírica del ganado bovino alimentado con pasto, y parece ser un elemento esencial para hacer que el cuerpo utilice los minerales para reparar los daños que este haya sufrido, incluso aquellos bastante severos.

El Dr. Price descubrió que *el Activador X es especialmente restaurativo cuando se consume con aceite de hígado de bacalao*. En estudios conducidos por Price, incluso una pequeña dosis periódica de Activador X conjuntamente con aceite de hígado de bacalao frenó el avance de las caries y produjo otros efectos de sanación extraordinarios.

A los lectores que deseen información detallada acerca del Activador X y de cómo combinarlo con el aceite de hígado de bacalao para propósitos regenerativos mediante la complementación nutricional y la dieta, les sugerimos visitar el sitio web de la Fundación Weston A. Price en www.westonaprice.org.

## Unas palabras acerca del agua

Cualquier discusión sobre qué darle al cuerpo durante la Potenciación estaría incompleta sin llamar la atención hacia la importancia del agua en el proceso de desintoxicación.

*Cuantas más toxinas sienta que elimina, más agua deberá beber*. Más adelante, bajo el subtítulo: «Alergias versus desintoxicación», ofrezco algunos consejos para identificar diversas clases de eliminación tóxica.

Está bien beber agua a lo largo de todo el día. Y cuando así lo hace, está igualmente bien ir al baño con la frecuencia que desee. La micción frecuente, si está consumiendo abundante agua y eliminando metales pesados, pesticidas y parásitos a través de los riñones y la vejiga, no quiere decir, en sí, que usted tenga un problema médico. Sin embargo, si tiene alguna preocupación, por favor consulte con un profesional médico.

Para evitar confusiones, cuando digo agua, quiero decir *agua*. Si bien el consumo diario moderado de jugos orgánicos, licuados, tés y otras bebidas puede ayudar a una hidratación apropiada, *la mayor parte de los líquidos que ingerimos debe ser en la forma de agua pura*.

Asimismo, es preferible el agua sin flúor, ya sea filtrada, de ósmosis inversa o de manantial. Como regla general, absténgase de cualquier marca de agua embotellada que no se venda en tiendas de alimentos naturales, ya que hay muy poco control de calidad en dichas categorías.

El agua mineral naturalmente gasificada es aceptable para salir de la rutina —y puede ser sabrosa y refrescante helada y con un chorrito de jugo de lima o de limón—. Tanto Perrier como Gerolsteiner tienen un alto contenido de calcio, mientras que los cítricos son una gran fuente de vitamina C.

Por último, si bien no menos importante, hay que tener cuidado al considerar el consumo de agua estructurada, clusterizada, ionizada, energizada o alcalina. *Cualquier agua que haya sido alterada molecularmente a fin de penetrar más profundamente en las células puede ser demasiado fuerte y acelerar la desintoxicación durante la Potenciación hasta niveles desagradables.*

Para las personas que estén experimentando este trabajo, cuya salud haya estado considerablemente comprometida, sugiero que siempre que puedan se limiten a consumir el agua simple y natural de costumbre.

## De vuelta a la naturaleza

El lector probablemente ya se ha dado cuenta de que el autor prefiere las maneras naturales de hacer las cosas, en lugar de las artificiales, especialmente cuando se trata de fortalecer el cuerpo. Mi sincera creencia, basada en años de experiencia personal combinada con la observación profesional, es que el cuerpo es profundamente capaz de sanarse a sí mismo cuando es impulsado adecuadamente, de una manera natural.

Si bien lo anterior se aplica de manera general, se vuelve todavía más aplicable durante la Potenciación y el método Regenetics, una vez que la armonía ha sido restablecida en el patrón bioenergético.

*En vez de mirar fuera de nosotros mismos en busca de otras técnicas o nuevas tecnologías, a estas alturas generalmente resulta más efectivo —y a la vez nos empodera más— cultivar nuestra propia relación con la naturaleza y con maneras naturales de existir.*

Hay muchas cosas gratuitas y totalmente naturales que nosotros mismos podemos hacer habitualmente y que tienen una indiscutible capacidad de ayudarnos a sanar y transformar nuestro cuerpo-mente-espíritu.

Para comenzar, lo más evidente: propóngase *pasar una cantidad adecuada de tiempo en la naturaleza.* Mantener este propósito es tan simple como dar un paseo por el parque después de comer. Cuando usted pasa tiempo lejos de la bulla y el estrés, en cualquier tipo de refugio natural, normalmente ocurre un notable aumento en la sensación general de bienestar.

*Una ventaja adicional de estar en medio de la naturaleza es que la comunión con nuestro Ser Superior generalmente requiere cierto grado de quietud.* La naturaleza es un ambiente perfecto para aprender a prestar atención a esta guía interior de suave hablar.

*El ejercicio moderado* (preferiblemente en la naturaleza) como trabajar en el jardín, caminar o nadar es una excelente actividad cotidiana para mantener la sangre y la linfa en movimiento durante la desintoxicación y la reconstrucción. El movimiento es bueno no solo para el cuerpo, sino también para la mente y el espíritu.

*La exposición moderada a la luz del sol,* además de proporcionar al cuerpo la vitamina D3 y el correspondiente empuje al sistema inmunitario, igualmente aumenta la agudeza mental y eleva el espíritu. No hay nada como un poco de sol en la cara para hacernos sentir revitalizados. Aunque mejor aún es el *aire lleno de iones negativos del océano o de una catarata,* el cual varios científicos aseguran que tiene beneficios para la salud que van desde una mejor circulación hasta un humor mejorado.

Además de los ejemplos arriba mencionados, cuyo propósito es conectarnos directamente con la naturaleza, quiero resaltar varias actividades naturales y vitalizadoras que son efectivas tanto dentro de la casa como al aire libre.

Se ha documentado que *la risa* proporciona beneficios al cuerpo-mente-espíritu, prácticamente en cualquier situación. Asegúrese de darse un buen carcajeo por lo menos una vez al día. Para esto, puede seguir una tira cómica que le haga cosquillas en el hueso de la risa, leer libros cómicos, ver películas que exciten su sentido del humor, o pasar tiempo jugando con niños pequeños.

*El contacto físico* también puede ser verdaderamente sanador y transformativo. En su libro *El concepto del contínuum: en busca del bienestar perdido,* la psicoterapeuta Jean Liedloff presenta la convincente teoría de que la mayor parte de occidentales y muchos otros habitantes de sociedades industrializadas simplemente no reciben, cuando bebés, el suficiente contacto físico que les haga sentirse totalmente bienvenidos en este mundo. Los problemas asociados con esta epidémica carencia de contacto humano incluyen: baja autoestima, inseguridad, enfermedades mentales, depresión, disminución de la vitalidad y problemas de salud crónicos.

A fin de satisfacer su «contínuum» puede que necesite pasar muchas horas a lo largo de varias semanas y hasta meses conectándose piel a piel con otra persona. Si usted tiene una relación relativamente saludable, sea sentimental o de otro tipo, con alguien dispuesto a ayudarlo y quizá de paso satisfacer su propio contínuum: problema solucionado.

Para que quede claro, el contacto del contínuum no requiere ni implica actividad sexual. Tampoco es necesario desnudarse. Usted puede hacer este trabajo en biquini o en pantalón corto.

Desde luego, *el sexo* con una pareja amorosa es otra actividad completamente natural con la capacidad de promover el bienestar físico, mental, emocional y hasta espiritual.

## A seguir soñando

Es imposible insistir demasiado en la importancia del *sueño* durante la Potenciación. El sueño regular e ininterrumpido durante un promedio mínimo de siete u ocho horas cada noche proporciona diversos beneficios importantes para la salud que ninguna otra cosa —ni siquiera las siestas frecuentes— puede reemplazar.

*Las horas de sueño profundo son horas de sanación profunda.* Durante el sueño apropiado, nuestros sistemas se desintoxican naturalmente y se reconstruyen hasta un grado que va mucho más allá de lo que normalmente ocurre durante la siesta o las horas de vigilia. Desafortunadamente, algunas personas sufren de insomnio.

La buena noticia es que hay un beneficio común que muchos potenciadores dicen haber experimentado: el sueño empieza a venir más fácilmente —y a durar más— que nunca antes. Sin embargo, de manera similar a la experiencia asociada con el aumento del hambre, muchos potenciadores se sienten culpables cuando sus cuerpos demandan dormir aunque sea un poco más durante períodos de significativa catarsis y fortalecimiento.

La gente inventa toda clase de excusas, personales y profesionales, cuando se trata de no dormir lo suficiente. Pero al igual que con los antojos, ¿qué estamos en realidad diciendo en cuanto al amor propio si nos negamos a atender a nuestra genuina necesidad de descanso?

Con respecto al tema de escuchar a nuestra sabiduría intrínseca, muy similar a estar en la naturaleza, *dormir lo suficientemente profundo para soñar puede llevarnos a experiencias reveladoras en las que estamos en comunión directa con nuestro Ser Superior.*

Cuando soñamos, «atravesamos» hacia nuestra realidad-espejo: el tiempo-espacio (fig. 2). El tiempo-espacio, el campo de la conciencia, está menos «envelado» que el espacio-tiempo —lo cual significa que de manera natural nos vemos a nosotros mismos con más conciencia espiritual cuando soñamos que mientras estamos despiertos.

David Wilcock considera dos reglas fundamentales para aprender a interpretar los mensajes espirituales que nuestro Ser Superior codifica en nuestros sueños:

1. Toda persona que vemos en nuestros sueños representa un aspecto de *nosotros mismos*.

2. Los eventos y situaciones en los sueños normalmente han de entenderse *simbólicamente*, y no en sentido literal.

Nuestros sueños comunican información de suma importancia que puede ser interpretada e integrada de forma retroactiva por nuestra mente en estado de vigilia. Por lo general, *tales sueños tienen que ver con los pasos prácticos que podemos dar para vivir y corporeizar nuestra identidad y propósito verdaderos.*

Naturalmente, la activación del ADN, si es auténtica, puede provocar toda clase de sueños poderosos en este sentido, porque lo que está siendo activado es, para usar nuevamente el maravilloso nombre que acuñó Arnold Mindell, «el cuerpo que sueña».

## El rol de la «serendipia»

Prestar atención a la «serendipia», definida como la habilidad de realizar descubrimientos afortunados e inesperados como por golpe de suerte, es otra manera de interactuar con las circunstancias naturales a fin de permanecer conectados con el Ser Superior.

En el caso de la Potenciación, la serendipia por lo general ocurre cuando algunos que experimentan este trabajo se topan «espontáneamente» con cierta persona, situación o técnica que parece ser un elemento decisivo para alcanzar la salud y el bienestar.

Otros potenciadores «siguen su olfato» a lo largo de una complicada cadena de casualidades favorables —a través de una serie de «puertas» que se abren repentina e inexplicablemente y que conducen hacia una extraordinaria sanación o transformación.

Leigh y yo sostenemos que *elevar nuestra frecuencia personal por medio de la activación del ADN por lo general ocasiona más serendipia al incrementar la frecuencia de vibración de nuestros campos bioenergéticos, a los que a veces llamamos «campos atractores».*

Aquellos que «orgánicamente» magnetizan hacia sí mismos mayor serendipia para obtener bienestar pueden o no llegar a ver que el origen de su éxito proviene directamente del método Regenetics.

La activación del ADN es un proceso complejo que muchas veces produce resultados innegables y otras veces no tiene una relación causal evidente con respecto a sus efectos finales —como la mariposa proverbial que agita sus alas y ocasiona un huracán al otro extremo del mundo.

Leigh y yo hemos adoptado la opinión de que no importa en absoluto lo que los receptores de este trabajo crean que los ha beneficiado más en su camino evolutivo. Lo único que en realidad importa es que las personas adquieran la facultad de acceder a cualesquiera medios necesarios para alcanzar la plenitud.

## Más es menos, menos es más

Alguien dijo una vez que la definición de locura es hacer la misma cosa una y otra vez, esperando resultados diferentes. Muchas fuentes atribuyen esta opinión a Einstein, quien sin duda fue un tipo inteligente. En varias ocasiones, me he acordado de esta definición mordaz al observar cierto comportamiento «obsesivo-compulsivo» particularmente en personas que intentan superar una enfermedad crónica.

El perfil típico de dichas personas es el siguiente: ingieren una cantidad y variedad vertiginosas de hierbas y suplementos nutricionales; tienen un clóset lleno de artilugios y aparatitos de sanación; visitan a media docena de terapeutas simultáneamente; sus agendas semanales están llenas de hidroterapias de colon, reflexología, acupuntura, DRMO (Desensibilización y reprocesamiento por movimientos oculares), hipnosis, terapia craneosacral, drenaje linfático… y todo lo que se le ocurra.

Con frecuencia, estas personas han seguido su propia versión de dicha rutina durante años y han invertido una enorme cantidad de tiempo y dinero en enfoques de las Eras I y II, en un esfuerzo plausible por recuperar su vitalidad. Pero casi con igual frecuencia, se ven tan indispuestas como siempre, y hasta peor.

Acabo de describirme a mí mismo durante los años que me llevaron al desarrollo del método Regenetics. Se podría decir que tengo un sentido bien afinado para percatarme de los comportamientos igualmente desesperados y desequilibrados en los demás.

La única solución a esta situación es recobrar el equilibrio, lo cual a menudo ocurre por sí solo al corregirse las distorsiones en el patrón bioenergético durante el ciclo de cuarenta y dos semanas de la Potenciación.

Algunas veces, sin embargo, las personas que experimentan este trabajo requieren de estímulos adicionales para detener la «locura» de continuar con el mismo viejo protocolo ineficaz día tras día. Lo primero que estos potenciadores necesitan entender es que, con mucha frecuencia, *más es menos*.

Probar todo lo habido y por haber en la desesperación por recuperarse rara vez resulta ser un enfoque productivo para la sanación. Por el contrario, una estrategia tan amplia y dispersa puede hacer que se sienta más desdichado —además de sumamente confundido con respecto a qué está haciendo qué.

Si ve que se encuentra en una situación donde más se ha convertido en menos, la siguiente cosa que debe saber es que, con toda probabilidad, *menos es más*. Sin dejar de hacer nada que su corazón le diga que necesita, *comience por recortar su régimen*. Lo ideal sería que pueda dejarlo todo y hacer borrón y cuenta nueva.

Obviamente, antes de interrumpir cualquier medicamento o terapia médica, debe consultar con su doctor. Si bien es posible abandonar muchas cosas innecesarias durante el Regenetics, puede haber medicinas o terapias que continúen siendo útiles para usted.

A medida que su cuerpo-mente-espíritu se armoniza, desintoxica y fortalece a lo largo del curso de la Potenciación, *lo mejor que puede hacer es simplificar su rutina diaria en tantas áreas como sea posible*.

Una vez que haya logrado hacer borrón y cuenta nueva (o casi nueva), y haya tenido tiempo de escuchar a su guía interior sin el caos y la confusión de un régimen aglomerado que presiona los botones equivocados, se hallará en un estado mucho más despejado para utilizar la serendipia para la sanación y la transformación.

Si escucha atentamente y confía en su intuición, su Ser Superior lo guiará inequívocamente hacia aquello que verdaderamente necesite para promover su bienestar. Puede que se sorprenda de la poca cantidad de cosas adicionales que se sentirá guiado a probar.

*El Ser Superior nunca habla a través de emociones autolimitantes o restrictivas.* Podemos reconocer su sabiduría porque nos llena de sentimientos que son claramente expansivos y alentadores: confianza, felicidad, entusiasmo, amor, etc.

*Cualquier duda, preocupación, miedo o vacilación acerca de un curso de acción específico persistente, por lo general serán una indicación de que su ego todavía sigue intentando llevar la batuta.*

Es usted quien decide entre venerar al viejo razonamiento del ego basado en el miedo, que en el pasado rara vez funcionó, o abrirse al potencial creador puro de un camino evolutivo nuevo, más elevado y más inspirado.

## Alergias versus desintoxicación

Respecto a este tema, lo más importante que debemos tener presente es que *la desintoxicación puede parecerse a una reacción alérgica.* Puesto que las toxinas y los agentes patógenos ocasionan la mayoría de las alergias, es perfectamente normal que durante la activación del ADN, mientras nuestros cuerpos expulsan estos alérgenos temporalmente movilizados, la respuesta pueda parecer «alérgica».

Las terapias y drogas que inhiben las alergias impulsándolas más adentro sin estimular ningún grado de desintoxicación no hacen más que tratar los síntomas y enmascararlos, en lugar de eliminar las causas subyacentes de las alergias.

También es fundamental comprender que *existen diferencias significativas entre las reacciones alérgicas y la desintoxicación.*

Dado que para alguien que no ha experimentado el Regenetics puede ser difícil reconocer la diferencia entre estos fenómenos, usted deberá desarrollar su propia percepción, a fin de darle sentido a lo que esté ocurriendo en su cuerpo.

Una diferencia muy importante entre las alergias y la desintoxicación es que las alergias son espirales maliciosos sin propósito, mientras que *la desintoxicación es, en efecto, productiva.* Si después de años de padecer alergias, de pronto ve que está expulsando las sustancias y microorganismos que lo han atormentado, ¡eso de por sí es motivo de celebración!

Cabe recordar que *muchos potenciadores no experimentan una desintoxicación considerable porque no la necesitan.* Pero para otros, especialmente aquellos con un largo historial de enfermedades crónicas, luego de la Potenciación, las señales de que podrían estar desintoxicándose incluyen:

• Sus excrementos son más abundantes de lo normal, se ven diferentes o despiden más hedor que de costumbre.

• Sus excrementos adquieren una consistencia diferente —más sueltos e «hilachosos», con tendencia a flotar en la taza (lo cual indica la expulsión de microorganismos), o de apariencia dura y «guijarrosa», con tendencia a hundirse (lo cual resulta de los metales pesados).

• El número de sus deposiciones diarias aumenta.

• La hora en que suele defecar cambia.

• Su orina se vuelve más oscura, tiene un olor más acre de lo normal, arde ligeramente al salir, o burbujea en la taza.

• Puede percibir un olor «a gato» u otro similar en su excremento o en su orina, lo cual significa que usted está limpiándose de viejas y rancias hormonas tales como la adrenalina.

• Empieza a transpirar visiblemente más.

• Su sudor tiene un olor más fuerte que de costumbre.

• Su sudor huele increíblemente parecido al amoniaco, lo cual indica la expulsión de metales pesados.

• Sus sábanas blancas visiblemente se empiezan a poner marrones o de otro color, a causa de las toxinas (por lo general los pesticidas) en su transpiración.

• Produce secreción nasal, especialmente después de comer, lo cual quiere decir que su cuerpo está usando la comida para limpiar su cabeza y senos paranasales.

• Sin una razón aparente, su aliento de repente huele a bacteria, como si estuviese resfriado, sin estarlo.

• Estornuda tres o más veces de la nada.

• Sus oídos producen más cerumen que de costumbre.

• Sus ojos se sienten «pegajosos».

• Le aparece acné o alguna erupción en áreas problemáticas, que desaparece tan pronto como sus síntomas se van.

• Nota que su cuero cabelludo se vuelve temporalmente escamoso y le causa picazón.

• Después de vomitar o de experimentar brevemente otros síntomas gripales como fiebre o diarrea, al día siguiente se siente bien.

• Sus flujos menstruales son más profusos que de costumbre.

Cuando observe cualquiera de los cambios fisiológicos anteriormente mencionados, es posible que su cuerpo esté eliminando toxinas.

*Si varias de estas señales se producen simultáneamente, es casi seguro que usted se estará desintoxicando, en lugar de tratarse de una reacción alérgica o un colapso inmunológico.*

La mejor manera de atravesar una depuración intensa es dejar que la sabiduría de su cuerpo dirija el curso, y darse la oportunidad de dormir. Asimismo, asegúrese de consumir algo de almidón, si es posible, y beba bastante agua pura. El ejercicio moderado puede ser beneficioso, pero tenga cuidado de no exigirse demasiado.

Las actividades que aceleran la desintoxicación celular —tales como los baños de pies iónicos, el trabajo energético fuerte o el consumo de grandes cantidades de grasas crudas— deben estrictamente evitarse durante una depuración dificultosa, ya que estas solo hacen que todo sea más intenso.

Otra gran diferencia entre las alergias y la desintoxicación es que la mayoría de las alergias normalmente no disminuyen ni desaparecen por sí solas; en cambio, *los síntomas de la desintoxicación pueden disminuir y finalmente desaparecer —y lo hacen—, lo cual normalmente resulta en mayor bienestar.*

Los síntomas de la desintoxicación disminuyen de manera natural a medida que el cuerpo se vuelve más limpio y hay menos necesidad de depuración celular. Desde luego, puede haber altas y bajas mientras el cuerpo concentra suficiente bioenergía para purgar los factores que lo hicieron enfermar.

Es una excelente señal cuando alguien que había estado crónicamente enfermo de pronto se siente inusitadamente activo y animado después de una profunda depuración. Leigh y yo llamamos a esto un «intervalo» y lo interpretamos como una señal de recuperación de fuerzas. Estar más fuerte también significa que, cuando esté listo, el cuerpo realizará incluso más limpieza para restaurar aún más vitalidad y crear intervalos todavía más largos.

Este proceso cíclico de desintoxicación seguida de una estabilización más pronunciada se puede repetir varias veces, hasta que el intervalo se convierte en el estado natural de la persona —punto en el cual los síntomas asociados con la eliminación de toxinas se vuelven poco frecuentes y finalmente desaparecen del todo.

*Puesto que las alergias y la desintoxicación son tan parecidas y a la vez distintas, y puesto que la mayoría de los profesionales de la salud no cuentan con la capacitación ni con un contexto para diferenciarlas, puede ser aconsejable que cualquier diagnóstico relacionado con las alergias que reciba durante la Potenciación, lo tome con cierto escepticismo.*

El diagnóstico clínico, el análisis electrónico y la prueba muscular, todos tienden a confundir la desintoxicación con la reacción alérgica —y tienen la misma probabilidad de mandarlo por el «camino de baldosas amarillas» de más intervenciones terapéuticas superficiales.

En los tres casos, la mentalidad es que como usted parece tener problemas, hay que encontrar problemas —y puede apostar a que los encontrarán—. Y los análisis de sangre, la lectura computarizada o las pruebas quinesiológicas ¡*comprobarán* que usted tiene problemas! Posiblemente no solo le dirán que tiene «alergias». También es posible que reciba un temible diagnóstico indicando que está lleno de parásitos o de metales pesados, por ejemplo.

Pero el hecho es que los grados de intoxicación nocivos de muchas personas están tan profundamente incrustados e inamovibles que no son detectables por ninguna técnica de diagnóstico —mientras que, asombrosamente, ¡su cuerpo ha sido facultado para desalojar estas toxinas de sus escondites por sí solo!

La razón por la cual las toxinas y los agentes patógenos a menudo se vuelven detectables luego de la activación del ADN es que han salido de la matriz celular profunda y han entrado en el torrente sanguíneo y linfático, en su camino de salida del cuerpo.

Los juicios acerca de lo que tenemos de «malo» nunca consideran que nuestro organismo puede estar usando las energías del ADN activado para limpiarse y sanarse a sí mismo a un nivel profundo —por la simple razón de que nunca se contempla la posibilidad de que algo hemos de tener de «bueno».

## La Candida y la desintoxicación

Otro diagnóstico desorientador que los potenciadores algunas veces reciben es que tienen candidiasis. Esto puede traer consigo recomendaciones para muchas cosas, incluyendo el consumo agresivo de fármacos, grandes dosis de suplementos nutricionales y dietas de eliminación extremas.

El hecho es que el *Candida albicans* está presente en el organismo de todos. Es un importante microorganismo depurador perteneciente a la familia de las levaduras, sin cuya presencia no podríamos sobrevivir por mucho tiempo. La Candida forma parte de la flora intestinal y su propósito principal es limpiar los tejidos muertos y los residuos tóxicos.

Cuando la Candida prolifera en alguien que ha sufrido daños energenéticos (generalmente por las vacunas) y cuyo patrón bioenergético continúa distorsionado, por lo general lo hace de manera incontrolada.

En tales casos, no existe una inteligencia guiadora proveniente del patrón bioenergético que dirija el comportamiento de la Candida de manera productiva. Esto provoca una lucha desenfrenada y descontrolada por parte de la Candida para arrancar toxinas de las células que, por su parte, no han recibido del campo de la conciencia las instrucciones de liberar sus toxinas. El resultado es básicamente una guerra biológica interna en la que la Candida causa estragos a escala celular, sin lograr casi nada positivo.

*Esta situación imposible fomenta un estado de autoinmunidad en la asediada matriz celular, que comienza a rechazar cualquier cosa que sea percibida como «extraña» que se introduzca en el cuerpo. De este modo se originan varios tipos de alergias frecuentemente desconcertantes y debilitantes.*

Por una parte, los intentos desesperados de eliminar la Candida casi siempre fracasan. La Candida cree (con algo de razón) que por sí misma puede salvar las células del cuerpo para que no sean destruidas por sus venenos internos y, en la ausencia de medicamentos o dietas, regresa inmediatamente, por el solo instinto de supervivencia.

Por otra parte, cualquier método de la Era I o de la Era II que trate de forzar a las células para que eliminen toxinas y agentes patógenos, sin inducir al patrón bioenergético para que cambie las instrucciones que da a las células, puede resultar más perjudicial que beneficioso.

La quelación de metales pesados, la eliminación de parásitos mediante el «*zapping*» y la terapia de frecuencias son solo tres ejemplos de un sinnúmero de técnicas que ignoran el patrón bioenergético —sin decir nada de cómo restablecerlo— y buscan, en cambio, obligar al cuerpo a desintoxicarse sin darle la luz verde para hacerlo.

*Cuando el patrón bioenergético se restablece, las circunstancias cambian radicalmente.* Las células reciben la señal para desechar las toxinas de una manera organizada e inteligente, incluso mientras la Candida empieza a recibir una hipercomunicación clara que le ordena limpiar la suciedad con la mayor suavidad y el mayor cuidado posibles.

Como sucede con las llamadas alergias, la excesiva proliferación de la Candida a estas alturas todavía puede ser detectada por medio de la diagnosis convencional, sobre todo durante una depuración profunda. Pero el renovado propósito guiador de la Candida y su renovada capacidad para ayudar al cuerpo serán ignorados y usted recibirá una receta o recomendación para destruirla, basada en viejos paradigmas.

La Potenciación invita a adoptar un nuevo paradigma con respecto a la Candida, la cual se convierte en colaboradora en lugar de antagonista.

*Si bien para las personas gravemente alérgicas, al principio puede ser necesario limitar el consumo de almidón y de otras sustancias capaces de alimentar a la Candida, con el tiempo es común que los potenciadores expandan su dieta y aprendan a trabajar con este importante microorganismo, y no en su contra.*

A medida que esta relación simbiótica se desarrolla, es probable que usted descubra que la proliferación ligera de la Candida aparece durante periodos de visible desintoxicación, para adherirse y sacar los desechos tóxicos fuera de su organismo, y luego desaparece durante los intervalos cuando usted se siente más fuerte.

En vez de tratar de eliminar la Candida de su cuerpo con pastillas o de someterla privándola de alimento, una estrategia por lo general más efectiva es *balancear su flora intestinal mediante el consumo periódico de productos lácteos orgánicos, fermentados y sin azúcar —tales como el yogur y el kéfir— que están llenos de organismos probióticos, vivos y activos.*

Pero como siempre, cuando se trata de comer, debe confiar en sus antojos y su intuición. Y tenga un poco de fe en la sabiduría y la capacidad de su cuerpo para girar elevándose, de manera lenta pero segura, por encima de los desequilibrios relacionados con la Candida, hacia un estado más estable de bienestar interno.

## El efecto homeopático

Para concluir nuestra discusión acerca de las herramientas de la Era I para promover la maestría personal consciente, examinemos otro posible cambio fisiológico cuyo entendimiento puede traer enormes beneficios para los potenciadores.

Uno de los principios básicos de la homeopatía tradicional es que *lo semejante se cura con lo semejante.* Al tratar un problema de salud, es común que los homeópatas den al paciente un remedio energizado que sea estrechamente afín a la firma vibratoria del problema mismo. Por ejemplo, a un paciente que sufre de sobreexposición a los pesticidas podrían recetarle un remedio homeopático benigno que el cuerpo interprete energéticamente como un pesticida. El efecto deseado es provocar que, por medio de sus propios mecanismos naturales, el cuerpo expulse los pesticidas y así remedie cualquier síntoma asociado a estos.

Desarrollada por Samuel Hahnemann a principios del siglo XIX, la homeopatía es una ciencia médica del tipo Era II que ha demostrado ser efectiva en el tratamiento de una amplia variedad de dolencias físicas, mentales e incluso emocionales.

Pero en el caso de muchos clientes del método Regenetics, cuyas experiencias son muy semejantes a la mía, la homeopatía puede estar en desventaja cuando se trata de graves alteraciones genéticas causadas por plagas modernas tales como las vacunas. Sin embargo, saber una que otra cosa acerca de los principios en que se basa la homeopatía nos ayudó a Leigh y a mí a llegar al fondo del cambio fundamental y sistémico que ocurrió en el periodo subsiguiente a nuestra Potenciación.

No mucho después de haber iniciado nuestro proceso, a medida que sentíamos que nuestras «reacciones alérgicas» eran más productivas en lo que se refiere a la desintoxicación, ambos nos dimos cuenta de que en muchas ocasiones nuestras respuestas inmunitarias eran provocadas por estímulos ambientales —aunque ya no de una manera autoinmune y sin dirección, como antes—. En lugar de eso, una habitación de hotel mohosa provocaba una expulsión tangible de hongos de nuestros cuerpos; respirar los hidrocarburos provenientes de las obras viales cercanas a nuestro apartamento hacía que nuestros pulmones desechen las toxinas a base de petróleo; comer pescados y mariscos con restos de mercurio nos conducía hacia una depuración de metales pesados.

Cuando comprendimos que nuestros cuerpos potenciados estaban empezando por su propia iniciativa a interactuar con nuestro medio de una manera *homeopática*, acuñamos la frase «efecto homeopático» para describir este fenómeno sin precedentes.

Esta nueva experiencia de poder vivir en armonía cocreadora con nuestro medio no solo promovió un cambio de la conciencia de víctima hacia la conciencia de unidad; también fue en esta etapa cuando comprendimos que nuestras llamadas alergias, según la definición tradicional, habían desaparecido. En lugar de ser reacciones alérgicas, las respuestas de nuestros cuerpos a los factores externos parecían estar dirigidas inteligentemente, y de una manera homeopática, por el patrón bioenergético —e inevitablemente provocaban la desintoxicación, seguida por intervalos de mayor bienestar.

*El «efecto homeopático» durante la Potenciación y el método Regenetics puede ser una experiencia totalmente diferente si cambiamos de perspectiva —y de lenguaje— y reemplazamos el viejo paradigma de reacciones alérgicas por uno nuevo de respuestas sanadoras.* Es sumamente importante confiar en que nuestro cuerpo, en colaboración con un patrón bioenergético restaurado, sabe lo que está haciendo. Asimismo, tenga presente que con el tiempo, a medida que se vuelva menos tóxico, el «efecto homeopático» deberá volverse, consecuentemente, menos frecuente.

Finalmente, cabe señalar que el «efecto homeopático» en particular, y la desintoxicación en general, no solo pueden conllevar fenómenos materiales. *La desintoxicación y la sanación de carácter mental, emocional e incluso espiritual normalmente ocurren codo a codo con la liberación física.* Estos aspectos más sutiles (no obstante, bastante poderosos) se interconectan con el aspecto físico de muchas maneras. A lo largo de los dos capítulos finales, al presentar las herramientas de la Era II y la Era III para darle celeridad en su viaje de sanación y transformación, exploraremos la interconexión suprema del cuerpo-mente-espíritu.

# CAPÍTULO 13

## Herramientas de la Era II

Las herramientas de la Era I tienen el propósito de ayudar al cuerpo a beneficiarse de las energías de la Potenciación y el método Regenetics. Como se ha dicho, nutrir el vehículo físico de nuestra identidad espiritual es un aspecto importante para alcanzar la maestría personal consciente, o sea, aprender a corporeizar el amor incondicional hacia nosotros mismos y hacia los demás como uno solo.

Al final del capítulo anterior, cuando tocamos los temas relacionados con la desintoxicación y el efecto homeopático que normalmente experimentan los potenciadores, comenzamos a hablar ligeramente sobre las herramientas de la Era II que se basan en nuestra percepción consciente de los mecanismos internos de sanación y transformación.

En este capítulo, yendo más allá de la genética y el cuerpo, exploraremos varios conceptos epigenéticos sobre cómo usar la mente para maximizar e integrar el mecanismo metagenético de reprogramación bioenergética de la Potenciación.

Recordemos que nuestra mente individualizada y localizada no tiene que *controlar* nada con respecto a la experiencia de la activación del ADN —la cual es dirigida por la inteligencia no local y colectiva del campo de la conciencia—. Las herramientas asociadas con nuestra percepción personal han de ser usadas de manera epigenética para simplemente *dirigir* el proceso metagenético de volvernos íntegros.

El párrafo anterior ayuda bastante a explicar por qué el Regenetics ha demostrado ser extraordinariamente útil incluso para las personas que, debido a su edad o a su enfermedad, no son capaces (mental o físicamente) de utilizar ninguna herramienta suplementaria.

Ahora bien, las herramientas de la Era I y de la Era II que aquí se exponen pueden definitivamente enriquecer la efectividad de este trabajo para aquellos que puedan y quieran implementarlas. Como siempre, al decidir qué hacer y cuándo hacerlo, preste atención a su intuición.

Con respecto a la maestría personal consciente, tener confianza en la sabiduría y la capacidad de nuestro Ser Superior y entregarse a ella es tan importante en los asuntos mentales como en los físicos.

*Solamente abriéndonos a la guía del Ser Superior, a la cual accedemos cuando prestamos atención a nuestro corazón, podemos sanar y transformarnos lo suficiente como para satisfacer nuestro verdadero propósito y vivir auténticamente como seres espirituales en un viaje humano.*

A lo largo de las secciones siguientes, se brindan instrucciones detalladas para lo siguiente:

1. Determinar el Grupo Electromagnético y el correspondiente Cuadro Esquemático (de usted o de otra persona).

2. Interpretar y utilizar su Cuadro Esquemático Electromagnético (figs. 15, 16, y 17).

3. Promover de manera intencional su propia maestría personal consciente diariamente.

*Aquellas personas que se potencien a sí mismas necesitarán determinar su propio Grupo Electromagnético y su correspondiente Cuadro Esquemático*, lo cual debe resultar fácil luego de leer detenidamente este capítulo.

Si aún tiene preguntas o quisiera ponerse en contacto con otras personas que estén experimentando este trabajo, por favor considere unirse al foro del método Regenetics, visitando **www.phoenixregenetics.org** o **www.potentiation.net**. Cabe reiterar que se ha creado un subgrupo especial para los «autopotenciadores».

*Quienes faciliten la Potenciación para otros deberán hacerles conocer su Grupo Electromagnético y su Cuadro Esquemático.* También se deberá proporcionar a los receptores de la Potenciación una copia impresa o electrónica de este capítulo, el cual los lectores tienen permiso de fotocopiar para uso privado no comercial. Como alternativa, este capítulo se puede descargar desde cualquiera de los sitios arriba mencionados.

Las personas cuya Potenciación haya sido facilitada por alguien más están igualmente invitadas a unirse al foro del método Regenetics, donde se ofrece información adicional acerca de la Potenciación y el resto del método Regenetics que consta de cuatro partes.

## Una manera fácil de hacer la prueba muscular

La principal razón para usar la prueba muscular o la quinesiología en el contexto de la Potenciación es determinar el Grupo Electromagnético y el correspondiente Cuadro Esquemático, ya sea para uno mismo o para otra persona.

*Esta sección atañe principalmente a los «autopotenciadores» y a los facilitadores.* Si usted ha sido potenciado por alguien más, puede simplemente hojear las siguientes páginas hasta llegar al subtítulo «Cómo determinar el Grupo Electromagnético de una persona», donde se expone el concepto central de las familias bioenergéticas.

A continuación se expone la metodología básica en que se basan la mayoría de los enfoques de la quinesiología, una ciencia legítima usada por miles de especialistas de la salud en todo el mundo.

Aprenderemos la prueba muscular conocida como el anillo bidigital de Omura (fig. 14), pero si usted conoce o prefiere otra técnica quinesiológica, ¡úsela, por supuesto!

Generalmente en la prueba muscular usted empieza por formular —ya sea verbal o mentalmente— una pregunta de «sí o no» acerca de usted mismo o de otra persona. Luego realiza la prueba en usted mismo o en la otra persona para obtener una respuesta muscular que se pueda identificar con respecto a la pregunta. Una reacción sólida indica un *sí*, y una reacción débil quiere decir *no*.

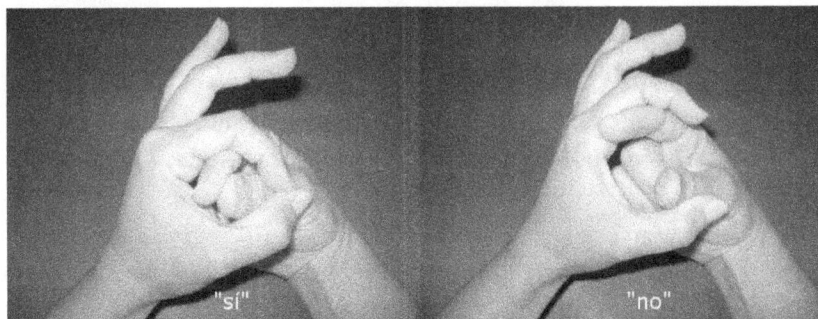

**Figura 14.  Prueba del anillo bidigital de Omura**

**Las imágenes de arriba muestran una técnica quinesiológica simple para hacerse la prueba uno mismo o para hacerla en uno mismo en nombre de otra persona.**

En la técnica bidigital del anillo que se muestra en la figura 14, una mano forma un anillo con el pulgar y el índice; la otra mano inserta el pulgar y el índice, y los expande tratando de abrir el anillo.

Si el pulgar y el índice de la primera mano se separan por acción de la fuerza de la segunda mano, quiere decir que el anillo es débil y la respuesta a la pregunta es «no». Cuando el pulgar y el índice se mantienen sólidos y unidos a pesar de la presión, la respuesta es «sí».

La prueba que se hace uno mismo se conoce como *autotest*. La prueba que se hace a través de uno mismo en nombre de otra persona, lo cual se ha demostrado que es tan efectivo como el autotest, la llamamos *autotest del sustituto*.

Si bien puede ser que los profesionales de la salud opten por no hacerlo así, aconsejamos que la mayoría de los lectores de este libro que faciliten la Potenciación a familiares o amigos usen el autotest del sustituto a fin de evitar posibles problemas legales. En otras palabras, a menos que usted sea un profesional de la salud autorizado y asegurado, *debe hacer las pruebas a través de usted mismo y abstenerse de tocar al receptor durante la sesión.*

Después de llevar a cabo su Potenciación o la de otra persona, puede usar la prueba bidigital del anillo y hacer una pregunta como la siguiente: «¿Esta Potenciación se llevó a cabo correctamente como para producir resultados positivos significativos?».

Si usted ha hecho el trabajo que le corresponde como facilitador, es casi seguro que la respuesta a esta pregunta en particular será «sí». Un «sí» no nos asegura, sin embargo, que los beneficios estén automáticamente a punto de aparecer. Según se explicó en el capítulo 8, el receptor juega un papel decisivo en aceptar y hacer realidad su propia sanación con el método Regenetics.

Obviamente, es buena idea practicar la prueba muscular con preguntas cuyas respuestas usted ya conoce, hasta que sienta que sus resultados son acertados la mayor parte del tiempo.

*Ninguna técnica quinesiológica es infalible, por lo tanto hágase a la idea de obtener una respuesta errónea de vez en cuando. Practicar el desapego a los resultados de sus pruebas aumenta notablemente su precisión.*

La prueba muscular es de por sí una herramienta útil para obtener información, pero es mucho más efectiva cuando no se utiliza sola, sino junto con otros métodos de evaluación —incluidos el instinto, la observación y el sentido común.

En la sección siguiente, exploraremos cómo usar la quinesiología conjuntamente con otros puntos de referencia para identificar su propio Grupo Electromagnético o el de otra persona.

## Cómo determinar el Grupo Electromagnético de una persona

Durante la creación de la Potenciación, cuando Leigh y yo hacíamos pruebas de campo según lo descrito en el capítulo 3, realizamos un descubrimiento extraordinario que realmente cambió nuestra visión de la naturaleza humana.

La mayoría de los escritores de temas metafísicos trabajan bajo la suposición de que, puesto que la biología humana parece ser casi la misma en todas las especies, la bioenergía humana ha de serlo también. Pero nada podría estar más lejos de la verdad. Basados en abundante evidencia quinesiológica y experiencial, Leigh y yo identificamos doce familias bioenergéticas diferentes, que juntas conforman la gran familia humana.

*Estos doce subgrupos diferentes no se distinguen por raza u origen étnico, sino únicamente por su patrón energenético subyacente.*

A fin de destacar que estábamos hablando solamente de grupos que se diferencian por la energía, en aquel entonces decidimos llamar a estas doce familias: Grupos Electromagnéticos. Poco importa que la energía en cuestión, técnicamente hablando, no sea electromagnética, sino energía de torsión —a la cual también he llamado bioenergía y conciencia (véase el capítulo 3).

Energéticamente, las doce familias bioenergéticas se corresponden con los doce pares de nervios craneales, y cada grupo contribuye a la «mente colectiva» de la humanidad.

Estos doce grupos también se alinean con los doce meridianos de la acupuntura, con los doce meses, con los doce signos del zodíaco, e incluso con las doce placas tectónicas de la Tierra.

Lo que une a estas familias energéticas notablemente únicas es su «sistema operativo» compartido: el ADN y, suscribiendo la genética, el campo metagenético de la conciencia que subsume todos los doce grupos.

Significativamente, *cada Grupo Electromagnético posee una disposición específica en su patrón bioenergético que se aplica a todos los miembros* (figs. 15, 16 y 17).

Esta es una revelación verdaderamente trascendental porque hace que, en el contexto de la activación del ADN, el diagnóstico individual resulte innecesario. Uno simplemente tiene que determinar el Grupo Electromagnético correcto y aprender a leer el correspondiente Cuadro Esquemático a la luz de su experiencia personal —y muchas cosas se aclaran por sí solas.

Al potenciar a miles de personas de diferentes países y con antecedentes distintos a lo largo de los años, Leigh y yo también descubrimos que —por razones que van más allá del alcance de este libro— las figuras 15, 16 y 17 se aplican a la inmensa mayoría de las personas que se interesan en el método Regenetics.

La decisión de incluir Cuadros Esquemáticos solamente para tres de los doce Grupos Electromagnéticos está basada en el hecho de que *si usted se encuentra leyendo estas palabras, prácticamente existe un cien por ciento de probabilidad de que uno de los tres Cuadros Esquemáticos de la sección siguiente sea aplicable a usted.* Además, también se ha tomado en cuenta la necesidad de simplificar y aligerar este material para el lector que es nuevo en el campo de la activación del ADN.

Entonces, si usted recientemente ha realizado su propia Potenciación o la de otra persona, es hora de utilizar la prueba bidigital del anillo arriba descrita para determinar el Grupo Electromagnético correcto. La manera más sencilla de hacerlo es a través de la prueba muscular, ya sea para usted o para la persona a quien ha potenciado, formulando las siguientes preguntas, en orden:

1. *¿El receptor de esta Potenciación pertenece al Grupo Electromagnético 1?*

2. *¿El receptor de esta Potenciación pertenece al Grupo Electromagnético 2?*

3. *¿El receptor de esta Potenciación pertenece al Grupo Electromagnético 3?*

Por lo general, recibirá un claro «sí» para una de estas tres preguntas y un claro «no» para las otras dos. Pero algunas veces obtendrá dos o más síes, o incluso tres noes, lo cual significa que deberá volver a hacer la prueba para las tres preguntas pero en orden invertido, para ver si surge una respuesta definitiva.

Luego de determinar su Grupo Electromagnético, el siguiente paso es dedicar algo de tiempo para aprender a interpretarlo y trabajar con su Cuadro Esquemático (véase más abajo).

Si usted ha determinado el Grupo Electromagnético de alguien a quien ha potenciado, asegúrese, cuando sea apropiado, de proporcionarle esa información junto con el presente capítulo tan pronto le sea posible.

En muy raras ocasiones, la prueba muscular puede no revelar la familia bioenergética correcta. Esta posibilidad, a pesar de ser pequeña, resalta la importancia de utilizar métodos de evaluación adicionales, a fin de asegurar la exactitud de sus hallazgos.

A este respecto, la cosa más importante que usted debe saber es que los Grupos Electromagnéticos siempre son matrilineales; en otras palabras, *los hijos automáticamente pertenecen al mismo Grupo Electromagnético que sus madres biológicas.* Pero tenga presente que *lo mismo no ocurre con el padre y sus hijos*, quienes pueden ser —y a menudo son— miembros de diferentes

Grupos Electromagnéticos. De manera similar, *la regla del carácter matrilineal no se aplica con relación a los hijos adoptivos.*

Si alguna vez tiene dudas acerca de la familia bioenergética de alguien después de hacerle la prueba, usted puede repetir las preguntas y hacerlas con respecto a la madre biológica de la persona (sin importar si esta todavía vive). Como alternativa o de manera adicional, usted puede hacer la prueba con respecto al Grupo Electromagnético del hijo o la hija de una madre. Al comparar los resultados de más de una prueba en busca de patrones de semejanza, por lo general se hace muy fácil identificar el Grupo Electromagnético correcto de todo el linaje materno.

Otra forma de evaluación que le puede ayudar a despejar cualquier confusión en sus pruebas es prestar atención a su instinto visceral. Especialmente cuando usted no tiene ideas preconcebidas con relación al Grupo Electromagnético, en muchas ocasiones su intuición dará en el blanco.

Finalmente, cuando exploremos las similitudes y contrastes característicos de los tres Esquemáticos que mostramos más adelante, usted obtendrá herramientas de evaluación todavía más precisas debido al hecho de que diferentes Grupos Electromagnéticos muestran marcadas predisposiciones a determinados tipos de enfermedades.

## Cómo leer su Cuadro Esquemático Electromagnético

Una vez que conoce cuál es su Grupo Electromagnético, entender su patrón bioenergético subyacente es una herramienta esencial para maximizar la maestría personal consciente por medio de la Potenciación y el método Regenetics. Sin esta información, es posible que muchos cambios importantes del cuerpo-mente-espíritu que pueden ocurrir como resultado de este trabajo tengan poco sentido, sean subestimados o hasta pasen desapercibidos.

En el caso de las personas a las que usted haya potenciado que no sean capaces de familiarizarse con su Cuadro Esquemático Electromagnético, como en el caso de los niños pequeños, asegúrese de mantener esta información en mente en nombre de estas personas al observar cualquier cambio que ocurra durante las cuarenta y dos semanas del ciclo de la Potenciación.

Su Cuadro Esquemático Electromagnético tiene el mismo número que su Grupo Electromagnético, por lo tanto empiece por identificar el patrón (figs. 15, 16 o 17) que corresponde numéricamente a su familia bioenergética.

Al comienzo, le sugerimos enfocarse en aprender a leer su propio Cuadro Esquemático. Pero con el tiempo, especialmente si usted comienza a potenciar a familiares y amigos, puede ser interesante, útil y hasta necesario desarrollar cierta habilidad para interpretar los tres Cuadros Esquemáticos.

Puesto que yo pertenezco al Grupo Electromagnético 1 y lo conozco como la palma de mi mano, voy a utilizar la figura 15 para enseñarle las bases de la lectura de cualquier Cuadro Esquemático.

La estructura del Cuadro Esquemático es la de una simple cuadrícula, con un eje horizontal y uno vertical, que muestra varios puntos de intersección entre los centros bioenergéticos y los elementos conectados a estos. El eje horizontal contiene información relativa a ocho categorías diferentes («Genética», etc.) que están escritas en la fila superior y que examinaremos en breve. Los espacios en blanco (—) indican que no hay información pertinente para una categoría determinada. El eje vertical indica el número y la posición de los centros bioenergéticos, empezando por el Campo Maestro (Fuente) y descendiendo a través de los otros centros, desde el noveno hasta el primero.

El Campo Maestro puede considerarse como el océano colectivo del campo de la conciencia o la Conciencia del Amor, compuesta de energía de torsión pura en forma de amor y sentimientos afines como la creatividad, la empatía, la gratitud y similares (figs. 1, 4 y 9). Desde la conciencia creadora universal que es el amor, los nueve campos bioenergéticos propios de los humanos surgen como ondas de sonido que luego son traducidas por el ADN potencial, en frecuencias de luz equivalentes que se manifiestan como los nueve chakras (figs. 3 y 10a).

En el modelo del Regenetics, la interfaz entre un campo bioenergético sónico y un chakra lumínico es lo que llamamos un *centro bioenergético*. Un centro bioenergético, conformado por un campo y su chakra, constituye un *ecosistema* energenético —cuya naturaleza se define en la sección siguiente—. Tal como se explicó en la Parte I, los campos bioenergéticos controlan las diversas funciones fisiológicas. Los chakras son simplemente procesadores torsionales que, según las instrucciones que reciben de los campos, distribuyen la bioenergía hacia los sistemas de órganos y las glándulas.

Los números en la columna de la mano izquierda (eje vertical) se refieren tanto a los campos bioenergéticos como a los ya conocidos chakras: el número 1 corresponde al primer campo y al chakra raíz, el 2 corresponde al segundo campo y al chakra sexual, el 3 corresponde al tercer campo y al chakra del plexo solar, y así sucesivamente (figs. 3 y 10a).

**Cuadro Esquemático Electromagnético 1**

| Centros de bioenergía | Genética | Glándula(s) | Órgano(s) | Toxina(s) | Microorganismo(s) | Emociones | Miasmas | Dolencias |
|---|---|---|---|---|---|---|---|---|
| Campo Maestro (Fuente) | - | - | - | - | - | creatividad, empatía, gratitud, inspiración, fe, alegría, amor, confianza, unidad | - | - |
| 9 | ADN | salival | nervioso, vesícula, hígado | - | - | expiación, privación, resentimiento, sentirse atrapado, incapacidad de perdonar | - | anemia, cirrosis, cálculos biliares, ictericia, esclerosis múltiple (EM), neurosis, enfermedad de Parkinson |
| 8 | ADN mitocondrial | hipotálamo, lagrimal | senos paranasales/límbico, olfativo | - | - | desesperación, aflicción, melancolía, culpa, anhelación | - | depresión, sinusitis, trastorno afectivo estacional (TAE) |
| 7 | ARN citosina | paratiroides | vejiga/riñones/urinario, osteomuscular | antibióticos, flúor, residuos tóxicos de endodoncias, vacunas | flora intestinal (incluida la Candida) | apatía, decepción, desaliento, desilusión, frustración, impotencia, desesperación, desesperanza, falta de fe, estrés | *vacunación, voluntad* | TDA/TDAH, sida, artritis, autismo, candidiasis, SFCD1 (SFC), fibromialgia, incontinencia, cálculos renales, leucemia, lupus, sensibilidad química múltiple (SQM), osteoporosis, escoliosis |
| 6 | adenina | sudorípara | auditivo, dérmico, membrana mucosa, respiratorio | aeroalérgenos, toxinas bacterianas, metales pesados, aleaciones metálicas dentales | bacterias, micobacterias, micoplasmas, espiroplasmas | - | *psora, tuberculosis* | acné, asma, bronquitis, caspa, eczema, alergias ambientales, sordera, infección del oído interno, psoriasis, acúfenos, vértigo |
| 5 | timina | pituitaria | circulatorio, endocrino | hidrocarburos clorados, hidrocarburos | organismos homeostáticos del suelo (HSO, por sus siglas en inglés) | ambición, deseo, codicia, lujuria | *syphilis, thuya focal* | adicción, arteriosclerosis, trastorno bipolar, codependencia, "antidependencia", desequilibrio hormonal, cardiopatía, hemofilia, sofocos, hipertensión |
| 4 | guanina | pineal | cerebro, nervioso central, óptico | edulcorantes artificiales, aditivos alimentarios, colorantes, transgénicos (OMG), azúcares procesados | levaduras | abandono, arrogancia, traición, confusión, orgullo, rechazo | *gonorrea, sycosis* | enfermedad de Alzheimer, cataratas, diabetes, dislexia, encefalitis, alergias alimentarias, glaucoma, hipoglucemia, insomnio, migraña, trastorno obsesivo-compulsivo (TOC), psicosis |
| 3 | uracilo | adrenal, timo | inmunitario | sustancias químicas, campos mecanizados, microondas, fármacos, metales radiactivos, drogas recreativas, humo, disolventes | virus | ansiedad, miedo, desconfianza, pánico, terror, preocupación | *cáncer, radiación* | cáncer, hepatitis, herpes, influenza, disminución inmunitaria, paranoia |
| 2 (cuerpo fragmentario) | - | tiroides | oral, reproductor | toxinas bacterianas, toxinas parasitarias | bacterias dentales, parásitos | vergüenza, envidia, celos, deshonor | - | caries dentaria, halitosis, impotencia, parasitosis, infertilidad, enfermedad periodontal, problemas del sistema reproductor, trastornos del habla, esterilidad |
| 1 | - | parótida | digestivo, pancreático | micotoxinas (por sobrecrecimiento fúngico) | hongos | ira, indignación, odio, furia | - | reflujo gastroesofágico, colitis, enfermedad de Crohn, micosis, hemorroides, síndrome de colon irritable (SCI), intestino permeable, pancreatitis |

**Figura 15. Cuadro Esquemático Electromagnético 1**

Este cuadro proporciona información útil que abarca el espectro cuerpo-
-mente-espíritu, para interpretar el patrón bioenergético del primer Grupo
Electromagnético identificado durante el desarrollo de la Potenciación
como una serie de ecosistemas.

## Cuadro Esquemático Electromagnético 2

| Centros de bioenergía | Genética | Glándula(s) | Órgano(s) | Categorías | | Emociones | Miasmas | Dolencias |
|---|---|---|---|---|---|---|---|---|
| | | | | Toxina(s) | Microorganismo(s) | | | |
| Campo Maestro (Fuente) | - | - | - | - | - | creatividad, empatía, gratitud, fe, inspiración, alegría, amor, confianza, unidad | - | - |
| 9 | ADN | salival | nervioso, vejiga/riñones/urinario | - | - | expiación, privación, resentimiento, sentirse atrapado, incapacidad de perdonar | - | incontinencia, cálculos renales, esclerosis múltiple (EM), neurosis, enfermedad de Parkinson |
| 8 | ADN mitocondrial | hipotálamo, lagrimal | senos paranasales/ límbico, olfativo | - | - | desesperación, aflicción, culpa, melancolía, anhelación | - | depresión, sinusitis, trastorno afectivo estacional (TAE) |
| 7 | ARN timina | paratiroides | digestivo, osteomuscular, pancreático | aeroalérgenos, toxinas bacterianas, flúor, metales pesados, aleaciones metálicas dentales, residuos tóxicos de endodoncias | bacterias, micobacterias, micoplasmas, espiroplasmas | abandono, traición, confusión, rechazo | *psora, tuberculosis* | reflujo gastroesofágico, artritis, asma, colitis, enfermedad de Crohn, alergias ambientales, hemorroides, síndrome de colon irritable (SCI), intestino permeable, osteoporosis, pancreatitis, escoliosis |
| 6 | citosina | pituitaria, timo | inmunitario | edulcorantes artificiales, aditivos alimentarios, colorantes, transgénicos (OMG), azúcares procesados | flora intestinal (incluida la Candida) | ansiedad, miedo, desconfianza, pánico, terror, preocupación | *gonorrea, sycosis* | diabetes, alergias alimentarias, hipoglucemia, disminución inmunitaria, trastorno obsesivo-compulsivo (TOC), paranoia, psicosis |
| 5 | adenina | sudorípara | auditivo, dérmico, membrana mucosa, respiratorio | sustancias químicas, campos mecanizados, microondas, metales radiactivos, micotoxinas (por sobrecrecimiento fúngico), fármacos, drogas recreat., humo, disolventes | hongos | - | *cáncer, radiación* | acné, asma, bronquitis, cáncer, caspa, eczema, sordera, infección del oído interno, psoriasis, acúfenos, vértigo |
| 4 | guanina | adrenal | circulatorio, endocrino | hidrocarburos clorados, hidrocarburos | virus | ambición, deseo, codicia, lujuria | *syphilis, thuya focal* | adicción, arteriosclerosis, trastorno bipolar, codependencia, "antidependencia", desequilibrio hormonal, cardiopatía, hemofilia, hepatitis, herpes, sofocos, hipertensión, influenza |
| 3 | uracilo | pineal | cerebro, nervioso central, óptico | antibióticos, vacunas | organismos homeostáticos del suelo (HSO, por sus siglas en ingl.) | ira, indignación, odio, furia | *vacunación, voluntad* | TDA/TDAH, enfermedad de Alzheimer, cataratas, dislexia, encefalitis, glaucoma, insomnio, migraña, trastorno obsesivo-compulsivo (TOC) |
| 2 (cuerpo fragmentario) | - | tiroides | oral, reproductor | toxinas bacterianas, toxinas parasitarias | bacteria dental, parásitos | vergüenza, envidia, celos, deshonor | - | caries dentaria, halitosis, impotencia, parasitosis, infertilidad, enfermedad periodontal, problemas del sistema reproductor, trastornos del habla, esterilidad |
| 1 | - | paratiroides | vesícula, hígado | - | levaduras | decepción, desaliento, desilusión, frustración, impotencia, desesperanza | - | anemia, cirrosis, cálculos biliares, ictericia |

**Figura 16. Cuadro Esquemático Electromagnético 2**

Este cuadro proporciona información útil que abarca el espectro cuerpo-
-mente-espíritu, para interpretar el patrón bioenergético del segundo
Grupo Electromagnético identificado durante el desarrollo de la Potenciación como una serie de ecosistemas.

## Cuadro Esquemático Electromagnético 3

| Centros de bioenergía | Genética | Glándula(s) | Órgano(s) | Toxina(s) | Microorganismo(s) | Emociones | Miasmas | Dolencias |
|---|---|---|---|---|---|---|---|---|
| | | | | | Categorías | | | |
| Campo Maestro (Fuente) | — | — | — | — | — | creatividad, empatía, gratitud, inspiración, fe, alegría, amor, confianza, unidad | — | — |
| 9 | ADN | parótida, salival | nervioso, digestivo, pancreático | — | — | explosión, privación, resentimiento, sentirse atrapado, incapacidad de perdonar | — | reflujo gastroesofágico, colitis, enfermedad de Crohn, hemorroides, síndrome de colon irritable (SCI), intestino permeable, esclerosis múltiple (ES), neurosis, pancreatitis, enfermedad de Parkinson |
| 8 | ADN mitocondrial | hipotálamo, lagrimal | senos paranasales/límbico, olfativo | — | — | desesperación, aflicción, melancolía, culpa, anhelación | — | depresión, sinusitis, trastorno afectivo estacional (TAE) |
| 7 | ARN timina | adrenal | cerebro, nervioso central, osteomuscular, óptico | fluor, residuos tóxicos de endodoncias | organismos homeostáticos del suelo (HSO, por sus siglas en inglés) | ambición, deseo, codicia, lujuria | syphilis, thuya focal | adicción, enfermedad de Alzheimer, trastorno bipolar, cataratas, codependencia, "antidependencia", diabetes, dislexia, encefalitis, glaucoma, hipoglucemia, insomnio, migraña, trastorno obsesivo-compulsivo (TOC) |
| 6 | citosina | pineal | vejiga/riñones/urinario | antibióticos, vacunas | flora intestinal (incluida la Candida) | apatía, decepción, desilusión, frustración, impotencia, desesperación, desesperanza, falta de fe, estrés | vacunación, voluntad | TDA/TDAH, artritis, incontinencia, cálculos renales, osteoporosis, escoliosis |
| 5 | guanina | paratiroides | vesícula, hígado | edulcorantes artificiales, aditivos alimentarios, colorantes, transgénicos (OMG), micotoxinas (por sobrecrecimiento fúngico), azúcares procesados | hongos | abandono, arrogancia, traición, confusión, orgullo, rechazo | gonorrea, sycosis | anemia, cirrosis, diabetes, alergias alimentarias, cálculos biliares, hipoglucemia, ictericia, psicosis |
| 4 | adenina | sudorípara | auditivo, dérmico, membrana mucosa, respiratorio | aeroalérgenos, toxinas bacterianas, metales pesados, alteraciones metálicas dentales | bacterias, micobacterias, micoplasmas, espiroplasmas | — | psora, tuberculosis | acné, asma, bronquitis, caspa, eczema, alergias ambientales, sordera, infección del oído interno, psoriasis, acúfenos, vértigo |
| 3 | uracilo | timo | inmunitario | sustancias químicas, campos mecanizados, microondas, fármacos, metales radiactivos, drogas recreativas, humo, disolventes | virus | ansiedad, miedo, desconfianza, pánico, terror, preocupación | cáncer, radiación | cáncer, hepatitis, herpes, influenza, disminución inmunitaria, paranoia |
| 2 (cuerpo fragmentario) | — | tiroides | oral, reproductor | toxinas bacterianas, toxinas parasitarias | bacterias dentales, parásitos | vergüenza, envidia, celos, deshonor | — | caries dentaria, halitosis, impotencia, parasitosis, infertilidad, enfermedad periodontal, problemas del sistema reproductor, trastornos del habla, esterilidad |
| 1 | — | pituitaria | circulatorio, endocrino | hidrocarburos clorados, hidrocarburos | levaduras | ira, indignación, odio, furia | — | arteriosclerosis, desequilibrio hormonal, cardiopatía, hemofilia, sofocos, hipertensión |

**Figura 17. Cuadro Esquemático Electromagnético 3**

Este cuadro proporciona información útil que abarca el espectro cuerpo-
-mente-espíritu, para interpretar el patrón bioenergético del tercer Grupo
Electromagnético identificado durante el desarrollo de la Potenciación
como una serie de ecosistemas.

La figura 15 resalta un punto fascinante acerca de los chakras que, al igual que el número de chakras que poseen los humanos no potenciados —el cual es exactamente nueve y no siete ni doce ni ningún otro de los números que se dice por ahí—, se había mantenido oscuro. Este punto es el siguiente: *El hecho de que un chakra esté ubicado en una parte específica del cuerpo no necesariamente significa que el chakra en cuestión intervenga directamente en el control de la actividad de esa parte del cuerpo.*

A manera de ejemplo, la figura 15 muestra claramente que, en el caso del Grupo Electromagnético 1, el cuarto chakra (o chakra del corazón) no tiene nada específico que ver con el órgano del corazón. Más bien, en el Grupo Electromagnético 1 el cuarto chakra está asociado con el cerebro, el sistema nervioso central y los ojos. El sistema circulatorio, que incluye el corazón, se asocia con el quinto chakra (o chakra de la garganta).

Observe ahora la ubicación del sistema circulatorio en las figuras 16 y 17. Puede ver que en el Grupo Electromagnético 2 el corazón está asociado con el cuarto chakra, pero en el Grupo Electromagnético 3 el sistema circulatorio se agrupa con el primer chakra.

Ahora elija una glándula cualquiera y determine el campo bioenergético y el chakra que están conectados a esta, en los tres Cuadros Esquemáticos. Al igual que con los sistemas de órganos, seguramente encontrará grandes diferencias en la ubicación de las glándulas.

Finalmente, eche un vistazo a las emociones asociadas con los tres Cuadros Esquemáticos. Observe cómo la posición de los grupos de emociones con relación a los centros bioenergéticos puede cambiar notablemente de un Grupo Electromagnético a otro.

¿Empieza a comprender cómo los Grupos Electromagnéticos son bastante distintos, bioenergéticamente hablando? Obviamente, y contrario a la creencia popular, *los seres humanos no son todos iguales.*

Solo hay tres casos en que los Grupos Electromagnéticos son idénticos: el Campo Maestro, el octavo campo/chakra y el segundo campo/chakra (el cuerpo fragmentario). En estos tres aspectos del patrón bioenergético, la información relativa a las ocho categorías horizontales siempre es constante. En los demás casos, en lo que respecta a diferencias reales entre los Grupos Electromagnéticos, ¡espere encontrar muchas!

## Los centros bioenergéticos como ecosistemas (segundo enfoque)

En la Parte I, se presentó el concepto de ecosistemas con relación a los centros bioenergéticos. Aquí, volvemos a examinar este concepto clave enfocándonos en cómo interpretar los centros bioenergéticos como eco-sistemas.

Recordemos que un ecosistema se define como una comunidad bio-lógica de organismos interdependientes y su hábitat. Como se muestra en la figura 15, en términos físicos, los centros bioenergéticos regulan la acti-vidad de microorganismos específicos con relación a los «hábitats» especí-ficos que vienen a ser los órganos, glándulas y elementos relacionados.

Si ubica las categorías asociadas con el séptimo campo y el séptimo chakra en el Grupo Electromagnético 1, puede empezar a ver cómo esta intersección constituye un ecosistema energenético único que comprende el ARN, la glándula paratiroides, los sistemas urinario y osteomuscular, la flora intestinal y toxinas que van desde antibióticos hasta vacunas.

Además de estos elementos físicos conectados con el séptimo centro bioenergético, la figura 15 también proporciona información relativa a los siguientes aspectos de este ecosistema:

1)  la bioenergía (los miasmas: *vacunación* y *voluntad*, provenientes de la homeopatía);

2)  las emociones (apatía, desilusión, desaliento, etc.), y

3)  posibles alteraciones de la salud que abarcan desde el sida hasta la incontinencia.

Antes de examinar algunas de las ramificaciones de este ecosistema singularmente intrigante, dedique uno o dos minutos a examinar detenida-mente los elementos conectados con el séptimo centro bioenergético en las figuras 16 y 17; note que hay muchas diferencias importantes. Los Grupos Electromagnéticos no simplemente representan diferentes tipos de manzanas; ¡aquí estamos hablando de manzanas, naranjas y toronjas!

*Los mismos centros bioenergéticos en diferentes Grupos Electromagnéticos pueden contener ecosistemas bastante distintos que afectan directamente la salud física, mental, emocional y espiritual de aquellos que pertenecen al grupo.*

Lo que acabamos de decir ayuda a explicar por qué algunas personas se enferman debido a ciertas toxinas, por ejemplo, mientras que otras pa-recen tolerar las mismas toxinas sin ningún problema.

Regresando al ejemplo del séptimo centro bioenergético de la figura 15, este ecosistema no deja mucho que argumentar con respecto a por qué los miembros del Grupo Electromagnético 1 tienden a sufrir daños gené-ticos a causa de las vacunas, que resultan en una amplia variedad de enfer-medades autoinmunes.

Abundante investigación detallada por Leonard Horowitz revela que las vacunas son capaces de tomar control del proceso de transcripción genética que involucra el ARN, y usarlo para reescribir el código del ADN con secuencias patógenas provenientes de tejido animal enfermo (fig. 8). Cuando esto ocurre, el ADN, que está diseñado como enzima de reparación para el cuerpo, se convierte en enzima de «deterioro», y da instrucciones al cuerpo de no sanarse a sí mismo, sino de dañar sus propios sistemas —similar a la manera en que los códigos alterados de un virus en un computador pueden conducir a la degeneración de sus sistemas.

Sin embargo, lo que Horowitz no advierte es que para que esta situación de descontrol se produzca en una persona, esta debe ser energenéticamente susceptible de ser alterada genéticamente por las vacunas.

Hemos de agradecer a la homeopatía por haber identificado dichas susceptibilidades hacia determinados tipos de enfermedades provocadas. *Los miasmas, término acuñado por Samuel Hahnemann, describen estas predisposiciones genéticas hacia determinadas enfermedades que son de naturaleza energética.*

Más adelante examinaremos más de cerca los diferentes miasmas. Pero para los presentes propósitos, simplemente es necesario comprender que *con ciertas excepciones, para que una enfermedad se manifieste, el miasma que permite que la enfermedad cobre existencia debe estar abierto y ubicado en el ecosistema correcto.*

En el séptimo centro bioenergético de la figura 15, está presente el miasma *vacunación*. Y lo único que se necesita para abrirlo es… ¡una vacunación! Esta puede ser una vacuna que hemos recibido o una que hemos heredado. Ahora bien, recibir o heredar una vacuna no abre *automáticamente* el miasma correspondiente, pero si este se activa, puede estar seguro de que fue abierto por una vacunación.

*Para ser totalmente claros, los miasmas no tienen nada que ver con el fatalismo genético, sino simplemente indican posibles respuestas predecibles de parte del cuerpo--mente-espíritu hacia traumas, toxinas y agentes patógenos específicos.*

Cuando un miembro del Grupo Electromagnético 1 es vacunado, el potencial del miasma *vacunación* para producir la enfermedad puede activarse, pero para causar un daño genético grave se requiere más que simplemente abrir este miasma.

En el Grupo Electromagnético 1, el hecho de que el miasma *vacunación* esté ubicado en el séptimo centro bioenergético tiene suma importancia porque el ARN también se encuentra en este ecosistema. Dicha situación permite que ocurra la transcripción inversa desde el séptimo hacia el octavo campo, el cual regula el ADN mitocondrial y da acceso a otras partes del ADN gobernadas por el noveno campo, y de este modo se reescribe el código genético de una manera potencialmente devastadora (fig. 8).

Este grado de alteración genética a causa de las vacunas no puede ocurrir en miembros de los otros dos Grupos Electromagnéticos porque, como se muestra en las figuras 16 y 17, ninguna de estas familias bioenergéticas tiene el miasma *vacunación* apareado con el ARN en el séptimo centro bioenergético.

Si bien las toxinas como el mercurio y el escualeno que contienen las vacunas definitivamente son perjudiciales para todo el mundo, los miembros de los Grupos Electromagnéticos 2 y 3 no son susceptibles de padecer los tipos de enfermedades autoinmunes inducidas por vacunas que normalmente se observan en los miembros del Grupo Electromagnético 1. Los miembros del Grupo Electromagnético 2 por lo general son más robustos, pero en cambio son propensos a situaciones agudas que parecen aparecer de la nada (como los ataques al corazón), mientras que aquellos que pertenecen al Grupo Electromagnético 3 pueden padecer de sensibilidades medioambientales y nutricionales sin ningún signo claro de autoinmunidad.

En el caso del Grupo Electromagnético 1, el séptimo ecosistema con un miasma *vacunación* abierto puede ser terreno abonado para un sinfín de problemas. Esta situación a menudo resulta en una o más enfermedades autoinmunes debilitantes, combinadas con un desequilibrio de la flora intestinal (candidiasis), además de problemas osteomusculares, de los riñones o de la vejiga, y agravadas por una variedad de estados emocionales negativos y contraproducentes.

Aprender a interpretar su propio Cuadro Esquemático como una serie de ecosistemas puede clarificar muchos misterios relacionados con su salud y bienestar, o con la carencia de estos.

Asimismo, a medida que adquiera más experiencia en la lectura de los tres Cuadros Esquemáticos, el reconocer las diferencias en los patrones de enfermedad y otras distinciones relacionadas con la posición de los ecosistemas en el patrón bioenergético podrá ayudarle enormemente a determinar el Grupo Electromagnético de otra persona.

## Notas adicionales acerca de las ocho categorías

Las ocho categorías que conforman el eje horizontal de todos los Cuadros Esquemáticos Electromagnéticos fueron cuidadosamente seleccionadas por Leigh y por mí de entre docenas de categorías que aparecieron durante nuestras intensivas pruebas de campo y el mapeo del patrón bioenergético humano.

Las categorías incluidas en este libro representan los elementos más tangibles y verificables de los diversos ecosistemas, es decir, aquellos que probablemente usted mismo ya conoce o intuye, o bien puede sentir cuando son activados por energía de sanación, según se describe más adelante bajo el subtítulo: «Marco cronológico de la Potenciación».

La **Genética** se refiere a los aspectos de la bioquímica que están presentes en cada uno de los centros bioenergéticos y que están gobernados por estos. Lo más probable es que usted no sea capaz de sentir la disposición genética en los ecosistemas, a diferencia de otros aspectos fisiológicos que son más palpables, tales como las glándulas y los órganos. Sin embargo, tal como se demostró anteriormente cuando hablamos de los miasmas y el séptimo centro bioenergético, esta información puede ser realmente esclarecedora.

Las **Glándulas** son órganos que segregan sustancias poderosas, llamadas hormonas, las cuales cumplen una amplia variedad de funciones vitales en el cuerpo. Algunas personas sufren de excesiva actividad glandular, mientras que otras experimentan muy poca.

Debido a que la presencia o ausencia de hormonas específicas producidas por las glándulas afecta bioquímicamente todo, desde el deseo sexual y los sofocos hasta el metabolismo y los niveles de energía, los potenciadores a menudo se dan cuenta cuando sus niveles hormonales cambian. Además, es frecuente que las personas que experimentan este trabajo lleguen a percibir el olor de las hormonas viejas y rancias —que son tan «saludables» como ácido de batería para los tejidos donde se almacenan— cuando estas son expulsadas a través de la orina, el excremento e incluso el sudor.

La identificación del centro bioenergético en que se encuentra (véase abajo) al experimentar cualquier fenómeno que pueda estar relacionado con las glándulas y sus hormonas, a menudo le permitirá determinar exactamente qué sistema glandular se está acelerando, desacelerando o desintoxicando.

Los **Órganos** se refieren a los sistemas de un organismo que tienen el propósito de desempeñar funciones específicas vitales. Por ejemplo, el sistema reproductor (masculino o femenino) y el sistema oral, situados en el segundo centro bioenergético de todos los Grupos Electromagnéticos.

Tenga presente que los órganos son en realidad *sistemas* compuestos de varias partes o funciones corporales relacionadas entre sí. Para ilustrar este punto, el sistema oral incluye la abertura de la boca, los dientes, la lengua, las encías, la mucosa oral y también las cuerdas vocales.

Puesto que no resulta práctico enumerar todos los elementos que componen los muchos y diferentes sistemas de órganos, use el sentido común al determinar si el aspecto específico de su organismo acerca del cual tiene preguntas correponde a uno u otro sistema.

A simple vista, por ejemplo, puede parecer que el hueso de la mandíbula forma parte del sistema oral. Pero puesto que es un hueso y opera conjuntamente con otros huesos, técnicamente forma parte del sistema osteomuscular.

Si no es capaz de determinar a qué sistema de órganos pertenece una parte del cuerpo, la respuesta generalmente se hace evidente apenas la energía de torsión penetra en un ecosistema específico durante la Potenciación.

Regresando a la figura 15, si usted pertenece al Grupo Electromagnético 1 y sus amígdalas de pronto se hinchan y enrojecen cuando llega al tercer centro bioenergético, usted acaba de recibir una señal de que las amígdalas son parte del sistema inmunitario, el cual corresponde al tercer ecosistema. En nuestro escenario hipotético, el hecho de que sus amígdalas reaccionen cuando la bioenergía penetra en su ecosistema, probablemente sea una señal de desintoxicación.

Tal como lo indica la figura 15 con respecto al tercer centro bioenergético, los agentes patógenos que más probablemente serán expul-sados en nuestra desintoxicación teórica son los virus, mientras que las toxinas que serán expulsadas por el sistema inmunitario pueden incluir sustancias químicas, metales radiactivos, drogas recreativas, tabaco y sustancias solventes.

Su sistema inmunitario estará siendo estimulado para eliminar primero los elementos patógenos y tóxicos dentro de sí mismo y su ecosistema, y luego los que provengan de otras partes del cuerpo y otros ecosistemas que necesiten una limpieza.

Las **Toxinas** son sustancias venenosas (o, con menor frecuencia, energías nocivas como las microondas y la radiación) que normalmente llegan a acumularse en el cuerpo hasta alcanzar niveles peligrosos solamente como resultado directo de un miasma abierto que esté conectado al mismo ecosistema. La excepción a esta definición general que se aplica a las toxinas artificiales introducidas externamente, son las toxinas orgánicas (toxinas parasitarias, micotoxinas, etc.) que aparecen por la proliferación excesiva de microorganismos internos.

Usando nuevamente el ejemplo del séptimo centro bioenergético en el Grupo Electromagnético 1, la apertura del miasma *vacunación* puede «abrir la puerta» al estancamiento y la acumulación celular de antibióticos, flúor, tioéteres producto de endodoncias y el cóctel tóxico contenido en las vacunas.

Como en el caso de los sistemas de órganos, no resulta práctico enumerar todas las toxinas potenciales que pueden ser aplicables a un ecosistema. Al respecto, tenga presente que a menudo hay categorías dentro de las categorías —como es el caso de los metales pesados y los hidrocarburos— las cuales subsumen una variedad de toxinas más específicas.

Los **Microorganismos** indican ya sea 1) agentes patógenos nocivos como los virus, los parásitos y los hongos, o 2) organismos microscópicos que normalmente existen en armonía con el cuerpo, tales como la flora intestinal y los organismos homeostáticos del suelo (HSO, por sus siglas en inglés).

De manera similar a las toxinas, que se pueden acumular cuando se les da la luz verde energenética, también es posible que tanto los agentes patógenos como los microorganismos beneficiosos proliferen cuando su correspondiente miasma ha sido abierto. Esto es exactamente lo que ocurre en el caso de la proliferación excesiva de la Candida.

Las bacterias y las levaduras son categorías amplias que abarcan tanto los microorganismos puramente patógenos, como los que son naturalmente útiles. Al igual que los agentes patógenos, los microorganismos normalmente beneficiosos se pueden multiplicar y causar enfermedades como consecuencia de un miasma que se haya activado en su ecosistema. Pero como lo demuestra el segundo ecosistema, el cual regula la actividad parasítica cuando no hay ningún miasma presente, no siempre es necesario que un miasma se abra para que los agentes patógenos circulen fuera de control.

Las **Emociones** (a excepción de aquellos estados correspondientes al Campo Maestro) son sentimientos autolimitantes que, al igual que sus equivalentes fisiológicos y energéticos, forman grupos de familias dentro de un ecosistema determinado.

Es imposible enumerar todas las posibles variantes de las emociones en un solo Cuadro Esquemático. Si usted experimenta una emoción que no ha sido mencionada textualmente, encuentre la emoción que sea la más cercana a esta y añada su emoción a ese mismo ecosistema. Por ejemplo, la felicidad está estrechamente relacionada con la alegría y, por lo tanto, pertenece al Campo Maestro. Lo mismo se podría decir de la exaltación, el éxtasis y sentimientos gratos similares.

Un espacio en blanco (—) indica la ausencia total de emociones en un ecosistema determinado, lo cual tiene tanta capacidad para comprometer la salud del cuerpo-mente-espíritu como el albergar emociones negativas. Las emociones (y también su ausencia) son fenómenos energenéticos sumamente poderosos que resuenan con tanta fuerza en el patrón bioenergético que puede resultar difícil asignar causalidad: *si bien podemos pensar que determinadas emociones son ocasionadas por disfunciones físicas correspondientes que pertenecen al mismo ecosistema, por lo general tiene igual sentido que consideremos los problemas físicos como el producto de actitudes emocionales nocivas.*

Si usted padece alguna de las dolencias mencionadas en un centro bioenergético específico, podría beneficiarse de hacer un examen introspectivo de las emociones relacionadas. Es probable que descubra que algunas de estas emociones, o todas ellas, han contribuido a su situación.

Asumir el compromiso de regular cualquier actitud negativa o pesimista que identifique en usted mismo constituye un paso importante en la maestría personal consciente, a medida que aprende a «ir tras su felicidad» —para citar a Joseph Campbell— mientras logra amarse a sí mismo y amar a los demás más plenamente. El resultado a menudo es una experiencia transformadora más constante de emociones positivas y vitalizadoras —en particular aquellas relacionadas con el Campo Maestro, que son esenciales al Creador dentro de todos nosotros— junto con un marcado aumento del bienestar general.

La idea central aquí —que las emociones positivas son esenciales para la buena salud— está científicamente evidenciada por las investigaciones de Glen Rein anteriormente mencionadas, acerca del efecto transformador de tales emociones en el ADN.

Cuanto más tiempo pase sintiendo la energía de la conciencia universal creadora y el amor incondicional representados por el Campo Maestro, tanto más podrá zafarse de su cabeza (el ego) y penetrar en su corazón (el espíritu).

Conectarnos con nuestro Ser Superior a través de nuestro corazón nos permite ir más allá del uso del poder del pensamiento positivo para dirigir nuestras vidas de manera epigenética, y más bien comenzar a experimentar como cocreadores, usando el *poder del sentimiento positivo* para alcanzar la maestría de nuestra experiencia de la realidad de manera mucho más consciente, es decir, metagenética (fig. 6).

El proceso de alcanzar la maestría que acabo de describir es promovido de manera totalmente natural por la Potenciación y el método Regenetics, para aquellos dispuestos a renunciar a sus limitaciones emocionales durante la profunda metamorfosis de la conciencia de víctima a la conciencia de unidad.

Los **Miasmas** fueron definidos anteriormente como predisposiciones energéticas hacia determinados patrones de enfermedad relacionados con la posición de los ecosistemas en Grupos Electromagnéticos específicos.

Una breve revisión de las figuras 15, 16 y 17 conduce a tres observaciones relacionadas entre sí, con respecto a los diez principales miasmas reconocidos por la mayoría de los homeópatas contemporáneos:

1. Los miasmas siempre se dan en pares dentro de los ecosistemas.

2. Los pares de miasmas siempre son los mismos en todos los Grupos Electromagnéticos.

3. Los pares de miasmas únicamente ocurren en los centros bioenergéticos 3-7, lo cual quiere decir que los ecosistemas primero, segundo, octavo y noveno carecen de miasmas.

Sin excepción alguna, los siguientes cinco pares de miasmas son como «uña y carne» en cualquier ecosistema que ocupen, en cualquiera de los Grupos Electromagnéticos:

*vacunación* y *voluntad*

*psora* y *tuberculosis*

*syphilis* y *thuya focal*

*gonorrea* y *sycosis*

*cáncer* y *radiación*

Muchos años de estudio de estas díadas en el contexto del Regenetics han revelado que *los pares de miasmas se complementan entre sí: el primer miasma es el que ocasiona mayormente enfermedades físicas, mientras que el segundo juega el papel principal en la generación de enfermedades mentales o emocionales.*

El miasma *vacunación*, cuando se encuentra abierto, puede conducir a una serie de enfermedades autoinmunes, mientras que el miasma que le corresponde, *voluntad*, puede promover continuas emociones de impotencia y desesperanza que conduzcan a un perpetuo estado de desesperación.

Esta dinámica de complementación se repite: un miasma *psora* puede resultar en problemas palpables de la piel y la membrana mucosa, mientras que el miasma *tuberculosis* a menudo produce enfermedades que algunos creen que son mental o emocionalmente provocadas (o incluso creadas), tales como el asma.

Un miasma *syphilis* abierto generalmente está vinculado con problemas cardíacos o endocrinos. El miasma *thuya focal* que lo acompaña, a menudo está relacionado con toda una gama de desequilibrios emocionales que van desde de la codependencia y la «antidependencia» hasta la adicción y el trastorno bipolar.

El miasma *gonorrea*, cuando está activo, puede conducir a enfermedades de los ojos, disfunciones en el cerebro y el sistema nervioso central, alergias alimentarias y dificultad en el metabolismo del azúcar que puede resultar en la diabetes. El miasma *sycosis*, que lo acompaña, normalmente está implicado en enfermedades mentales graves, tales como la psicosis.

Por último, el cáncer de cualquier tipo generalmente proviene de un miasma *cáncer* abierto, mientras que el miasma *radiación* puede ocasionar estados mentales como la ansiedad y perturbaciones emocionales caracterizadas por la paranoia.

*Casi siempre, cuando uno de los dos miasmas se abre en un ecosistema determinado, la otra mitad se abre también.* Al igual que ocurrió anteriormente con respecto a las emociones negativas y las enfermedades físicas, aquí también es difícil asignar causalidad: ¿es el miasma «físico» el que ocasiona que el miasma «mental/emocional» se abra, o viceversa?

En cualquier caso, el hecho de que dos miasmas tiendan a activarse más o menos simultáneamente dentro de un ecosistema arroja luz sobre lo siguiente:

1. Por qué existe un aspecto mental o emocional profundo y perdurable en casi toda enfermedad.

2. Cómo la disfunción mental o emocional resuena energéticamente con problemas físicos potenciales que pueden aparecer como resultado.

Al observar los pares de miasmas en el contexto de ecosistemas específicos, la compleja interacción entre lo material y lo energético para generar la salud y la enfermedad se vuelve patentemente obvia.

*Uno sabe cuando un par de miasmas se ha activado dentro de un ecosistema determinado cuando se puede identificar con cualquiera de las dolencias que se nombran más adelante (o aquellas relacionadas) que corresponden al mismo centro bioenergético.*

Asimismo, debe saber que si dos miasmas se abren en un ecosistema, el siguiente par de miasmas con mayor probabilidad de abrirse y comenzar a ocasionar problemas se encontrará en un ecosistema adyacente, ya sea encima o debajo.

En el caso de los miembros del Grupo Electromagnético 1, por ejemplo, cuando los miasmas *vacunación* y *voluntad* se activan en el séptimo centro bioenergético, un escenario común es que posteriormente los miasmas *psora* y *tuberculosis* se abran en el sexto centro.

Este escenario ilustra cómo las personas que han sufrido daño genético por las vacunas hasta el punto de mostrar síntomas de autoinmunidad, por lo común comienzan a acumular metales pesados, sobre todo a causa de sus tratamientos dentales.

Una sobrecarga tóxica de mercurio y otros metales provenientes de los llamados empastes de plata, coronas y puentes usados en la odontología convencional es tanto una acción del miasma *psora* como un intento desesperado por parte del cuerpo de impedir que los agentes patógenos de las vacunas proliferen de manera sistémica.

Durante mi propia enfermedad crónica ocurrió precisamente tal «descompresión» de los pares de miasmas a partir del séptimo centro bioenergético. Las pruebas quinesiológicas, en combinación con mi autoevaluación, revelaron que ocho de mis diez miasmas —desde el séptimo hasta el cuarto ecosistema— ¡estaban abiertos y sembrando el caos!

Felizmente, con el tiempo la Potenciación y el método Regenetics superaron a la homeopatía tradicional y lograron cerrar mis miasmas y sanar la gran mayoría de los daños que estos me habían ocasionado.

Puesto que lo mismo se puede decir de un gran número de personas que han experimentado este trabajo, no se desanime al observar sus miasmas y tenga fe en que usted es capaz de usar la activación del ADN para sanar y transformar su vida.

Las **Dolencias** constituyen problemas de salud a través del espectro cuerpo-mente-espíritu, confirmados o intuidos, que forman subgrupos de familias dentro de un centro bioenergético, como típicamente lo hacen los elementos de un ecosistema.

Al igual que ocurre con varias de las categorías que hemos explorado anteriormente, no es posible nombrar todas las dolencias que la medicina alopática ha pormenorizado hasta el absurdo, que pudieran tener relación con un ecosistema determinado. Use la lógica al determinar que su rarísima enfermedad de la piel, que tiene un nombre polisílabo en latín (pero que básicamente es un sarpullido), probablemente pertenezca al mismo centro bioenergético que el sistema dérmico.

Un factor esencial que se debe comprender desde el principio al hablar de las dolencias enumeradas en el Cuadro Esquemático Electromagnético es que estas dolencias no constituyen ni implican un diagnóstico. Bajo ninguna circunstancia se pretende que la información proporcionada en las figuras 15, 16 o 17 sea para diagnosticar un problema médico o recomendar algún tratamiento o procedimiento médico.

Si usted ha recibido un diagnóstico por parte de un profesional de la salud, puede usar esta información para evaluar:

1. Cuáles de sus miasmas podrían estar abiertos.

2. Qué otros factores —toxinas, microorganismos, emociones negativas y demás— podrían estar contribuyendo a sus problemas en un ecosistema específico.

3. Qué glándulas y órganos relacionados podrían estar comprometidos y necesitar fortificación por medio de una dieta apropiada y posiblemente de otros medios.

Si usted no ha recibido ningún diagnóstico, aun así, tal vez sepa que en determinada área tiene un problema que necesita ser tratado. Si es así, busque el ecosistema que se ajuste a su situación y utilice esta perspectiva integrada sobre los posibles factores causantes, para ayudar a su sanación.

Un segundo factor a tener bien presente aquí es que algunas personas —quienes igual pueden beneficiarse mucho de la Potenciación— no padecen ninguna dolencia en absoluto. *El hecho de que se nombren diversas dolencias, que pueden llamar su atención, dentro de un ecosistema determinado, no quiere decir necesariamente que usted tenga alguna de estas dolencias.*

Tercero, y por último, a aquellas personas que tienden a considerar que cualquier discusión acerca de enfermedades significa enfocarse en el problema en vez de la solución, les diré que enterrar la cabeza en la arena cuando sabemos que algo anda mal, de por sí no mejora nada. *Si usted simplemente no hace caso de algo que su Ser Superior ha determinado como herramienta de enseñanza para su crecimiento espiritual, como por ejemplo una enfermedad, puede estar seguro de que esta probablemente hará cualquier cosa menos desaparecer.*

El verdadero reto —y la verdadera oportunidad para la maestría personal consciente— es reconocer el problema, entender su propia participación en la creación de este y comprometerse a usar esta información, no para culparse a sí mismo, sino para sanar el asunto, rumbo a la transformación de su cuerpo-mente-espíritu.

## Marco cronológico de la Potenciación

Si bien la sesión de Potenciación muy bien puede restablecer instantáneamente el patrón bioenergético del receptor en el dominio fluido del tiempo-espacio, se requiere un periodo de tiempo razonable para que la reprogramación se manifieste en la realidad relativamente fija del espacio-tiempo.

La Potenciación inicia un impulso ondulatorio de energía torsional, la cual emana del campo de la conciencia (Campo Maestro) e inmediatamente comienza a recorrer los nueve niveles del patrón bioenergético del receptor, siguiendo un marco cronológico de gestación específico (fig. 18).

Puede ser útil visualizar el Campo Maestro como la biocomputadora cuántica, el «*hardware*», que en el fondo es el que dirige la orquesta, mientras que el «*software*», asociado con el campo de la inteligencia metagenética del campo de la conciencia, mantiene la energía en marcha y avanzando en la dirección correcta.

*A medida que la bioenergía fluye hacia abajo y hacia arriba a través de sus ecosistemas, limpia las distorsiones de sus centros bioenergéticos, eleva su frecuencia vibratoria y los reprograma.*

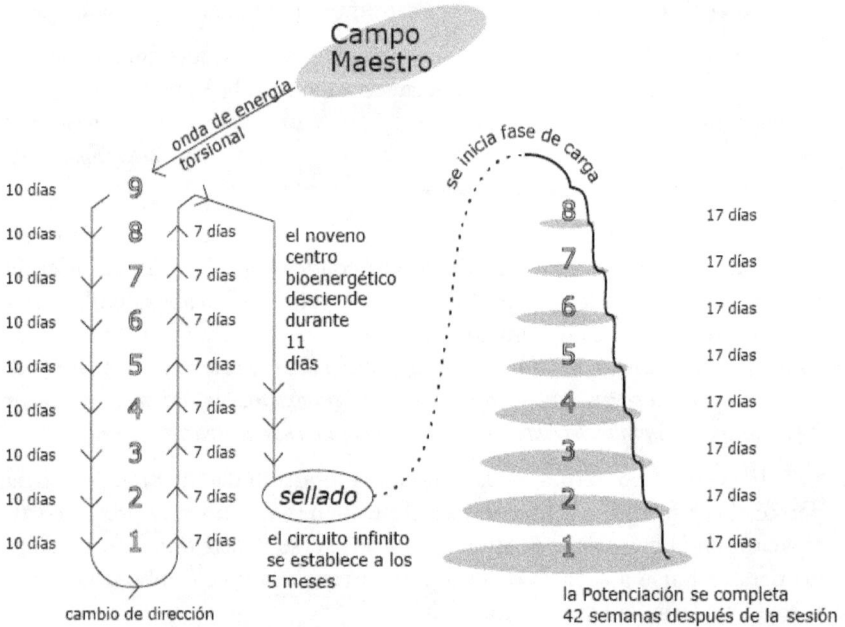

**Figura 18. Marco cronológico de la Potenciación**

**El diagrama de arriba muestra las diversas etapas del ciclo de 42 semanas de la Potenciación, el cual se inicia en el noveno centro bioenergético y termina, poco después de nueve meses, en el primer centro bioenergético.**

La figura 18 muestra que a partir del noveno ecosistema los potenciados permanecen un promedio de diez días en cada centro bioenergético al ir hacia abajo (9-1), y luego aproximadamente siete días en cada centro al regresar hacia arriba (1-8).

Esto significa que usted permanecerá un total de diecisiete (10 + 7) días en el primer ecosistema mientras el pulso bioenergético desciende hasta el final del patrón, hace un cambio de sentido e inicia su recorrido hacia arriba.

Cuando la energía da la vuelta completa y llega nuevamente al noveno ecosistema, este último inmediatamente comienza a descender, algo así como un pastel que se cae, a través de los centros bioenergéticos. Observe que *la segunda vez que llega al noveno ecosistema, no permanece ningún tiempo en este.*

Tal como se muestra en la figura 18, a esto le sigue un periodo de transición de aproximadamente once días durante los cuales *los centros bioenergéticos —cabe reiterar que estos incluyen tanto los campos bioenergéticos como los chakras correspondientes— se reestructuran en número: de nueve a ocho.*

Durante este periodo de generalmente once días, a medida que el noveno ecosistema desciende y se fusiona con el segundo ecosistema, se va creando un patrón bioenergético más estable llamado *circuito infinito*, que hace posible la «fase de carga» de la Potenciación, la cual dura aproximadamente cuatro meses.

El circuito infinito —que cobra existencia cuando la interrupción conocida como cuerpo fragmentario es sellada por la bioenergía proveniente del noveno ecosistema— queda establecido aproximadamente cinco meses (de treinta y un días) después de la sesión de Potenciación.

Al llegar ese momento, los potenciadores ya están aptos para experimentar la Articulación: incremento bioenergético, segunda activación del ADN del método Regenetics, que energiza lo que antes fue el cuerpo fragmentario, pero que ahora representa una fuente de poder importante para la sanación y la transformación continuas.

En el siguiente capítulo se ofrece información adicional acerca de la Articulación. Si usted está leyendo este capítulo aisladamente, puede aprender más acerca de la Articulación en **www.phoenixregenetics.org** y **www.potentiation.net**.

Durante la fase de carga que sigue al sellado, que también se ilustra en la figura 18, cada centro bioenergético desde el octavo hacia abajo se llena progresivamente de energía de torsión, como una fuente escalonada. Puede anticipar que permanecerá aproximadamente diecisiete días en cada uno de los ocho ecosistemas durante esta fase.

Si sumamos el tiempo que permanecemos en cada una de las fases de la Potenciación antes señaladas, y dejamos cierto margen para diferencias individuales muy pequeñas, *el tiempo total que pasamos potenciándonos resulta en poco menos de nueve meses y medio, o alrededor de cuarenta y dos semanas: un ciclo de gestación humano.* Yo digo que esto no es coincidencia. De hecho, durante el curso de la Potenciación ocurre un profundo renacimiento energenético que va mucho más allá de lo que la mayoría de la gente ha experimentado jamás.

Algunos potenciadores se han preguntado si es posible acelerar el marco cronológico de la Potenciación, o si este pudiera estar acelerándose por sí solo debido a factores cósmicos o evolutivos. Basándonos en años de observación y experiencia, la simple respuesta en este caso parece ser que *no*.

Otros se han preguntado qué tiene de especial el número 8, si el número 9 es sagrado en muchas tradiciones, incluido el taoísmo, donde generalmente significa culminación. Aquí resulta útil considerar que la Potenciación establece un circuito infinito de ocho centros bioenergéticos que se conectan con un noveno centro. El Campo Maestro representa al Creador y la culminación suprema que es el retorno a la conciencia de nuestra Fuente. Debido a la existencia del cuerpo fragmentario, un patrón no potenciado de nueve centros bioenergéticos está desequilibrado y se conecta de manera torpe e inestable con un décimo centro.

Definitivamente, si la reestructuración a ocho centros bioenergéticos fuese de alguna manera antinatural, usted jamás lo supondría por la respuesta entusiasta de tantos que han visto su salud y su vida reinventadas por este trabajo.

## Cómo hacer el seguimiento del marco cronológico

Por lo general, usted puede sentir la bioenergía recorrer sus ecosistemas durante la Potenciación —física, mental, emocional e incluso espiritualmente—. Es aquí donde su habilidad para leer su Cuadro Esquemático Electromagnético puede resultar particularmente útil. *Una rápida mirada al ecosistema en el cual se encuentra la energía de la Potenciación cuando esté experimentando desintoxicación, sanación u otro fenómeno puede revelar muchísimo acerca de lo que está ocurriendo en realidad.*

Un ejemplo práctico para alguien que pertenece al Grupo Electromagnético 1 podría ser la llamada crisis de sanación que se produce tan pronto uno ingresa al séptimo ecosistema, cuyos efectos concuerdan asombrosamente con las categorías asociadas a este centro bioenergético: la vejiga, los riñones y los huesos le duelen; su Candida cobra vigor; viejos síntomas de fibromialgia o de fatiga crónica se asoman de nuevo, y una ola de emociones como la desilusión, la frustración y la impotencia lo inundan. A pesar de no sentirse tan bien dispuesto, le sorprende ver que su Cuadro Esquemático y el marco cronológico sean tan precisos. Y es asombroso *experimentar* lo estrechamente entrelazados que están los diferentes factores (físicos, mentales, emocionales, etc.) que se presentan juntos en relación con su(s) dolencia(s). Antes de la Potenciación, tal situación hubiese sido profundamente perturbadora. Pero a usted le reconforta saber que, con toda probabilidad, según su Cuadro Esquemático y el marco cronológico, simplemente está expulsando toxinas, agentes patógenos, traumas y emociones negativas asociadas con el séptimo ecosistema.

Afortunadamente, *hay una enorme diferencia funcional entre una crisis de salud y una crisis de sanación*. Efectivamente, en pocos días nota que por medio de las heces y la orina está eliminando un montón de cosas rancias que no tienen nada que hacer dentro del cuerpo humano. En un par de días más, justo alrededor del momento en que la energía de la Potenciación ingresa al siguiente ecosistema, usted no recuerda haberse sentido alguna vez tan limpio, tan fuerte y tan feliz.

¡Felicitaciones! ¡Acaba de atravesar una muy necesaria desintoxicación y, como recompensa, ha ingresado en un *intervalo* de relativo confort y estabilidad!

¿Puede ver por qué es una excelente idea registrar el marco cronológico de su Potenciación en el calendario o agenda al momento de comenzar este proceso?

La forma más fácil de registrar su propio marco cronológico es escribir «9 abajo» al lado de la fecha de su Potenciación, «8 abajo» al lado de la fecha que caiga diez días después, «7 abajo» diez días después de esa fecha, y así sucesivamente. Si hace esto inmediatamente después de su sesión, usted sabrá en qué ecosistema está trabajando la energía —así como la dirección de esta— en cualquier momento dado.

Cuando llegue a «1 abajo», cuente diez días más y escriba «1 arriba» al lado de la fecha correspondiente; escriba «2 arriba» al lado de la fecha que caiga siete días después; luego «3 arriba» siete días más tarde, y así sucesivamente.

Cuando la energía vuelva a llegar al noveno ecosistema, escriba «comienza el sellado»; cuente once días y luego escriba «termina el sellado: cargando 8 abajo». Esta última anotación indica que 1) sus ecosistemas noveno y segundo se han convertido en uno dentro del segundo centro bioenergético y 2) la fase de carga se ha iniciado con el octavo ecosistema.

Seguidamente, cuente diecisiete días y escriba «cargando 7 abajo», luego de otros diecisiete días anote «cargando 6 abajo», y así sucesivamente. Diecisiete días después de la fecha donde anote «cargando 1 abajo», ¡usted habrá completado su Potenciación!

## El cuerpo fragmentario después del sellado

En las Partes I y II de este libro, se expusieron enfoques detallados acerca del cuerpo fragmentario. Aquí solo quiero resaltar que después del sellado usted ya no tiene un cuerpo fragmentario; ni tampoco tiene un noveno centro bioenergético (no se toma en cuenta el Campo Maestro).

*En lugar del cuerpo fragmentario y de su antiguo noveno centro bioenergético, hay un ecosistema totalmente nuevo que ocupa el segundo centro bioenergético desde abajo.*

Para todos los Grupos Electromagnéticos, este nuevo ecosistema ahora controla, además de los elementos nombrados en el antiguo cuerpo fragmentario, también el ADN y el sistema nervioso. Asimismo, este centro bioenergético recién sellado incluye las emociones de la expiación, la privación, el resentimiento, el sentirse atrapado y la falta de perdón.

Fuera de las similitudes mencionadas, en lo que respecta a glándulas, órganos y dolencias, la naturaleza exacta de este nuevo ecosistema puede diferir considerablemente de un Grupo Electromagnético a otro.

*Para interpretar su segundo centro bioenergético ya sellado, simplemente añada todos los elementos de su antiguo noveno ecosistema, conforme se listan en su Cuadro Esquemático, a los elementos enumerados en el segundo ecosistema.*

## Conviértase intencionalmente en el Creador

Para concluir nuestra exploración de las herramientas de la Era II para promover la maestría personal consciente en tándem con el método Regenetics, voy a compartir unas cuantas ideas acerca de la intención, para luego exponer una serie de ejercicios para expandir la conciencia que usted puede practicar diariamente.

Es sumamente importante respetar el poder de la intención para la sanación y la transformación. Esto es particularmente cierto en el contexto de la Potenciación y el método Regenetics —al elevar nuestra frecuencia personal, magnifican exponencialmente el poder de nuestra intención.

La intención es la piedra angular de la manifestación, una vibración que enlaza realidades y atrae energías afines. La intención conecta la experiencia interna con la creación externa, y es una fuerza impulsora de la sanación y la transformación. Toda intención es una afirmación del poder personal y es virtualmente una expresión de nuestra verdadera razón de estar aquí.

Así, la mejor manera de mantener una intención de sanación y transformación es enfocarse en lo que realmente desea alcanzar en la vida, en aquello que le trae o le podría traer satisfacción, en vez de fijar la mirada en los problemas u obstáculos. Desde luego, es conveniente reconocer los problemas y obstáculos, al igual que la necesidad de trascenderlos, a fin de prestar atención a nuestro llamado superior, pero tenga presente que *la energía de la intención positiva mueve montañas, mientras que el continuo enfoque en lo negativo crea montañas*.

*La intención genuina está imbuida del poder del sentimiento positivo* y supera ampliamente el alcance de cualquier deseo puramente mental. Vivir en el presente como queremos vivir, emocionalmente hablando, es un acto tan poderoso que atrae a sí el futuro mismo que estamos energéticamente alimentando. Si uno no *siente* de alguna manera aquello que anhela alcanzar, no está poniendo el corazón tras su intención —y los resultados que obtenga disminuirán consecuentemente.

La manera más efectiva de crear lo que nuestro corazón desea es simplemente convertirnos en el Creador. Nosotros *somos* en esencia el Creador, entonces ¿por qué no abandonar las falsas creencias acerca de quiénes somos y las distorsiones emotivas resultantes (las emociones ligadas a nuestros ecosistemas individuales) y vivir esta «metamórfica» verdad?

En las conmovedoras palabras de Marianne Williamson, «Eres un hijo de Dios, y si juegas a empequeñecerte, con eso no sirves al mundo. Encogerte para que los que te rodean no se sientan inseguros no tiene nada de iluminado. [...] Nacimos para poner de manifiesto la gloria de Dios, que está dentro de nosotros».

Entonces, ¿cómo *es* que nos convertimos en el Creador? Muy simple, sintiendo lo que el Creador siente. ¿Y qué *es* lo que el Creador siente? El Creador siente las emociones mencionadas en la lista correspondiente al Campo Maestro en todos los Cuadros Esquemáticos Electromagnéticos: creatividad, empatía, gratitud, fe, inspiración, alegría, amor, confianza, unidad... y muchas otras emociones que son igualmente expansivas y alentadoras.

Cuanto más tiempo pasemos experimentando estos y otros sentimientos positivos relacionados, tanto más avanzaremos en nuestro sendero de la maestría personal consciente para llegar a personificar al Creador. «Personificar al Creador» es simplemente otra frase para decir alcanzar la plenitud —lo cual significa sanar y por último transformar nuestras vidas.

Teniendo en mente estas ideas acerca de la intención y la maestría personal consciente, le recomiendo la siguiente serie de ejercicios citados de una fuente intuitiva sin precedentes conocida como *La Ley del Uno*, que, si los practica habitualmente, lo ayudarán como ninguna otra cosa a integrar y maximizar las energías de la Potenciación:

**Ejercicio uno**. Este es el de carácter más central y aprovechable en vuestro complejo de ilusión. El momento incluye amor. Esa es la lección/objetivo de esta ilusión [...] El ejercicio consiste en ver conscientemente ese amor en las distorsiones de la conciencia y el discernimiento. El primer intento es la piedra angular. Sobre esta elección reposa el resto de [su] vida-experiencia [...] La segunda búsqueda de amor en el interior del momento comienza la suma. La tercera búsqueda potencia a la segunda, la cuarta potencia o dobla a la tercera. [...] se producirá cierta merma debido a las imperfecciones de la búsqueda, por una distorsión de falta de sinceridad. Sin embargo, la declaración consciente que realiza el yo para el yo del deseo de buscar el amor es un acto tan central de la voluntad que [...] la pérdida que produce esa resistencia es intrascendente.

**Ejercicio dos**. El universo es un solo ser. Cuando una [persona] observa a otra [persona], ve al Creador.

**Ejercicio tres**. Mirad fijamente un espejo. Ved al Creador.

**Ejercicio cuatro**. Observad la creación que se encuentra alrededor [...] de cada [persona]. Ved al Creador.

La base o prerrequisito de estos ejercicios es una inclinación hacia lo que podría llamarse meditación, contemplación u oración. Con esa actitud pueden procesarse estos ejercicios; sin ella, los datos no profundizan hasta las raíces del árbol de la mente, que es lo que permite activar y dignificar el cuerpo y llegar a tocar el espíritu.

Al mencionar la importancia de una «inclinación hacia [...] la meditación, contemplación u oración» se habla de una manera de ser, una intención interna de estar presente en el Ahora, no de una actividad rutinaria.

Llegado el momento, si usted los practica correctamente, la meditación, la contemplación y la oración deberán dejar de ser eventos aislados y, en cambio, permear cada momento a medida que usted vaya activando su potencial y viviendo a plenitud.

Cuando compartí estos ejercicios con miembros del foro del método Regenetics, alguien recomendó un quinto ejercicio que parecía condensar los otros cuatro y completarlos maravillosamente:

*Ejercicio cinco*. *Mientras practica los cuatro ejercicios anteriores, piense o diga: «Te amo. Yo soy tú».*

# CAPÍTULO 14

## *Herramientas de la Era III*

Las herramientas de la Era I para alcanzar la maestría personal consciente se enfocan en nutrir el cuerpo durante las extraordinarias mejoras energenéticas que la Potenciación y el método Regenetics hacen posibles. Por su parte, las herramientas de la Era II van más allá del cuerpo y la gené-tica, y están inspiradas en un enfoque epigenético (mente-cuerpo) para integrar las potentes y singulares energías de este trabajo.

A fin de completar nuestra explicación sobre las maneras de maximizar la sanación y la transformación por medio de la activación del ADN, es necesario hablar sobre las herramientas metagenéticas de la Era III para alcanzar la maestría personal consciente.

Las herramientas de la Era III son capaces de traer beneficios extraordinarios tanto para el cuerpo como para la mente, pero *la característica principal de la medicina metagenética genuina es que esta es definitivamente de índole espiritual.*

Tal como se explicó en la Parte I, las técnicas de la Era III pasan por encima de nuestros cuerpos y mentes individuales y van directamente a la raíz del problema, pues transforman el patrón espiritual en el campo de la conciencia colectiva, que está a cargo de la creación de cuerpo y mente (figs. 8 y 9).

Este capítulo final sirve como una breve introducción para las otras tres principales activaciones del ADN del método Regenetics: la Articulación: incremento bioenergético, la Elucidación: activación trina y la Trascensión: cristalización bioenergética. Siendo puramente metagenéticas tanto en la teoría como en la práctica, estas tres activaciones trascienden incluso a la Potenciación en cuanto a su capacidad de incrementar nuestra conciencia, elevar la frecuencia de nuestra vibración personal, y sanar y transformar las áreas que todavía necesiten ser atendidas.

Vamos a comenzar con una descripción breve de cada fase, luego exploraremos la secuencia cronológica del método Regenetics (fig. 19), y terminaremos con una breve explicación de la progresión «arqueológica» a través de los cuerpos sutiles representados por el método Regenetics de cuatro partes.

*Las fases segunda, tercera y cuarta de este trabajo, por ser algo más complejas de realizar que la Potenciación, deben ser facilitadas —ya sea a distancia o en persona— por alguien que haya recibido capacitación especializada en el método Regenetics.*

Quienes deseen continuar en su sendero de sanación y transformación con el método Regenetics, más allá de la Potenciación, podrán obtener una lista periódicamente actualizada de facilitadores acreditados, agrupados por país, en **www.phoenixregenetics.org** o también en **www.potentiation.net**.

Asegúrese de que el (la) facilitador(a) que usted escoja para cualquiera de las activaciones del ADN reseñadas más adelante 1) esté incluido(a) en nuestra base de datos oficial de facilitadores acreditados y 2) cuente con la capacitación en el (los) nivel(es) específicos del Regenetics que usted desea experimentar.

En los dos sitios web arriba mencionados, también podrá leer sobre cómo obtener una acreditación como facilitador en el método Regenetics para usted mismo, y podrá encontrar información más detallada acerca de todas las fases del método Regenetics, incluidas varias páginas con testimonios de clientes, una descripción de nuestra serie de fortificaciones energenéticas suplementarias (Canciones de distinción) e instrucciones para acceder al foro del método Regenetics.

A las personas interesadas en los aspectos más esotéricos del Regenetics —tales como la personificación luminosa— las invito a leer *Sanación consciente* (también disponible a través de los sitios web), donde se examinan la evolución consciente y el potencial humano desde una perspectiva verdaderamente amplia y pionera.

## La Articulación: incremento bioenergético

- Centro de atención: el cuerpo sutil mental
- Requisitos mínimos: haber transcurrido cinco meses desde la Potenciación
- Duración: continua

- Algunos de los beneficios observados: energía juvenil, agudeza mental, mejor memoria, comunicación más clara, mayor creatividad, sexualidad más intensa, menstruación más fácil, alivio del síndrome premenstrual, menos tendencia a intelectualizar, intuición mejorada, estado de alerta meditativa, disminución del acné, mejor ejercicio, mayor flexibilidad, eliminación de alergias, mayor abundancia...

La Potenciación puede ser algo que cambia la vida, y en mi caso de hecho lo hizo. No solamente me salvó la vida, sino que me devolvió la capacidad de vivirla después de años de padecer debilitantes alergias y enfermedades crónicas autoinmunes. Pero Leigh y yo supimos desde el principio que era posible reforzar el proceso de la activación del ADN por medio de otras intervenciones metagenéticas, utilizando diferentes códigos vocálicos de sonido y luz.

La Articulación se inicia con una única sesión de media hora similar a la de la Potenciación, y puede llevarse a cabo a partir del quinto mes de haberse realizado la sesión de Potenciación.

Esta segunda fase del método Regenetics tiene el propósito de acrecentar el enorme potencial creador del segundo campo bioenergético y su correspondiente chakra.

Tal como se explicó anteriormente, el método Regenetics se desarrolló a partir del descubrimiento de que los centros bioenergéticos humanos son ecosistemas en donde varios factores a lo largo del espectro cuerpo-mente-espíritu, o bien funcionan en armonía creando el bienestar, o bien sin armonía produciendo la enfermedad.

El Regenetics además reconoce que el segundo ecosistema, el cuerpo fragmentario, está presente en la mayoría de las personas como un vacío bioenergético que, en gran medida, separa el espíritu y la materia, y evita que la energía de torsión sane y transforme nuestras vidas de manera natural.

En la Potenciación, los centros bioenergéticos se reestructuran, dejan de ser nueve centros desequilibrados e inestables y se reducen a ocho, una cantidad infinita y armoniosa, cuando el cuerpo fragmentario es reprogramado y deja de existir. Esto crea un circuito infinito en el patrón bioenergético (figs. 10 y 18). En este proceso, el noveno ecosistema se fusiona con el segundo y lo sella. El sellado ocurre aproximadamente a los cinco meses de haberse iniciado la Potenciación, y es un punto en el cual el segundo centro bioenergético deja de ser una carga energética y se transforma en un importante centro de control energenético que gobierna el funcionamiento del ADN.

La Articulación «potencia» este ecosistema recién establecido y facilita la integración de nuevos potenciales bioenergéticos que comienzan a desarrollarse desde el noventa y siete por ciento de ADN potencial que ahora está listo para ser utilizado.

Muchos de estos nuevos potenciales están directamente relacionados con la potente energía vital del segundo campo bioenergético, su correspondiente chakra y los órganos vinculados: los sistemas oral y reproductor (fig. 5). La fuerza vital, que es una forma de bioenergía concentrada, ha sido llamada «kundalini».

La kundalini es la onda vital de energía de torsión propia de cada persona. Esta energía es conciencia creadora universal pura, colocada en cada persona en el momento de la concepción. En las enseñanzas de los Vedas, la kundalini se considera como la fuerza evolutiva más alta que poseen los humanos, que al ser despertada tiene el poder de desarrollar todo nuestro potencial bioespiritual.

Un punto que quiero clarificar para aquellos que conocen bien la tradición metafísica de la India: la kundalini es una energía fundamental situada en lo alto del primer chakra, en forma de serpiente y por lo general inactiva debido a la interrupción energética ocasionada por el cuerpo fragmentario que se encuentra justo encima de esta.

*La clave para elevar su kundalini, sin forzar las cosas ni hacerse daño, radica en el segundo chakra: al sellarse, este comienza de manera natural a formar un puente entre la fuente de kundalini y los centros bioenergéticos más altos.*

La Articulación activa esta onda vital desde el plano genético y celular, y así otorga una provisión constante de bioenergía para la creatividad en todas las áreas, entre ellas la expresión artística, la comunicación interpersonal, la sexualidad sana y la regeneración por medio de la dieta y el ejercicio.

Muchas personas que se han sentido «estancadas» en algún aspecto de su Potenciación, dicen haber sido impulsadas nuevamente luego de la Articulación para seguir adelante con su sanación y transformación. Esto tiene sentido porque con una nueva matriz bioenergética (sin interrupciones o fugas de energía bajo la forma del cuerpo fragmentario) establecida después del sellado, el cuerpo, la mente y el espíritu comienzan a desear ardientemente la energía evolutiva que la Articulación puede activar.

*Debido a que el cuerpo fragmentario ha sido sellado por medio de la Potenciación, la estimulación de la kundalini por medio de la Articulación es segura, moderada y continua.*

El sellado del cuerpo fragmentario durante la Potenciación, seguido de la activación del antiguo cuerpo fragmentario durante la Articulación, hacen posible una mayor sanación y el profundo grado de transformación emocional que a menudo ocurre durante la Elucidación.

## La Elucidación: activación trina

- Centro de atención: el cuerpo sutil emocional

- Requisitos mínimos: haber transcurrido cuarenta y dos semanas desde la sesión de la Potenciación y por lo menos un mes desde de la Articulación

- Duración: cuarenta y dos semanas (nueve meses y algo más)

- Algunos de los beneficios observados: aumento del amor a sí mismo, más alegría, liberación de traumas, perdón, aceptación, relaciones auténticas, propósito más claro en la vida, empoderamiento personal, normalización hormonal, menos sofocos, articulaciones más sanas, mayor resistencia, sabiduría del cuerpo…

Como se señaló anteriormente, un aspecto intrigante del ADN es que la mayoría de las personas utilizan menos del diez (y algunos dicen que apenas tres) por ciento de este. El resto ha sido desechado por la ciencia convencional como «chatarra».

El hecho de que utilicemos menos del diez por ciento de nuestro ADN tiene correlación con el hecho de que utilizamos, en el mejor de los casos, el diez por ciento de nuestro cerebro. Algo más fascinante todavía, es que menos del diez por ciento de la materia del universo es visible. El otro noventa por ciento ha sido llamada «materia oscura» y puede ser que resida en otras dimensiones.

¿Podría ser que el ADN «chatarra» tenga algún propósito evolutivo? ¿Podría ser que tenga un potencial escondido que está esperando activación? ¿Podría de alguna manera activar la porción no utilizada de nuestro cerebro? ¿Podría ser que esta activación abra nuestras facultades perceptivas y nos permita ver el noventa por ciento invisible del universo? Muchos investigadores creen que la respuesta a todas estas preguntas es un rotundo *sí*.

El método Regenetics inicialmente fue diseñado con el propósito de sanar mi enfermedad crónica, pero resultó ir mucho más allá. En esencia, el Regenetics no solamente promueve la sanación, sino una profunda transformación bioespiritual por medio de la maestría personal consciente.

Después de la Potenciación y la Articulación, la Elucidación —que también se inicia con una sesión de treinta minutos— tiene el propósito de activar, por medio de la neocorteza y el cerebro trino, la corteza prefrontal, algunas veces llamada «el cerebro del ave» para distinguirla de las cortezas de los mamíferos modernos, de los mamíferos primitivos y de los reptiles.

Dentro de la naturaleza trina del cerebro —para usar la frase acuñada por el neurocientífico Paul MacLean— podemos trazar la evolución cognitiva de nuestra especie: desde la dominancia del cerebro reptil, seguida por el desarrollo del cerebro límbico o emocional-cognitivo de los mamíferos primitivos, hasta la primacía de la neocorteza o cerebro verbal-intelectual de los mamíferos modernos.

Hoy en día, además de esta estructura anidada y tripartita que se muestra como una hoja de ruta de tres paradas a lo largo de la historia humana, estamos comenzando a observar actividad en el «cuarto cerebro», los lóbulos prefrontales.

«Los neurocientíficos tienen diversos puntos de vista con respecto a esta porción relativamente nueva de nuestro sistema neural que alguna vez fue llamada "el área silenciosa" del cerebro porque su función era bastante desconocida y no habían señales de actividad en ella», explica Joseph Chilton Pearce. Y añade, «Sin embargo, Paul MacLean consideraba los prefrontales como un cuarto sistema evolutivo y los llamó los "lóbulos angélicos", atribuyendo a ellos nuestras "virtudes humanas superiores" del amor, la compasión, la empatía y el entendimiento».

Yo propongo que MacLean estuvo esencialmente en lo cierto, y que nuestra evolución hacia un ser humano más evolucionado implica la activación, hasta cierto punto, de la corteza prefrontal.

En un artículo (en inglés) titulado «*Enlightenment and the Brain*» (La iluminación y el cerebro), reproducido en *DNA Monthly*, el neurofísico Christian Opitz expone lo siguiente:

> [...] la activación de los lóbulos frontales tiene que ver con la realización de Dios. La experiencia de la iluminación, de la no separación, no necesariamente coincide con la experiencia de una presencia viva de Dios. [...] se necesita más que suspender el exceso de actividad en los lóbulos parietales para pasar de la iluminación a la realización de Dios. [...] la activación de los lóbulos frontales es un cambio neurológico necesario para que Dios cobre vida en la conciencia de una persona. Los lóbulos frontales están relacionados con la voluntad individual. Muchas tradiciones místicas hablan acerca de la unión de la voluntad individual con la de Dios como a la vez la puerta de entrada hacia la realización de Dios y el resultado de esta. Sin embargo, esto no puede ocurrir si los lóbulos frontales no se encuentran suficientemente activos.

Opitz habla acerca de una importante, aunque a menudo ignorada, distinción entre lo que es la calma meditativa de los lóbulos parietales durante la llamada iluminación en muchas prácticas orientales de atención consciente y lo que es una maestría personal consciente auténtica y bioespiritual. A diferencia de la «iluminación» mental, la maestría personal consciente culmina no solamente en la percepción de la unidad (aunque esto sea transformador de por sí), sino también en la *iluminación física* que las tradiciones místicas denominan la realización de Dios. Además, claramente se dice que esta personificación divina implica la activación de ciertas áreas del cerebro.

La Elucidación estimula la corteza prefrontal por medio de la neocorteza, debido a algo que en *Sanación consciente* describo como la «resonancia cortical» en la estructura trina del cerebro, la cual armoniosamente activa el cuarto cerebro. Es por esta razón que Leigh y yo decidimos describir la Elucidación como una «activación trina».

En mi caso, me sentí definitivamente «en otro mundo» durante varios meses luego de mi Elucidación, como si la estructura química de mi cerebro hubiese sido fundamental y permanentemente alterada. Me hizo recordar —y me recuerda— la afirmación de Opitz en el artículo antes mencionado: «[La] dopamina, el neurotransmisor esencial para la actividad de los lóbulos frontales, es necesaria para los sentimientos de gozo y deleite en la vida, los que a menudo se dice que acompañan la unión mística con Dios».

*La Elucidación facilita enormemente la maestría personal consciente, pues ayuda a la persona a reemplazar las creencias limitantes o dañinas, incluidas las emociones y actitudes relacionadas con ellas, por creencias vivificadoras.*

Reestructurar nuestro sistema de creencias y los correspondientes estados emocionales puede cambiar nuestra experiencia de la realidad notablemente. El cambio que se produce es hacia la manifestación de una existencia radicalmente nueva que ya no se basa en la dualidad y la separación, sino en la conciencia de unidad y el amor incondicional.

*Esta tercera fase del método Regenetics incita a que el ADN potencial reconfigure el circuito infinito de la persona, el cual se estableció mediante la Potenciación, creando una nueva frecuencia unificada en todo el patrón bioenergético, que se denomina el «Campo Unificado de la Conciencia».*

La creación del Campo Unificado de la Conciencia ocurre por medio de un proceso de reprogramación de la energía torsional, similar a lo que sucede durante la Potenciación. Este campo establece y ayuda a mantener una intensa conciencia de unidad por medio de la cual, a lo largo del tiempo, nuestra nueva identidad bioespiritual va cobrando existencia.

Si bien el Campo Unificado de la Conciencia se experimenta como un solo *Gestalt* torsional, como una burbuja de conciencia creadora universal que rodea el cuerpo, este campo sigue siendo un compuesto de ocho campos bioenergéticos y sus chakras que se equilibran a sí mismos constantemente. En otras palabras, el Campo Unificado de la Conciencia es el resultado de un «programa energenético» en constante ejecución, que se instala por medio de la Elucidación, cuyo propósito es mantener los centros bioenergéticos en un estado armonioso de energía intensa.

Solamente cuando los ecosistemas están lo suficientemente balanceados y energizados, puede ocurrir una mayor evolución bioespiritual como la que promueve la Trascensión.

## La Trascención: cristalización bioenergética

- Centro de atención: el cuerpo sutil espiritual

- Requisitos mínimos: haber transcurrido cuarenta y dos semanas desde la sesión de la Elucidación

- Duración: cuarenta y dos semanas (nueve meses y algo más)

- Algunos de los beneficios observados: unión, conciencia de unidad, amor incondicional (hacia uno mismo y hacia los demás), fe más intensa, conocimiento interior, guía superior, mayor paciencia, paz y tranquilidad, rejuvenecimiento, transformación profesional, sorprendente abundancia, milagros diarios…

Al igual que la Potenciación, la Articulación y la Elucidación, la Trascención proviene de los mismos principios de la energía torsional aplicados a la genética, está diseñada para los que buscan el desarrollo espiritual —y puede obtenerse una vez que se haya completado la fase de nueve meses (cuarenta y dos semanas) de la Elucidación.

Tanto la Articulación como la Trascención aumentan la actividad de la kundalini, pero el grado de estimulación de la kundalini en la Trascención, si bien sigue siendo seguro y manejable, de lejos excede al de la Articulación. En efecto, *la Trascención «carga poderosamente» el patrón bioenergético*.

Otra diferencia importante entre estas dos activaciones del ADN es que la Trascención estimula un movimiento cíclico de energía torsional a través de los centros bioenergéticos, de manera similar al que se experimenta durante la Potenciación y la Elucidación, mientras que la Articulación irradia kundalini desde una posición fija en el segundo centro bioenergético.

Cuando hablamos de los efectos unificadores de la Elucidación en la sección anterior, planteamos la visión del Campo Unificado de la Conciencia como un ejemplo de la paradoja divina: el Uno que a la vez es muchos, y viceversa. Se dijo que si bien el Campo Unificado de la Conciencia se experimenta como un todo, a tal punto que a menudo es visto por los clarividentes como una luz blanca pura, este Campo sigue siendo un compuesto de ocho campos bioenergéticos y sus chakras.

La estructura «bioespiritualmente» balanceada del Campo Unificado de la Conciencia puede entenderse aún mejor por medio de la analogía del arcoíris, que sirve como modelo de la creación. Cada centro bioenergético tiene una frecuencia armónica inherente cuyo equivalente visible se manifiesta como un color real del arcoíris. Muchas tradiciones esotéricas se refieren a estos colores como los *rayos*. Empezando por el primer centro bioenergético, estos colores/rayos siempre siguen la clásica secuencia RAAVAAV que aprendimos en la escuela: rojo, anaranjado, amarillo, verde, azul, añil y violeta.

Es importante destacar que el octavo «color» en este modelo, el blanco, es la amalgama de todos los colores reales y corresponde al octavo ecosistema. En una persona potenciada, el importantísimo octavo ecosistema subsume todos los demás ecosistemas y se conecta directamente con el Campo Maestro —que *es* el Campo Unificado de la Conciencia.

Como representación microcósmica del gran campo de la conciencia del Creador, el octavo centro bioenergético, cuando es «elucidado», se vuelve capaz de sostener el campo unificado de la conciencia propio de cada persona, el cual impregna todos nuestros ecosistemas inferiores con la Conciencia del Amor (figs. 1 y 4).

A medida que nos conectamos más plenamente con nuestra Fuente y experimentamos mayor sanación y transformación por su flujo unificador hacia nuestros centros bioenergéticos, la maestría personal consciente puede entenderse como un fenómeno muy real —que nos impulsa hacia una mayor autorrealización en la vida— experimentado por alguien relativamente evolucionado (fig. 9).

Al igual que la Potenciación, la Articulación y la Elucidación, la Trascención utiliza combinaciones específicas de vocales de sonido y luz para estimular la potencia metamórfica de la genética humana.

La principal diferencia (además del tiempo que toma llevar a cabo la Trascención: cuarenta y cinco minutos en lugar de treinta) es que los códigos de sonido y luz usados en la Trascención son aún más ordenados y armoniosos que en las activaciones anteriores.

Asimismo, al concentrarse en el cuerpo sutil espiritual, el cual hace de «transbordador de la conciencia» entre nosotros y nuestra Fuente, la Trascención establece la posibilidad de una transmutación completa de los cuerpos sutiles emocional, mental y físico.

Esta cuarta y última activación del ADN atrae energía de torsión directamente desde la Fuente para transfigurar los centros bioenergéticos de la persona. La evolución consciente se acelera exponencialmente a medida que los centros bioenergéticos —que se mantienen en equilibrio a través del Campo Unificado de la Conciencia que se estableció por medio de la Elucidación— son «cristalizados» o activados hasta un nivel de conciencia todavía más elevado.

*Este nivel de maestría personal consciente, cuando se integra totalmente en todo el cuerpo-mente-espíritu, nos permite vivir la verdad fundamental de que no existe diferencia entre uno mismo y los demás, ya que, en el gran orden de la creación, solo existe el Uno.*

El concepto transformador sobre el cual se basa la Trascención es que solo cuando llegamos a saber y experimentar quiénes somos en verdad, y permitimos que el Creador en nosotros exprese su plenitud a través de nuestras vidas individuales, es cuando sanamos al mundo.

## Secuencia cronológica para las activaciones del Regenetics

La figura 19 muestra la secuencia cronológica que se debe seguir al experimentar las diversas activaciones del ADN que componen el método Regenetics.

Cuando haya pasado cinco meses potenciándose, usted estará listo para la Articulación. Poco más de cuatro meses después, cuando hayan transcurrido cuarenta y dos semanas desde la sesión de su Potenciación, usted podrá recibir la Elucidación. Cuarenta y dos semanas más tarde, usted estará apto para recibir la Trascención.

*Si bien estas activaciones pueden hacerse tiempo después de haberse cumplido los lapsos mínimos, sin por ello disminuir su efectividad, observe que no se pueden experimentar antes.*

La razón de tener una secuencia cronológica de lapsos mínimos es simple y práctica: las activaciones del Regenetics pueden resultar muy poderosas y por lo general requieren cierta cantidad de tiempo de integración para desarrollarse hasta el punto donde la sanación y la transformación puedan ocurrir a niveles todavía más profundos.

Cualquier tendencia a querer avanzar más rápido es casi seguro que proviene del ego. El querer acelerar el proceso también significa que usted probablemente no esté tan presente como podría estar frente a los cambios que puedan estar ocurriendo en el Ahora, y por lo tanto no los está aprovechando al máximo.

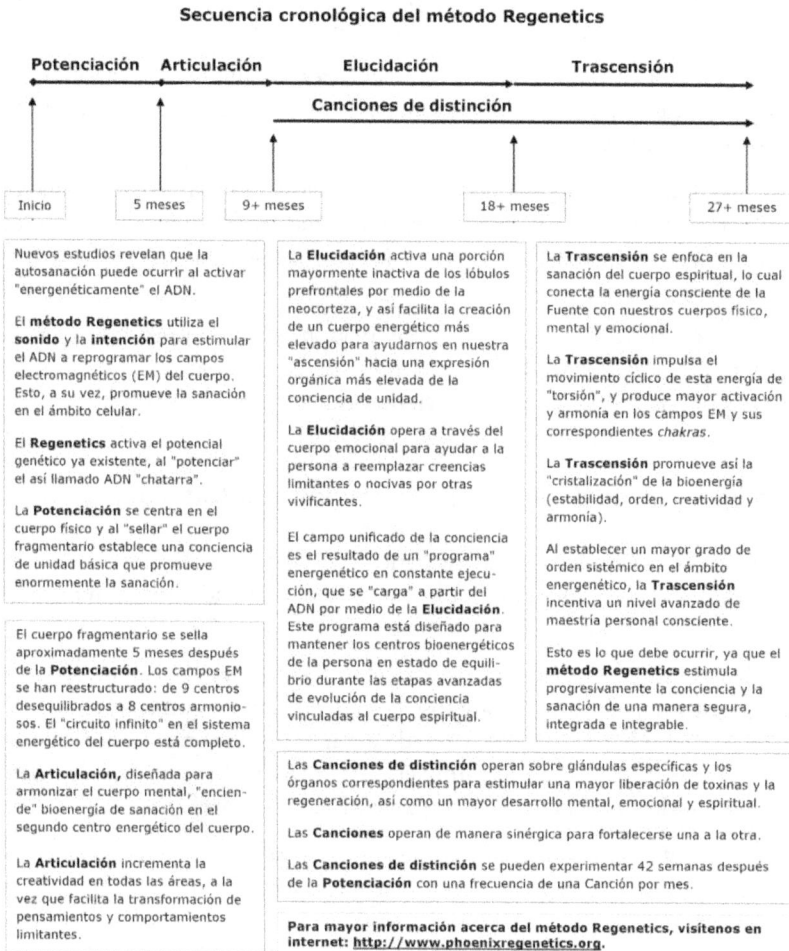

**Secuencia cronológica del método Regenetics**

| Potenciación | Articulación | Elucidación | Trascensión |
|---|---|---|---|

**Canciones de distinción**

| Inicio | 5 meses | 9+ meses | 18+ meses | 27+ meses |
|---|---|---|---|---|

Nuevos estudios revelan que la autosanación puede ocurrir al activar "energenéticamente" el ADN.

El **método Regenetics** utiliza el **sonido** y la **intención** para estimular el ADN a reprogramar los campos electromagnéticos (EM) del cuerpo. Esto, a su vez, promueve la sanación en el ámbito celular.

El **Regenetics** activa el potencial genético ya existente, al "potenciar" el así llamado ADN "chatarra".

La **Potenciación** se centra en el cuerpo físico y al "sellar" el cuerpo fragmentario establece una conciencia de unidad básica que promueve enormemente la sanación.

El cuerpo fragmentario se sella aproximadamente 5 meses después de la **Potenciación**. Los campos EM se han reestructurado: de 9 centros desequilibrados a 8 centros armoniosos. El "circuito infinito" en el sistema energético del cuerpo está completo.

La **Articulación**, diseñada para armonizar el cuerpo mental, "enciende" bioenergía de sanación en el segundo centro energético del cuerpo.

La **Articulación** incrementa la creatividad en todas las áreas, a la vez que facilita la transformación de pensamientos y comportamientos limitantes.

La **Elucidación** activa una porción mayormente inactiva de los lóbulos prefrontales por medio de la neocorteza, y así facilita la creación de un cuerpo energético más elevado para ayudarnos en nuestra "ascensión" hacia una expresión orgánica más elevada de la conciencia de unidad.

La **Elucidación** opera a través del cuerpo emocional para ayudar a la persona a reemplazar creencias limitantes o nocivas por otras vivificantes.

El campo unificado de la conciencia es el resultado de un "programa" energenético en constante ejecución, que se "carga" a partir del ADN por medio de la **Elucidación**. Este programa está diseñado para mantener los centros bioenergéticos de la persona en estado de equilibrio durante las etapas avanzadas de evolución de la conciencia vinculadas al cuerpo espiritual.

La **Trascensión** se enfoca en la sanación del cuerpo espiritual, lo cual conecta la energía consciente de la Fuente con nuestros cuerpos físico, mental y emocional.

La **Trascensión** impulsa el movimiento cíclico de esta energía de "torsión", y produce mayor activación y armonía en los campos EM y sus correspondientes *chakras*.

La **Trascensión** promueve así la "cristalización" de la bioenergía (estabilidad, orden, creatividad y armonía).

Al establecer un mayor grado de orden sistémico en el ámbito energenético, la **Trascensión** incentiva un nivel avanzado de maestría personal consciente.

Esto es lo que debe ocurrir, ya que el **método Regenetics** estimula progresivamente la conciencia y la sanación de una manera segura, integrada e integrable.

Las **Canciones de distinción** operan sobre glándulas específicas y los órganos correspondientes para estimular una mayor liberación de toxinas y la regeneración, así como un mayor desarrollo mental, emocional y espiritual.

Las **Canciones** operan de manera sinérgica para fortalecerse una a la otra.

Las **Canciones de distinción** se pueden experimentar 42 semanas después de la **Potenciación** con una frecuencia de una Canción por mes.

**Para mayor información acerca del método Regenetics, visítenos en internet: http://www.phoenixregenetics.org.**

**Figura 19. Secuencia cronológica del método Regenetics**

**El cuadro de arriba define la secuencia cronológica con los lapsos mínimos para experimentar las cuatro primeras activaciones del ADN del método Regenetics, así como para las Canciones de distinción.**

## Qué ocurre al elevar su frecuencia de vibración personal

Hay tres aspectos del Regenetics, relacionados entre sí, que merecen ser destacados. Al elevar su frecuencia de vibración personal, este Método:

1. Fortalece su inmunidad natural hacia toxinas, energías, agentes patógenos, situaciones e incluso personas de más baja vibración.

2. Aumenta el poder de sus *campos atractores* para hacer que personas y circunstancias de más alta vibración lleguen a su vida.

3. Proporciona un grado sin precedentes de guía y protección espirituales a medida que usted logra tener mayor resonancia con la vibración de su Ser Superior.

Los beneficios de aumentar su vibración personal pueden incluir: contraer menos gripes y resfriados, tener más amigos y mayor sustento económico, o ser capaz de atravesar por las situaciones más difíciles con seguridad y gallardía.

Elevar su frecuencia de vibración personal también promueve la desintoxicación de obstáculos físicos, mentales, emocionales y espirituales que ya no tienen cabida en su conciencia que está evolucionando.

## Enfoque «arqueológico» de la sanación y la transformación

El proceso de elevar nuestra frecuencia de vibración personal a lo largo del curso del Regenetics está estrechamente relacionado con la manera en que este Método progresa a través de los cuerpos sutiles.

En su libro *Psychoenergetic Science: A Second Copernican-scale Revolution*, el físico William Tiller afirma que los humanos estamos compuestos de una aparente identidad individual formada a partir de una «rica infraestructura [de] cuerpos sutiles» que constituyen la verdadera llave hacia «un mejor desempeño del ser humano y la expansión de sus capacidades».

*Los cuerpos sutiles son plantillas multidimensionales de los seres humanos, que gobiernan el patrón bioenergético mismo, de maneras complejas que trascienden los parámetros de este libro.*

Estos cuerpos sutiles —que constituyen modelos energenéticos para nuestra encarnación bioespiritual y que no debemos confundir con el cuerpo físico— están dispuestos en un orden específico, desde la frecuencia más baja hacia la más alta; es decir: físico, mental, emocional, espiritual. Algunas tradiciones metafísicas colocan el cuerpo mental sobre el cuerpo emocional; pero según la quinesiología, la experiencia y la observación, el orden arriba señalado representa la verdadera disposición funcional de los cuerpos sutiles.

El ADN potencial se interconecta no solamente con los campos bioenergéticos, sino también —y más importante todavía— con los cuerpos sutiles físico, mental, emocional y espiritual.

*A fin de corregir las distorsiones en el patrón bioenergético, según se explicó en la Parte I, las activaciones del Regenetics activan primero los cuerpos sutiles, y estos a su vez sanan y transforman los aspectos de los campos bioenergéticos con los que tienen contacto.*

Las cuatro principales activaciones del ADN del método Regenetics —las cuales promueven la maestría espiritual, ante todo— están individualmente bajo el control de un cuerpo sutil que es en realidad una extensión de nuestro Ser Superior.

*La Potenciación activa el cuerpo sutil físico; la Articulación se centra en el cuerpo sutil mental; la Elucidación se relaciona con el cuerpo sutil emocional, y la Trascención estimula el cuerpo sutil espiritual.*

Al hablar de los cuerpos sutiles, penetramos en un ámbito donde las relaciones están invertidas, que pone de cabeza la aparente primacía de lo físico dentro de la matriz holográfica de nuestro mundo. En otras palabras, cuanto más elevado es el cuerpo sutil, tanto más poderoso es con respecto a nuestra experiencia perceptible de la realidad, y tanto más responsable de su creación.

Puesto que el aumento en la sutileza de la energía indica que la energía se vuelve más potente al aproximarse armónicamente a la energía pura de la Fuente: *el cuerpo mental es más fundamental que el cuerpo físico, el cuerpo emocional es más elemental que el cuerpo mental y el cuerpo espiritual es el cuerpo sutil primordial.*

Respetando esta progresión intrínseca, el método Regenetics adopta lo que podría describirse como un enfoque *arqueológico* hacia la sanación y la transformación. Este enfoque comienza por centrarse en el nivel superior, superficial o físico de los cuerpos sutiles con la Potenciación; después penetra más a fondo, hasta el nivel mental con la Articulación, y luego explora los dominios creadores, aún más importantes, del cuerpo emocional en la Elucidación y del cuerpo espiritual en la Trascención.

Un ejemplo práctico puede ayudar a entender cómo este enfoque arqueológico facilita la sanación y la transformación al ayudar a la persona a corregir las distorsiones energéticas en las áreas de la anatomía sutil en donde tales distorsiones existen. Vamos a imaginarnos que una persona decide experimentar el método Regenetics principalmente porque sufre de alergias severas hacia determinados alimentos.

Es muy común que los clientes manifiesten que sus alergias han disminuido o desaparecido luego de la Potenciación, especialmente cuando estas han sido inducidas físicamente por una reacción adversa hacia las vacunas u otros factores externos. Pero en el caso de nuestra clienta hipotética, después de varios meses de recibir la Potenciación, se hace evidente que sus alergias, que no han desaparecido, tienen su origen en un nivel más profundo. Entonces, cinco meses después de la sesión de Potenciación, cuando ya está apta para experimentar la Articulación, la persona decide seguir adelante con esta activación que se enfoca en el cuerpo sutil mental.

En varias ocasiones, los clientes han manifestado que sus alergias desaparecieron totalmente luego de la Articulación. Y, afortunadamente, este es el caso de nuestra clienta hipotética. Sin embargo, si sus alergias hubiesen persistido, asumiríamos que provienen de una distorsión ya sea a nivel emocional, el cual se trata por medio de la Elucidación, o a nivel espiritual, en el cual se enfoca la Trascención.

Como aclaración final, el hecho de que una determinada activación se enfoque en un cuerpo sutil específico —tal como la Potenciación se centra en el cuerpo sutil físico— no significa que la sanación y la transformación no puedan ocurrir simultáneamente en los niveles mental, emocional y espiritual. Por el contrario, puesto que los cuerpos sutiles están interconectados como un intrincado tapiz que forma parte del Ser Superior, es normal que la Potenciación produzca mucho más que resultados físicos, que la Articulación genere numerosos avances que no son solamente mentales, etc.

## Reflexiones finales acerca de la maestría personal consciente

Las palabras «consciente» y «personal» son esenciales en el concepto de maestría personal consciente. En la medida en que no usemos nuestras experiencias diarias para aprender a amarnos a nosotros mismos y a los demás *conscientemente* como si fuéramos uno, estaremos limitando nuestro grado de maestría.

El viaje hacia la maestría personal consciente, que marca una trayectoria transformadora desde la sanación hasta la transformación, requiere a la vez nuestra intención y nuestra *atención* constantes.

Asimismo, en todos los casos, el viaje transformador hacia la plenitud es definitivamente *personal*. Si bien es cierto que cada uno de nosotros avanza inevitablemente en dirección al centro que es el Creador, lo hacemos como los rayos de una rueda: desde todas las direcciones. Al final, usted deberá recorrer su propio sendero de regreso al Uno.

Si considera que la Potenciación y el método Regenetics pueden ayudarlo a activar su potencial para la maestría personal consciente, lo único que tiene que hacer es proceder con confianza y poner un pie delante del otro. Si elige un camino diferente, lo único que tiene que hacer es proceder con confianza y poner un pie delante del otro. Llegado el momento, nos encontraremos de todos modos en el centro.

Como dice la bendición irlandesa, ¡que el camino salga a tu encuentro y que el viento siempre esté detrás de ti!

# APÉNDICE A
# PREGUNTAS FRECUENTES

**P: ¿Es posible «echar a perder» mi Potenciación?**

**R:** Siempre y cuando su sesión se lleve a cabo más o menos como se enseñó y usted reciba su Potenciación con la mente abierta y, especialmente, con el corazón abierto, prácticamente no hay manera de que pueda estropear su activación del ADN y reprogramación bioenergética. Tenga en cuenta que esto incluye cualquier exposición (previa, simultánea o posterior) a otras formas de activación del ADN, otros tipos de trabajo energético e incluso fuentes de radiación ambiental tales como computadoras y teléfonos celulares.

**P: ¿Habrá alguna vez una razón por la que sea necesario volver a hacer la Potenciación?**

**R:** En realidad no. Incluso si se equivoca en una o dos líneas de la Potenciación, o si un receptor a distancia se olvida de la cita, las energías de esta activación del ADN —una vez que se ponen en movimiento— permanecen disponibles para ser accedidas por usted mismo o por la otra persona, «morfogenéticamente». Simplemente use su intención para aprovechar el poder sanador y transformador de este trabajo, que ya existe.

**P: ¿Una persona que ya ha sido potenciada por otra puede beneficiarse al potenciarse a sí misma?**

**R:** Beneficiarse, sí; en el sentido meditativo. Sin embargo, sepa que el repetir la Potenciación no cambia ni mejora el proceso de reprogramación bioenergética.

**P: ¿Entonces, la Potenciación puede usarse como una meditación diaria?**

**R:** Por supuesto. Pero cabe recordar que la Potenciación no necesita repetirse para ser cien por ciento efectiva. La gran mayoría de las personas —incluyendo casi todas las que nos han hecho llegar sus testimonios— experimentan la Potenciación solo una vez.

**P: ¿El método Regenetics podría interferir con algún otro método energético que yo esté experimentando?**

**R:** Al contrario, la Potenciación puede hacer que otras técnicas sean más efectivas y hasta demasiado potentes. Esto no solamente se aplica a las terapias energéticas, sino a cualquier técnica. El experimentar o no otras técnicas luego de la Potenciación depende totalmente de usted. Confíe siempre en su intuición. Usted, y nadie más que usted, sabe lo que es apropiado para su cuerpo, su mente y su espíritu. Y recuerde pedir a los otros especialistas que lo traten con cautela, ya que la reprogramación de su patrón bioenergético y la elevación de su frecuencia de vibración personal por medio de la Potenciación permiten que su organismo obtenga mayores logros con menos energía externa.

**P: ¿Alguna cosa que yo haga puede interferir con mi Potenciación?**

**R:** Nada excepto el libre albedrío de la persona puede impedir que la Potenciación se desarrolle correctamente. Ahora bien, hay ciertas consideraciones básicas para aquellas personas que estén pasando por los periodos más profundos de sanación durante el Regenetics. Siempre confíe en su intuición cuando se trate de ayudar al desbloqueo de las distorsiones —y a la desintoxicación— en sus cuerpos físico, mental, emocional y espiritual. Si siente que algo parece estar presionándolo demasiado, probablemente así sea. Algunas veces, las actividades complementarias de sanación son apropiadas. Pero con frecuencia, especialmente para aquellos que están aprendiendo a confiar en la sabiduría de su cuerpo-mente-espíritu mientras este autocorrige sus desequilibrios, más resulta en menos y menos resulta en más.

**P: ¿Todo el mundo experimenta la desintoxicación física después de la Potenciación?**

**R:** No. Este trabajo es bastante individual. Pero hay que tener presente que debido a que la desintoxicación puede incluir no solamente elementos físicos, sino también mentales, emocionales e incluso espirituales, con frecuencia se produce alguna forma beneficiosa de eliminación durante la Potenciación.

**P: ¿La Potenciación transforma mi ADN básico?**

**R:** Con respecto al tres por ciento del ADN que forma las proteínas y hace que usted sea usted mismo, la respuesta es no. Sin embargo, la genética de ondas revela que la activación del ADN tiene la capacidad de afectar el ADN potencial y regular la actividad de genes específicos, pues la bioenergía fluye desde el campo de la conciencia, a través del ADN no codificante hacia el codificante para promover la sanación y la transformación.

**P: ¿Existe alguna contraindicación con respecto a la Potenciación?**

**R:** En cuanto a contraindicaciones, no existen «indicaciones». La Potenciación no es una terapia, sino la primera fase de un Método integrado para facilitar la maestría personal consciente como sendero de sanación bioespiritual o como una manera de alcanzar la plenitud. Si bien esto no es una aseveración médica, existen suficientes razones para creer, basados en la ciencia concreta, que un *reset* exitoso de las desarmonías bioenergéticas que han creado problemas puede ser profundamente restaurativo.

**P: He leído en internet que la activación del ADN es peligrosa. ¿Cómo responde usted a esto?**

**R:** Semejante mentalidad refleja una conciencia de víctima programada y una perspectiva propagandística de que el mundo es un lugar «peligroso». El hecho simple y sencillo es que escuchar música agradable o hacer el amor estimulan el ADN. Nuestra estructura genética también es constantemente estimulada por rayos gamma cósmicos. La activación del ADN ha sido una gran bendición para miles de personas, muchas de las cuales, antes de descubrir la Potenciación y el método Regenetics, ya habían perdido la esperanza de alguna vez sentirse sanos de nuevo.

**P: ¿Todo el que recibe la Potenciación se beneficia?**

**R:** Si bien algunas personas obtienen resultados más profundos que otras, parece ser que todo el que busca la Potenciación con mente y corazón realmente abiertos experimenta un cambio positivo, aunque no sea aquello que se esperaba. Asegúrese de declarar su intención de manera específica pero flexible con respecto a lo que quiere alcanzar, luego confíe en la sabiduría de su ADN mientras va contento por la vida. Una buena manera de mantener la intención es escribir en un diario acerca de su propia maestría personal consciente, a medida que esta se manifiesta a lo largo de su sendero evolutivo individual. Asimismo, no podemos dejar de recalcar la importancia de atraer más y más amor hacia todas las dimensiones de su ser, puesto que «ejercitar el corazón» es lo que al fin y al cabo hace que el ADN esté disponible para la activación.

**P: ¿Puede una persona saludable beneficiarse de la Potenciación?**

**R:** ¿Cuál es su definición de «saludable»? *Saludable* describe a alguien que ha alcanzado la plenitud en todos los aspectos: físico, mental, emocional y espiritual. Desde esta perspectiva, pocas personas se encuentran totalmente saludables. Los clientes que no padecen ninguna dolencia física por lo general dicen recibir considerable sanación de carácter mental, emocional o espiritual. Otros experimentan la Potenciación de manera más palpable. Ningún ser humano es igual a otro, pero la mayoría de las personas (incluso aquellas que se consideran saludables) dicen ver cambios positivos en una o más áreas.

**P: ¿Cómo sé si la Potenciación es apropiada para mí?**

**R:** Confíe en su intuición. Vivimos en un mundo que en gran medida se basa en la negación de nuestro propio poder. El método Regenetics implica experimentar, de primera mano, que existe un poder real dentro y a través de cada uno. Si tiene miedo de cambiar, si se siente atrapado en la conciencia de víctima, si cree que solamente alguien o algo fuera de usted mismo lo puede curar, o si es adicto a viejos patrones de relaciones o enfermedades, la Potenciación probablemente no sea apropiada para usted, por ahora. Sin embargo, si el concepto de la maestría personal consciente lo entusiasma, si está comprometido con su empoderamiento personal, si cree que es posible trascender limitaciones, y la Potenciación resuena con usted: ¡adelante!

**P: ¿Existe algún periodo necesario de abstinencia de alimentos u otras sustancias después de la Potenciación, como en el caso de la NAET y sus tratamientos derivados?**

**R:** Ninguno.

**P: ¿Puede alguien con sordera total o parcial ser potenciado en persona?**

**R:** Sí. El ADN de la persona sentirá y será activado por la vibración y la energía de los códigos de la Potenciación en persona.

**P: ¿Puedo potenciar a alguien más sin potenciarme a mí mismo, ya sea de antemano o simultáneamente?**

**R:** Esto no parece ser posible. Y tampoco debe ser deseable.

**P: ¿Es posible que dos o más personas faciliten juntas su propia Potenciación o la de alguien más?**

**R:** Sí. Leigh y yo realizamos la primera Potenciación de esa manera.

**P: ¿Puedo hacer la Potenciación sin el diapasón *mi*?**

**R:** Si quiere hacerla correctamente y llamarla Potenciación: no.

**P: ¿Las cosas que no son físicas pueden ser potenciadas?**

**R:** Definitivamente. Las personas han observado resultados positivos al potenciar negocios, hogares, lugares físicos y hasta situaciones abstractas. Tenga en cuenta que potenciar una relación, por ejemplo, no necesariamente significa que usted estará potenciando a la otra persona en la relación.

**P: ¿Existe alguna diferencia, en cuanto a la efectividad, entre una Potenciación a distancia y una Potenciación en persona?**

**R:** Ninguna en absoluto.

**P: Si este trabajo es fundamentalmente no local, ¿por qué hay dos sets de códigos de Potenciación: uno para sesiones en persona y otro para los que la reciben a distancia?**

**R:** La simple respuesta es que este trabajo llegó a nosotros de esa manera. Ambos grupos de códigos de Potenciación activan exactamente el mismo proceso de reprogramación bioenergética. En teoría, uno podría utilizar únicamente los códigos de Potenciación a distancia para todas las sesiones. De hecho, las fases subsiguientes del método Regenetics requieren un solo grupo de códigos. Al escribir este libro, se tomó la decisión consciente de enseñar la Potenciación exactamente como se nos comunicó.

**P: ¿Puedo realizar la Potenciación para alguien sin que lo sepa?**

**R:** En general, por razones éticas que tienen que ver con el libre albedrío, se le recomienda vehementemente no hacerlo. Existen tres –y solo tres– excepciones a la regla de la autorización cuando se trata de la Potenciación de seres humanos en persona o a distancia: los embriones/fetos, los niños pequeños (menores de doce años) y los adultos con discapacidades de la comunicación. Y obviamente, no se necesita permiso para potenciar a una mascota.

**P: Antes de ofrecer este trabajo a familiares o amigos, ¿debo usar la prueba muscular para determinar si están listos?**

**R:** Salvo en las tres excepciones a la regla de la autorización arriba mencionadas, en las cuales es aceptable usar la prueba muscular de esta manera, usted debe empoderar a los demás y dejar que decidan por sí mismos si es que están listos para ser potenciados. Para ayudarlos a decidir, puede compartir con ellos su perspectiva personal sobre la Potenciación o sugerirles que visiten nuestros sitios web o proporcionarles una copia de este libro. Siempre que sea posible, es importante respetar el libre albedrío de los demás para tomar sus propias decisiones.

**P: ¿Puedo cobrar dinero por hacer este trabajo?**

**R:** Antes de cobrar dinero por facilitar este trabajo, se recomienda recibir una acreditación en el (los) nivel(es) correspondiente(s) del método Regenetics. Para obtener información acerca de los seminarios de capacitación, visite **www.phoenixregenetics.org** o **www.potentiation.net**.

**P: ¿Cuál es el protocolo para proceder a la Articulación?**

**R:** Al cumplirse cinco meses desde la sesión de su Potenciación, usted está apto para recibir la Articulación por parte de un facilitador acreditado en el método Regenetics. Al igual que la Elucidación y la Trascención, la Articulación puede hacerse en persona, pero usualmente se lleva a cabo a distancia. Puede encontrar una lista actualizada de facilitadores acreditados, agrupados por país, en **www.phoenixregenetics.org** o en **www.potentiation.net**.

# APÉNDICE B
# FORMULARIO
# DE CONSENTIMIENTO

Persona que recibe la Potenciación

_____

Apellido(s)                    Nombre(s)

Persona que facilita la Potenciación

_____

Apellido(s)                    Nombre(s)

**Renuncia de responsabilidad:** Con respecto a mi sesión de Potenciación: reprogramación electromagnética, también llamada «Potenciación», yo, a título personal y de mis herederos, representantes personales y asignatarios, por la presente libero, eximo y exonero (con acuerdo de no demandar) al facilitador de mi Potenciación, al autor de _Potencie su ADN: una guía práctica hacia la sanación y la transformación con el método Regenetics_, y a los fundadores de la Potenciación y el método Regenetics, de toda responsabilidad frente a cualquier tipo de demanda, incluida la práctica de la medicina sin licencia, que pueda resultar en pérdidas, daños o perjuicios de cualquier tipo, que sean o se alegue que son, directa o indirectamente, a causa de recibir la Potenciación.

**Aceptación de riesgos:** Participar en la Potenciación conlleva ciertos riesgos inherentes que no pueden ser eliminados, sin importar la precaución que se tome. Los riesgos específicos varían, pero abarcan desde 1) la desintoxicación y depuración física, mental o emocional hasta 2) las «crisis de sanación» que requieren días o semanas de descanso para ser superadas. Conozco, entiendo y acepto todos y cada uno de los riesgos inherentes a la Potenciación. Por la presente asevero que mi participación es voluntaria y que asumo a sabiendas todos los riesgos mencionados.

**Acuerdo de indemnidad y exención de responsabilidad:** Convengo eximir de responsabilidad y mantener indemne al facilitador de mi Potenciación, al autor de *Potencie su ADN: una guía práctica hacia la sanación y la transformación con el método Regenetics*, y a los fundadores de la Potenciación y el método Regenetics, frente a cualquier tipo de demandas, acciones, enjuiciamientos, procesos, costes, gastos, daños y obligaciones, incluidos los honorarios de abogados, que se deriven de mi recepción de la Potenciación, y reembolsarles cualesquiera de tales expensas que hayan realizado.

**Cláusula de divisibilidad:** Declaro expresamente que este acuerdo ha de ser lo más amplio e inclusivo que la ley del estado o del país en que se realiza o se recibe la Potenciación permita, y que si alguna parte de este fuere declarada inválida, se acuerda que la parte restante deberá, no obstante, continuar en pleno vigor y observancia legales.

**Declaración de entendimiento:** He leído en su totalidad la presente renuncia de responsabilidad, la aceptación de riesgos, el acuerdo de indemnidad y la cláusula de divisibilidad, entiendo completamente sus términos y reconozco que estoy renunciando a importantes derechos, incluido mi derecho a demandar. Declaro que estoy firmando el presente acuerdo de manera libre y voluntaria, y al hacerlo tengo la intención de hacer efectiva una exoneración completa e incondicional de toda responsabilidad hasta el grado más alto que la ley permita.

_____

Firma del receptor                           Fecha

-o-

_____

Firma del padre/madre/tutor              Fecha

Nombre del receptor (en caso de ser menor de edad o tener alguna discapacidad de la comunicación):

# REFERENCIAS

**NOTA:** Los ejemplares pasados de *DNA Monthly*, donde aparecen varios artículos mencionados a continuación, se pueden leer en **www.potentiation.net**.

Adams, Mike: página web personal (www.naturalnews.com).

Baerbel: «Russian DNA Discoveries» (Resumen del libro en alemán *Vernetzte Intelligenz* [Inteligencia en red] escrito por Grazyna Fosar y Franz Bludorf). [Versión en español: «Descubrimientos rusos sobre el ADN», disponible en www.bibliotecapleyades.net/ciencia/ciencia_genetica09.htm]

Berendt, Joachim-Ernst: *The World Is Sound – Nada Brahma: Music and the Landscape of Consciousness,* Inner Traditions International, 1991.

Bohm, David: *Wholeness and the Implicate Order,* Routledge, 2001. [Versión en español: *La totalidad y el orden implicado,* Kairós, 1999.]

— *On Creativity,* Routledge, 2004. [Versión en español: *Sobre la creatividad,* Kairós, 2001.]

Booth, Robert: «Dust "Comes Alive" in Space», *UK Times Online* (agosto 2007), página de internet: www.timesonline.co.uk.

Braden, Gregg: *The God Code: The Secret of Our Past, the Promise of Our Future,* Hay House, 2004. [Versión en español: *El código de Dios: el secreto de nuestro pasado, la promesa de nuestro futuro,* Grupo Editorial Tomo, 2005.]

Bryce, Sheradon: *Joy Riding the Universe: Snapshots of the Journey,* HomeWords Publishing, 1993.

Carey, Ken: *The Starseed Transmissions,* HarperSanFrancisco, 1982.

— *Terra Christa,* Uni-Sun, 1985.

— *Return of the Bird Tribes,* Uni-Sun, 1988. [Versión en español: *La vuelta de las tribus pájaro,* Editorial Sirio, 1988.]

— *Starseed –The Third Millennium: Living in the Posthistoric World,* HarperSanFrancisco, 1991. [Versión en español: *Semilla de estrellas – El tercer milenio: viviendo en el mundo posthistórico,* Editorial Sirio, 1993.]

— *Vision: A Personal Call to Create a New World,* HarperCollins, 1992. [Versión en español: *Visión,* Editorial Sirio, 1990.]

Castañeda, Carlos: *The Teachings of Don Juan: A Yaqui Way of Knowledge*, University of California Press, 2008. [Versión en español: *Las enseñanzas de don Juan: una forma yaqui de conocimiento*, Fondo de Cultura Económica, 2001.]

Cutler, Ellen: *Winning the War against Immune Disorders and Allergies: A Drug Free Cure for Allergies*, Delmar Thomson Learning, 1998.

Darwin, Charles: *The Origin of Species*, Signet Classics, 2003. [Versión en español: *El origen de las especies*, Clásicos Elegidos, 2011.]

Dossey, Larry: *Healing Words: The Power of Prayer and the Practice of Medicine*, HarperSanFrancisco, 1997. [Versión en español: *Palabras que curan: el poder de la plegaria y la práctica de la medicina*, Ediciones Obelisco, 1997.]

—*Reinventing Medicine: Beyond Mind-body to a New Era of Healing*, HarperSanFrancisco, 1999.

Elkins, Don, Carla Rueckert y James Allen McCarty: *The Law of One – Books I-V*, Whitford Press, 1984-98. [Versión en español: *La Ley del Uno – Libros I-V*, L/L Research, 1984-98.]

«Fénix (mitología)» Página web acerca de la historia del legendario ave Fénix. (es.wikipedia.org/wiki/Fénix_(mitología))

Fisher, M. F. K.: *The Art of Eating*, Wiley, 2004.

Flournoy, Bryan: «Have You Helped Your DNA Today?», *DNA Monthly* (enero 2008).

Fosar, Grazyna y Franz Bludorf: *Vernetzte Intelligenz* (Inteligencia en red) (A la fecha, el libro solo está disponible en alemán.) (Página web de los autores: www.fosar-bludorf.com.)

Free, Wynn con D. Wilcock: *The Reincarnation of Edgar Cayce?: Interdimensional Communication and Global Transformation*, Frog, Ltd., 2004.

Gariaev, Peter: «An Open Letter from Dr. Peter Gariaev, the Father of Wave-genetics», *DNA Monthly* (septiembre 2005).

— «A Brief Introduction to Wave-genetics: Scope and Possibilities», *DNA Monthly* (abril 2009).

— «Crisis in Life Sciences», *DNA Monthly* (agosto 2009).

Gerber, Richard: *Vibrational Medicine: New Choices for Healing Ourselves*, Bear & Co., 1988. [Versión en español: *La curación vibracional: una guía completa sobre la medicina energética y la transformación espiritual*, Ediciones Robinbook, 2001.]

Gibbs, W. Wayt: «The Unseen Genome: Gems among the Junk», *Scientific American* (noviembre 2003).

Goettemoeller, Jeffrey: *Stevia Sweet Recipes: Sugar-Free —Naturally*, Vital Health Publishing, 1999. [Versión en español: *Recetas dulces con stevia: sin azúcar – naturalmente*, Vital Health Publishing, 1999.]

Gray, William: *The Talking Tree*, Weiser, 1977.

Hahnemann, Samuel: *Organon of Medicine*, Nabu Press, 2010. [Versión en español: *Organón de la Medicina*, Editorial IHC, 2011.]

Hancock, Graham: *Supernatural: Meetings with the Ancient Teachers of Mankind*, The Disinformation Company, 2007.

Hawks, John: ciberbitácora personal (www.johnhawks.net).

Hay, Louise: *You Can Heal Your Life*, Hay House, 1984. [Versión en español: *Usted puede sanar su vida*, Ediciones Urano, 1989.]

Heinemann, Klaus y Miceal Ledwith: *The Orb Project*, Atria Books/Beyond Words, 2007.

Hoagland, Richard C.: página web personal (www.enterprisemission.com).

Holtje, Dennis: *From Light to Sound: The Spiritual Progression*, Blue Star, 1995.

Horowitz, Leonard G.: *Emerging Viruses: AIDS & Ebola – Nature, Accident or Intentional?*, Tetrahedron, 1996.

— *Healing Codes for the Biological Apocalypse*, con J. Puleo, Tetrahedron, 1999.

— *DNA: Pirates of the Sacred Spiral*, Tetrahedron, 2004.

Houston, Jean: Prólogo de *The Starseed Transmissions* de Ken Carey, HarperCollins, 1991.

Huggins, Hal: *It's All in Your Head: The Link between Mercury Amalgams and Illness*, Avery Publishing Group, 1993.

Hulse, David: *A Fork in the Road*, AuthorHouse, 2009.

Hunt, Valerie: *Infinite Mind: Science of the Human Vibrations of Consciousness*, Malibu Publishing Co., 1989.

Institute of Heartmath: página de internet (www.heartmath.org).

Judd, Gerard: *Good Teeth Birth to Death*, Research Publications Co., 1996.

Klinghardt, Dietrich: página web personal (www.neuraltherapy.com).

Larson, Dewey: sitio web dedicado al sistema recíproco de la teoría física (www.rstheory.org).

Liedloff, Jean: *The Continuum Concept: In Search of Happiness Lost*, Da Capo Press, 1986. [Versión en español: *El concepto del contínuum: en busca del bienestar perdido*, Editorial Ob Stare, 2010.)

Lipton, Bruce: *The Biology of Belief: Unleashing the Power of Consciousness, Matter, and Miracles*, Mountain of Love/Elite Books, 2005. [Versión en español: *La biología de la creencia: la liberación del poder de la conciencia, la materia y los milagros*, Ediciones Palmyra, 2007.]

— «Embracing the Immaterial Universe», *Shift: At the Frontiers of Consciousness* (diciembre 2005-febrero 2006); reproducido en *DNA Monthly* (octubre 2009).

Lipton, Bruce y Steve Bhaerman: *Spontaneous Evolution: Our Positive Future (and a Way to Get There from Here)*, Hay House, 2009.

Luckman, Sol: *Beginner's Luke: Book I of the Beginner's Luke Series*, Crow Rising Transformational Media, 2007.

— *Conscious Healing: Book One on the Regenetics Method*, Crow Rising Transformational Media, 2009. [Versión en español: *Sanación consciente: libro primero del método Regenetics*, pendiente de publicación.]

Lupu, Alexandra: «Coffee: A Handy Natural Remedy», *Softpedia News* (www.news.softpedia.com)

Medical Voices Vaccine Information Center: página de internet (www.imcv.info)

Mercola, Joseph: sitio web en español (http://espanol.mercola.com/)

Miller, Neil Z.: *Immunization: Theory vs. Reality*, New Atlantean Press, 1996.

Miller, Iona y Richard A. Miller: «From Helix to Hologram: An Ode on the Human Genome», *Nexus* (septiembre-octubre 2003); reproducido en *DNA Monthly* (octubre 2005).

Miller, Richard A. con B. Webb y D. Dickson: «A Holographic Concept of Reality», *Psychoenergetic Systems*, vol. 1, 1975; reproducido en *DNA Monthly* (mayo 2007).

Mindell, Arnold: *Dreambody: The Body's Role in Revealing the Self*, Lao Tse Press, 1998.

Motoyama, Hiroshi: *Theories of Chakras: Bridge to Higher Consciousness*, Quest, 1981.

Myss, Caroline: *Anatomy of the Spirit: The Seven Stages of Power and Healing*, Three Rivers Press, 1997. [Versión en español: *Anatomía del espíritu: la curación del cuerpo llega a través del alma*, Ediciones B, 2005.]

— *Sacred Contracts: Awakening Your Divine Potential*, Three Rivers Press, 2003. [Versión en español: *El contrato sagrado: todos tenemos una misión en la vida*, Ediciones B, 2005.]

Nambudripad, Devi: *Say Goodbye to Illness*, Delta Publishing Co., 1999.

Narby, Jeremy: *The Cosmic Serpent: DNA and the Origins of Knowledge*, Jeremy P. Tarcher/Putnam, 1998.

Opitz, Christian: «Enlightenment and the Brain», *DNA Monthly* (mayo 2006).

Peale, Norman Vincent: *The Power of Positive Thinking*, Fireside, 2007.

Pearce, Joseph C.: *The Biology of Transcendence: A Blueprint of the Human Spirit*, Inner Traditions, 2001.

Peirce, Penney: *Frequency: The Power of Personal Vibration*, Atria Books/Beyond Words, 2009. [Versión en español: *Entra en frecuencia: el poder de la vibración personal*, Ediciones Obelisco, 2011.]

Price, Weston A.: *Nutrition and Physical Degeneration*, Price-Pottenger Nutrition, 2008.

— The Weston A. Price Foundation, página de internet (www.westonaprice.org)

Rein, Glen: «Effect of Conscious Intention on Human DNA», *Proceedings of the International Forum on New Science* (octubre 1996).

Roshoniel, «Activating DNA's Higher Potentials», *DNA Monthly* (jun-jul 2006).

Ruiz, Miguel: *Beyond Fear: A Toltec Guide to Freedom and Joy*, Council Oak Books, 1997. [Versión en español: *Más allá del temor: guía hacia la libertad y la felicidad inspirada en la sabiduría tolteca*, Editorial Vergara, 2002.]

Sahelian, Ray y Donna Gates: *The Stevia Cookbook: Cooking with Nature's Calorie-free Sweetener*, Avery Trade, 2004.

Sahtouris, Elisabet: «Living Systems in Evolution», *DNA Monthly* (abril 2007).

Sams, Jamie y David Carson: *Medicine Cards: The Discovery of Power through the Ways of Animals*, St. Martin's Press, 1999.

Sanderson, Ivan: «The Twelve Devil's Graveyards around the World», *Saga*, 1972.

Sheldrake, Rupert: *The Presence of the Past: Morphic Resonance and the Habits of Nature*, Inner Traditions, 1995. [Versión en español: *La presencia del pasado: resonancia mórfica y hábitos de la naturaleza*, Kairós, 2010.]

Schucman, Helen (editora): *A Course in Miracles*, Foundation for Inner Peace, 2007. [Versión en español: *Un curso de milagros*, Foundation for Inner Peace, 2007.]

Stein, Rob: «Reports Accuse WHO of Exaggerating H1N1 Threat, Possible Ties to Drug Makers», *Washington Post Online* (junio 2010) (www.washingtonpost.com)

St. John of the Cross: *The Dark Night of the Soul*, Hodder & Stoughton, 2010.

Talbot, Michael: *The Holographic Universe*, HarperPerennial, 1992. [Versión en español: *El universo holográfico*, Palmyra, 2007.]

Tiller, William A.: *Psychoenergetic Science: A Second Copernican-scale Revolution*, Pavior, 2007.

Tolle, Eckhart: *The Power of Now: A Guide to Spiritual Enlightenment*, New World Library, 1999. [Versión en español: *El poder del Ahora: un camino hacia la realización espiritual*, New World Library, 2001.]

«Vision Quest» Página web en inglés que describe los ritos de paso de los nativos americanos (www.crystalinks.com/visionquest.html)

Vonderplanitz, Aajonus: *We Want To Live*, Carnelian Bay Castle Press, 1997.

Wade, Nicholas: «A Decade Later, Genetic Map Yields Few New Cures», *New York Times Online* (junio 2010) (www.nytimes.com)

Wilcock, David: página web personal y ciberbitácora (www.divinecosmos.com)

—«Kozyrev: Aether, Time& Torsion» (www.divinecosmos.com); reproducido en *DNA Monthly* (mayo 2008).

Williamson, Marianne: *A Return to Love: Reflections on the Principles of A Course in Miracles*, Harper, 1992. [Versión en español: *Volver al amor: reflexiones basadas en los principios de Un curso de milagros*, Ediciones Urano, 2002.]

Sol Luckman es un aclamado autor de ficción y no ficción y un pionero pintor de tinta cuyas obras han aparecido en las cubiertas de libros *mainstream*. Sus libros incluyen el superventas internacional *Sanación consciente: libro primero del método Regenetics* y su popular secuela *Potencie su ADN: una guía práctica para la sanación y la transformación con el método Regenetics*. Su visionaria novela *Snooze: A Story of Awakening* [La Siesta: una historia del despertar] ganó el premio National Indie Excellence 2015 en la categoría de ficción de la nueva era. *Snooze* asimismo comprobó su mérito literario al ser seleccionado finalista para el premio Readers' Favorite de libros internacionales en la categoría de jóvenes adultos y recibir mención honrosa en la competencia de premios del Beach Book Festival 2014 en la categoría de ficción general. El más reciente libro de Luckman, *The Angel's Dictionary: A Spirited Glosssary for the Little Devil in You* [El diccionario del ángel: un glosario espiritual para el diablillo interno], revigoriza la sátira para probar que, aunque no seamos capaces de cambiar el mundo, al menos podemos reírnos de él. ¡Y quizás de nuevo la risa pueda transformar el mundo! Se puede ver las pinturas de Sol, leer su blog y aprender más acerca de sus obras en: **www.crowrising.com**.

Si le gustaría ayudar a difundir la información acerca del método Regenetics, por favor háganos llegar su testimonio personal o una reseña del libro *Potencie su ADN*, por medio de alguno de los sitios web abajo mencionados.

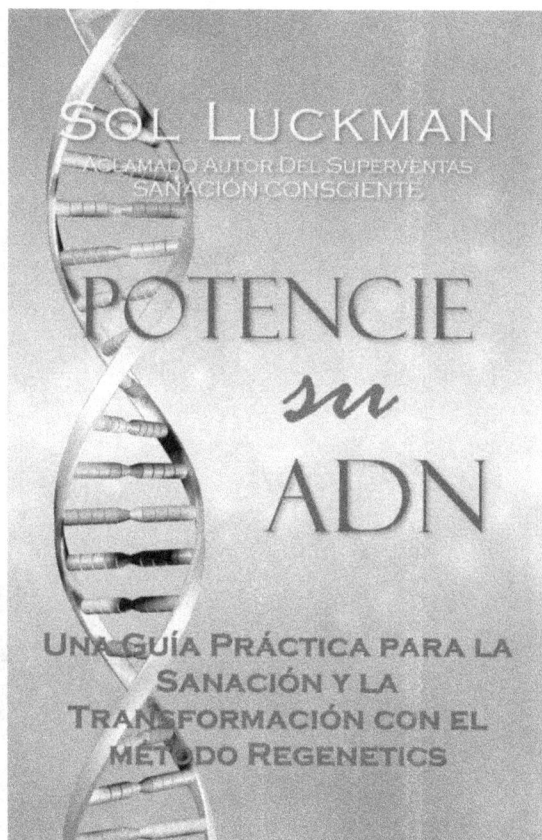

Aquellos que deseen compartir *Potencie su ADN* con familiares y amigos quizá estén interesados en nuestro programa «Cadena de favores» —que ofrece considerables descuentos en pedidos de diez o más ejemplares de tapa blanda.

Para más información, visite:
**www.phoenixregenetics.org**
**www.potentiation.net**

El libro clásico y definitivo acerca de la activación del ADN, *Conscious Healing*, ahora actualizado y expandido con abundante y valiosa información, es mucho más que la inspiradora historia del desarrollo de una «revolucionaria ciencia de sanación» (*Nexus*).

Una síntesis sin igual de la sabiduría de sanación moderna y ancestral, este texto de vanguardia es una lectura indispensable para todo aquel interesado en la medicina alternativa, la sanación energética, la investigación de la conciencia, la biología cuántica, la evolución humana y la iluminación personal.

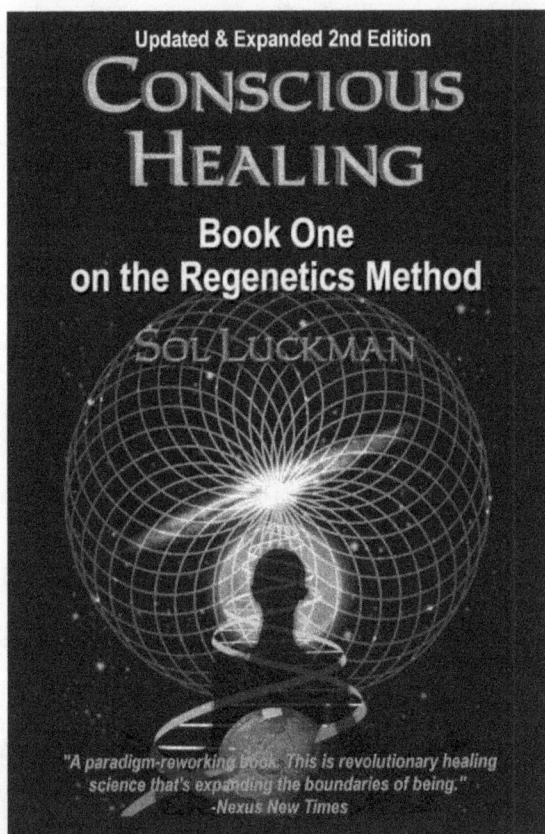

Updated & Expanded 2nd Edition

CONSCIOUS
HEALING

Book One
on the Regenetics Method

SOL LUCKMAN

"A paradigm-reworking book. This is revolutionary healing science that's expanding the boundaries of being."
-Nexus New Times

Adquiera hoy mismo su ejemplar de tapa blanda o versión electrónica en **www.phoenixregenetics.org**
**www.potentiation.net**

Todas las activaciones del ADN del método Regenetics utilizan notas de la antigua escala Solfeggio.

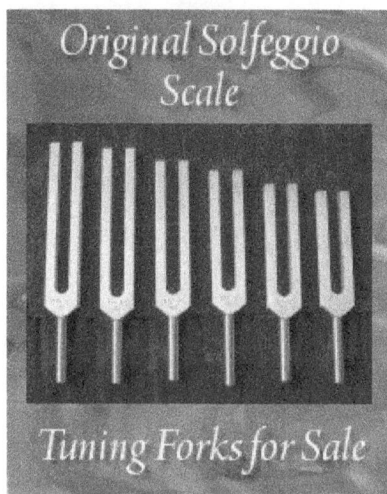

El Phoenix Center for Regenetics se complace en ofrecer las seis frecuencias originales Solfeggio, en diapasones hechos de materiales de la más alta calidad para una excelente producción de armónicos.

Adquiera hoy mismo sus diapasones de la escala Solfeggio en **www.phoenixregenetics.org** o en **www.potentiation.net**.

El método Regenetics para la activación del ADN puede transformar la vida no solo de quienes lo experimentan, sino también de quienes lo facilitan.

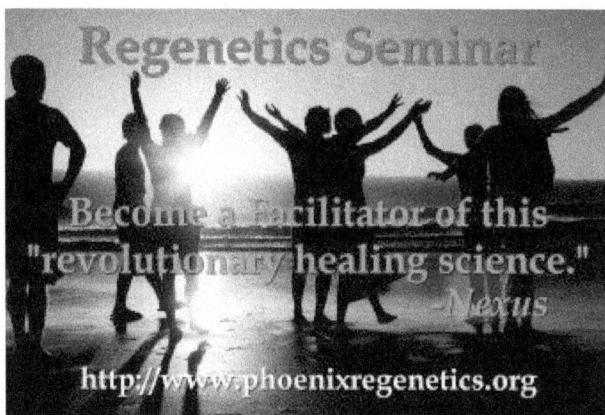

Infórmese más acerca de la acreditación de facilitadores en **www.phoenixregenetics.org** o en **www.potentiation.net**.

www.ingramcontent.com/pod-product-compliance
Lightning Source LLC
Chambersburg PA
CBHW020338270326
41926CB00007B/235